全国高等职业院校护理类专业第二轮教材

中医护理学

第2版

（供护理、助产专业用）

主 编 任 旭 米健国

副主编 李智红

编 者（以姓氏笔画为序）

马立娟（广东江门中医药职业学院）

田 丹（长春医学高等专科学校）

朱 娟（江苏医药职业学院）

任 旭（益阳医学高等专科学校）

米健国（广东江门中医药职业学院）

李智红（重庆三峡医药高等专科学校）

李蔚林（山东药品食品职业学院）

张 娟（益阳医学高等专科学校）

郭 艺（云南工商学院）

中国健康传媒集团

中国医药科技出版社

内 容 提 要

本书是"全国高等职业院校护理类专业第二轮教材"之一,根据职教改革新要求和中医护理学课程特点编写而成。突出必需够用、立德树人的原则,全书分四篇共十九章,内容包括中医护理基础知识、中医护理程序、中医护理技能、体质及常见病证的中医辨证护理。在各章节设有学习目标、情境导入、素质提升、本章小结等模块,在每章后有护士执业资格考试相关习题并配备有参考答案。本教材为书网融合教材,即纸质教材有机融合电子教材、教学配套资源、题库系统、数字化教学服务(在线教学、在线作业、在线考试)。

本书主要供全国高等职业院校护理、助产专业教学使用。

图书在版编目(CIP)数据

中医护理学/任旭,米健国主编. — 2 版. —北京:中国医药科技出版社,2022.12
全国高等职业院校护理类专业第二轮教材
ISBN 978 – 7 – 5214 – 3570 – 2

Ⅰ.①中⋯　Ⅱ.①任⋯ ②米⋯　Ⅲ.①中医学 – 护理学 – 高等职业教育 – 教材　Ⅳ.①R248

中国版本图书馆 CIP 数据核字(2022)第 257368 号

美术编辑　陈君杞
版式设计　友全图文

出版　**中国健康传媒集团** | 中国医药科技出版社
地址　北京市海淀区文慧园北路甲 22 号
邮编　100082
电话　发行:010 – 62227427　邮购:010 – 62236938
网址　www.cmstp.com
规格　889×1194mm $\frac{1}{16}$
印张　14 $\frac{1}{4}$
字数　407 千字
初版　2018 年 8 月第 1 版
版次　2022 年 12 月第 2 版
印次　2022 年 12 月第 1 次印刷
印刷　北京市密东印刷有限公司
经销　全国各地新华书店
书号　ISBN 978 – 7 – 5214 – 3570 – 2
定价　**49.00 元**

获取新书信息、投稿、为图书纠错,请扫码联系我们。

为贯彻落实《国家职业教育改革实施方案》《职业教育提质培优行动计划（2020—2023年）》《关于推动现代职业教育高质量发展的意见》等有关文件精神，不断推动职业教育教学改革，对标国家健康战略、对接医药市场需求、服务健康产业转型升级，支撑高质量现代职业教育体系发展的需要，中国医药科技出版社在教育部、国家药品监督管理局的领导下，在本套教材建设指导委员会主任委员西安交通大学医学部李小妹教授，以及长春医学高等专科学校、江苏医药职业学院、江苏护理职业学院、益阳医学高等专科学校、山东医学高等专科学校、遵义医学高等专科学校、长沙卫生职业学院、重庆医药高等专科学校、重庆三峡医药高等专科学校、漯河医学高等专科学校、皖西卫生职业学院、辽宁医药职业学院、天津生物工程职业技术学院、承德护理职业学院、楚雄医药高等专科学校等副主任委员单位的指导和顶层设计下，通过走访主要院校对2018年出版的"全国高职高专院校护理类专业'十三五'规划教材"进行了广泛征求意见，有针对性地制定了第二版教材的出版方案，旨在赋予再版教材以下特点。

1. 强化课程思政，体现立德树人

坚决把立德树人贯穿、落实到教材建设全过程的各方面、各环节。教材编写应将价值塑造、知识传授和能力培养三者融为一体，在教材专业内容中渗透我国医疗卫生事业人才培养需要的有温度、有情怀的职业素养要求，着重体现加强救死扶伤的道术、心中有爱的仁术、知识扎实的学术、本领过硬的技术、方法科学的艺术的教育，为人民培养医德高尚、医术精湛的健康守护者。

2. 体现职教精神，突出必需够用

教材编写坚持现代职教改革方向，体现高职教育特点，根据《高等职业学校专业教学标准》《职业教育专业目录（2021）》要求，以人才培养目标为依据，以岗位需求为导向，进一步优化精简内容，落实必需够用原则，以培养满足岗位需求、教学需求和社会需求的高素质技能型人才准确定位教材。

3. 坚持工学结合，注重德技并修

本套教材融入行业人员参与编写，强化以岗位需求为导向的理实教学，注重理论知识与岗位需求相结合，对接职业标准和岗位要求。在教材正文适当插入临床案例，起到边读边想、边读边悟、边读边练，做到理论与临床相关岗位相结合，强化培养学生临床思维能力和操作能力。

4. 体现行业发展，更新教材内容

教材建设要根据行业发展要求调整结构、更新内容。构建教材内容应紧密结合当前临床实际要求，注重吸收临床新技术、新方法、新材料，体现教材的先进性。体现临床程序贯穿于教学的全过程，培养学生的整体临床意识；体现国家相关执业资格考试的有关新精神、新动向和新要求；满足以学生为中心而开展的各种教学方法的需要，充分发挥学生的主观能动性。

5. 建设立体教材，丰富教学资源

依托"医药大学堂"在线学习平台搭建与教材配套的数字化资源（数字教材、教学课件、图片、视频、动画及练习题等），丰富多样化、立体化教学资源，并提升教学手段，促进师生互动，满足教学管理需要，为提高教育教学水平和质量提供支撑。

本套教材凝聚了全国高等职业院校教育工作者的集体智慧，体现了凝心聚力、精益求精的工作作风，谨此向有关单位和个人致以衷心的感谢！

尽管所有参与者尽心竭力、字斟句酌，教材仍然有进一步提升的空间，敬请广大师生提出宝贵意见，以便不断修订完善！

数字化教材编委会

主　编　任　旭　米健国

副主编　李智红

编　者　(以姓氏笔画为序)

马立娟 (广东江门中医药职业学院)

田　丹 (长春医学高等专科学校)

朱　娟 (江苏医药职业学院)

任　旭 (益阳医学高等专科学校)

米健国 (广东江门中医药职业学院)

李智红 (重庆三峡医药高等专科学校)

李蔚林 (山东药品食品职业学院)

张　娟 (益阳医学高等专科学校)

郭　艺 (云南工商学院)

前言 PREFACE

中医护理学是以中医基础理论为指导，按照中医护理程序，将中医基本理论知识和基本操作技能融为一体，使学生通过学习后能够了解中医护理基本理论和护理理念，帮助学生掌握中医护理的基本内容、特点和原则，熟练中医护理临床常用操作技能，发扬中医药理论指导下的中医护理的优势和特色的课程。

本教材根据现代职教改革方向及岗位需求进行修订，对上一版教材的内容进行了更新和优化，力求突出教材必需够用的特色，加强思政内容的切入，符合新时代育人要求。教材整体框架中设有情境导入、素质提升、目标检测、本章小结等模块，在上一版的基础上增加了中医护理病情观察和中医护理诊断，以及熏洗法、湿敷法、耳穴压豆法、药熨法等中医护理技能，注重岗位技能培养和岗位知识学习。同时，加强实践性教学环节，融入充分的实训内容，增加编写了实践指导，明确实践评价标准。本教材配套数字化资源，如电子教材、教学课件、教学配套资源、题库系统等，以满足教师日常教学、在线教学和学生自学等多种需求。

全书共四篇，内容主要包括中医护理基础知识、中医护理程序、中医护理技能、体质及常见病证的中医辨证护理。第一篇中医护理基础知识，介绍了中医护理的发展简史和中医护理学的基本特点、中医护理的哲学思想、藏象学说、气血津液学说、病因病机学说、经络腧穴等内容，由田丹、朱娟、张娟、任旭编写；第二篇中医护理程序，包括了四诊与病情观察、中医护理诊断与辨证、中医预防及护理原则，由马立娟、李智红、米健国编写；第三篇中医护理技能，涵盖了方药施护、中医一般护理、灸法与拔罐护理、推拿与刮痧护理、熏洗法与湿敷法、耳穴压豆法与药熨法，由郭艺、李智红、李蔚林、米健国编写；第四篇体质及常见病证的中医辨证护理，介绍了体质辨识及调养、内科常见病证护理、妇科常见病证护理、儿科常见病证护理，由任旭、米健国、李智红编写。

本教材的编写参考了国内相关优秀教材和某些学者的研究成果，参加本教材编写的全体编委在编写中认真负责地完成了编写任务。在此，一并表示衷心感谢。

本教材虽经集体讨论、共同审定，但由于学术水平和工作经验所限，不足之处在所难免。敬望各位专家及广大师生提出宝贵意见和建议，不胜感谢。

编　者
2022 年 9 月

第一篇 中医护理基础知识

第二篇 中医护理程序

第三篇 中医护理技能

第四篇 体质及常见病证的中医辨证护理

第一篇　中医护理基础知识

第一章　绪　论

◎ **学习目标**

1. 通过本章学习，重点把握中医护理学的基本特点；熟悉中医护理的发展简史。
2. 学会运用所学知识，进行病、症、证的分析，确立中医整体观和辨证思想，具有传承发扬中医护理学的责任感。

≫ **情境导入**

情境描述　患者1：患者于昨日外出着凉后出现恶寒发热，周身疼痛，喷嚏鼻塞，鼻流清涕，偶有咳嗽，淡红舌薄白苔，脉浮紧。诊断为感冒（风寒型），予以荆防败毒散加减治疗，护理时嘱患者添加衣被以保暖，多饮温开水，以助发汗。

患者2：患者于4天前上班时因天气突变而衣着单薄感寒，自感恶寒，鼻塞流清涕，喷嚏，头痛，因工作繁忙未予重视。昨日起发热汗出，微恶寒，头胀痛，鼻塞流浊涕，口渴喜饮，咽喉疼痛，咳嗽咳黄稠痰，小便黄，舌苔薄黄，脉浮数。诊断为感冒（风热型），予以银翘散加减治疗，护理时嘱患者不宜穿得过多，饮食清淡，可以喝些菊花茶、薄荷茶之类的辛凉清热之品。

讨论　上述两位患者同为感冒，为什么治疗和护理的措施不同？

第一节　中医护理的发展简史

中医学，是以中医药理论与实践经验为主体研究人体生命、健康、疾病的一门传统医学科学，是中华民族的文化瑰宝，是中国劳动人民长期同疾病做斗争的经验总结，它不仅蕴含着丰富的临床经验，而且有一套完整的理论体系。

中医护理学是在中医学的形成和发展中逐渐发展起来的，是中医学的重要组成部分。它以中医学的整体观念为基本原则，以辨证施护为特点，运用独特的、行之有效的、易为患者接受的护理方法和操作技术，指导人们进行疾病预防、康复以及养生保健的一门应用学科。中医护理学内容广泛，包括生活起居、精神、饮食、针灸、推拿、服药等方面的护理，以及内、外、妇、儿等临床各科常见疾病的辨证护理。

在中国古代医护是不分开的，许多中医护理知识融汇于中医的预防保健、养生、康复及治疗中，其内容多散见在历代的医学著作中，但随着中医药事业和护理学的飞速发展，中医护理理论与技术逐步系统化、具体化，内容也更加丰富，逐渐成为一门独立的学科。

一、远古—春秋战国时期

远古至春秋战国时期是中医护理学的萌芽和形成时期，我们的祖先为了生存，在与大自然的斗争中逐步积累了许多护理知识。远古时期的人们已懂得用筑房躲避狂风暴雨和野兽的袭击，使用兽皮和树皮作衣可避寒保暖；部落间时常发生争斗，人们发现采用泥土、树叶、草茎等涂抹伤口可以促进伤口愈合，这便是外科护理法的雏形。随后，古人通过对动植物长期的观察，认识了更多的动物和植物的药用价值。夏、商、周至春秋时期，河南安阳殷墟出土的甲骨文中记载有"沐"字，很像人在盆中用水洗澡，说明当时人们已有定期沐浴的卫生习惯。

西周时期已有"食医""疾医""疡医""兽医"的分科治疗和护理，并且已经建立了书写治疗记录、死亡报告等医疗文件的记录制度。不仅如此，周代人们还懂得凿井，并开始进行灭鼠除虫、改善环境卫生等防病调护活动。《周礼》记载了"春时有病首疾，夏时有痒疥疾，秋时有疟寒疾，冬时有咳上气"，提示人们要做好起居等护理，顺应四时气候避免疾病的发生。在《周礼》中，以五音、五色和五声来判断疾病的吉凶，这是运用中医五音、五色和五声配肝、心、脾、肺、肾五脏的学说，通过听声音和观察面色来判断五脏的病变和吉凶，说明护理和治疗患者不再求助于巫术占卜，而是通过客观检查来判疾病的吉凶，这也是中医护理学形成的另一标志。

成书于战国至秦汉时期的《黄帝内经》，是我国现存的最早的医学专著，分为《素问》和《灵枢》两部分，运用中国古代哲学思想对人体的生理、病理变化及疾病的诊断、治疗和护理等方面作了较全面的阐述。其中关于护理方面的内容十分丰富，既提出了正护、反护的护理原则，还提出了患者的观察方法以及生活起居、饮食、情志、服药等一般中医护理。如对健康人护理有明确的预防为主的观点，提出"不治已病治未病，不治已乱治未乱"。在生活起居方面，提出顺应四时气候，做好生活起居的护理，以避免疾病的发生。在饮食方面，提出饮食必须多样化，同时也告诫人们食物虽能提供营养，但不能吃得过饱，否则也有害于健康。情志护理方面，要求医护人员在与患者交流时要注意方式方法，"告之以其败，语之以其善，导之以其所便，开之以其所苦"；若护理人员忽视情志调护，态度生冷，语言生硬，则可使患者"精神不进，志意不治，致病不可息"。这些观点十分精辟，是我们必须遵循的。

二、两汉时期

我国现存最早的中药学专著《神农本草经》，成书于秦汉时期，载药365种，依据药物毒性分为上、中、下三品。书中概括了中药的药性，如四气、五味及用药七情等药物学理论，提出了"治寒宜热药，治热宜寒药"的治疗原则。

东汉末年张仲景编著的《伤寒杂病论》，是我国极具影响力的医学巨著，该书继承了《黄帝内经》等古医籍的护理精华，开创了中医辨证施护的先河，提出包括理、法、方、药、护一体的辨证施护原则，为后世中医护理学的发展奠定了基础。在服药护理上则有非常精辟的认识，如在桂枝汤证的后方附有方剂组成、用量用法、煎服法和护理方法。他还详细论述了熏洗法、烟熏法、坐浴法等护理措施，首创了药物灌肠法，如用蜜煎导法及猪胆汁灌肠法；其次，在急救护理方面也提出了许多具体措施，充分反映了东汉时期的护理发展水平。

华佗是三国时代的名医，他创造性地使用"麻沸散"进行手术，首创了剖腹术，在手术过程中还对手术及护理方法进行完整记录，为外科学及护理学的发展做出了贡献。他还特别重视体育锻炼在防病治病中的作用，模仿虎、鹿、熊、猿、鹤5种动物的动作姿态创造了"五禽戏"，把体育与卫生保健相结合，为医疗护理增添了新的内容，至今仍广泛应用于护理实践。

三、魏晋南北朝时期

从魏晋到南北朝，随着社会经济的繁荣，中医护理学也向纵深发展。晋代王叔和著《脉经》，深入阐明了脉理，把脉象归纳为 28 种，将脉、证、护结合，为中医护理观察病情提供了可靠依据。晋代葛洪的《肘后备急方》记载了大量的护理方面的内容，如用煮黄柏、黄芩熏洗护理，治疗创伤与疡痈证；颞颌关节脱位的整复方法；用竹筒（夹板）固定骨折，并指出固定后患肢勿令转动，避免骨折移位，同时要求夹缚松紧要适宜。

南齐龚庆宣著《刘涓子鬼遗方》，是我国现存最早的外科专著，书中以痈疽的辨证治疗与护理为主，详细论述了痈疽的鉴别诊断和辨证治疗、外用药（膏）的配制和护理经验，如对腹部有开放性创伤、肠管脱出纳入腹腔后的护理中应注意外敷药的干湿，要"干后即当更换"；还提出"十日之内不可饱食，频食而宜少，勿使患者惊，惊则煞人"。书中特别强调了精神护理、饮食护理和生活起居护理的重要性。

四、隋唐时期

隋唐是医学的兴盛时期，隋代巢元方著《诸病源候论》，详细地描述了各种病症从病因、病理到治疗护理等内容，如在"漆疮候"中提到的"禀性畏漆，但见漆便中毒……"，说明当时人们已认识到疾病与过敏体质的关系，为后世提出药物过敏及过敏试验打开了思路。孙思邈所著《备急千金要方》，是我国最早的医学百科全书，书中记录了葱管导尿术，是世界医学史上最早记载的导尿术。书中对消毒技术、疮疡切开引流术和换药术等护理操作也有很详细的记载，同时在"少小婴孺方"等篇中，详尽地阐述了新生儿的护理方法。此外，他还非常注重医护人员的医德，其中"大医习业"和"大医精诚"两篇专论医德，指出"若有疾厄来求救者，不得问其贵贱贫富……普同一等，皆如至亲之想。"这种对患者一视同仁、高度负责的精神值得我们后人学习和效仿。

五、宋金元时期

宋金元时期，印刷术的发明和造纸业的兴起，为中医学的传播和发展提供了有利条件，也推动了中医护理学的发展。其中在不同的医学流派中，最具代表性的为金元四大家。如"寒凉派"的刘完素提出"五志过极皆为热甚"的观点，注重心理护理；"攻邪派"的张子和提出祛邪以扶正的观点，同时在他所著的《儒门事亲》里详细记载了运用坐浴疗法治疗脱肛的护理技术；"补土派"的李东垣提出"脾胃内伤，百病由生"的观点，提出"安养心神，调治脾胃"，饮食用药护理上要"不宜常服淡渗利尿之方药，不宜吃酸、咸、苦、辛等食物，以防损伤脾胃的元气"；朱丹溪主张"阳常有余，阴常不足"的观点，把"摄护阴精"作为治疗、护理和养生的主要原则，倡导"养生""茹淡"等生活起居护理，后人称之为"滋阴派"。

这一时期，随着医学的分科，分科护理的内容也十分丰富。陈自明的《妇人大全良方》，对妇科常见病及孕期、分娩以及产后护理都做了详细论述，是中国现存最早的系统性的妇产科专著。在儿科护理方面，钱乙的《小儿药证直诀》，对小儿的生理病理特点和常见病的辨证施护都有独特的创见。

六、明清时期

明清时期的中医护理出现了新发展趋势，进一步总结和发展了前人的经验，使中医护理学逐步向独立和完善的体系发展，尤其是对传染病的护理、老年病的护理、产后护理等形成了系统的护理理论和方法。明代张景岳的《景岳全书》在"妇人规"中强调对妇女的生活调护，如"妊娠胎气伤动者，凡跌扑、怒气、虚弱、劳倦、药食、误犯、房室不慎，皆能致之"。同时对孕妇的生活起居指出了"过于安逸者，每多气血壅滞，常致胎气不能转动"，提出孕妇应作适当活动，以利气血流通促进胎儿发育的观点。在"产要"中对产妇的产室环境、饮食起居、衣着、室温等诸方面提出了调摄护理方法，保证产妇身心舒适，产程顺利。

明代著名药学家李时珍，不但擅长医药，同时也懂护理。在他的《本草纲目》一书中，详述了各种药物疗法和用药注意事项，为后世研究饮食、服药等护理提供了重要的理论依据。

明清时期中医学的一大成就是温病学说的形成，同时涌现了一批温病学家。明末著名医家吴又可，其著作《温疫论》是我国第一部急性传染病专著，书中记载饮服西瓜汁、梨汁、蔗浆，用井水、冷水或雪水擦浴等方法对温疫病进行护理。

清代叶天士著《温热论》，首创对温病采用察舌、验齿以辨别斑疹的护理方法；同时提出"温邪上受，首先犯肺，逆传心包"的外感热病的发展途径和传变规律。同时叶氏对老年病强调"颐养工夫，寒暄保摄，尤当加意于药饵之先"和饮食应"薄味"，力戒"酒肉厚味"等有效的预防护理经验。薛生白撰有《湿热条辨》，擅治湿热病，书中对湿热病发病机制、证候演变、审证要点及相关疾病鉴别诊断等均做出了较全面和深刻的阐述。吴鞠通著有《温病条辨》，创立了三焦辨证，详细记载了对温病患者的口腔护理、饮食护理等方面内容。王孟英著在《温热经纬》，将温病分为新感和伏气两类。以上四人被誉为清代"温病四大家"。

清代钱襄的《侍疾要语》是我国现存最早的中医护理学专著，记载了饮食护理、生活起居护理和老年患者护理，其中广为流传的"十叟长寿歌"，就是表述了十位百岁老人延年益寿、防病防老的经验，同时还强调精神护理对于患者康复的重要性，并且运用音乐为患者消除烦躁，是一本具有中国特色的护理与保健常识书籍。

七、近现代时期

纵观以上各时期中医护理学的发展，尽管护理思想和内容是丰富的，但却是混沌的、笼统的医护一体的模式。近代护理学的发展打破了这种医护一体的护理模式，使护理成为一门独立的学科。到了现代，在长期的护理实践中总结出一套很有价值的中医护理理念、方法和技术，积累了丰富的护理经验和科学的数据，使中医护理学朝着科学化、系统化、标准化的方向发展。同时，也促进了护理学科的发展。

（一）国家政策支持

2006 年中华中医药学会发布《中医护理常规技术操作规程》，在 1999 版基础上修订了内科急症、内科、外科等中医护理常规，以及针刺法、灸法、拔罐法等 15 项中医护理技术操作规程，还包括中医护理文件书写规范及中医护理人员职责等，是对中医护理进行规范的重要一步。2013 年国家中医药管理局发布关于加强中医护理工作的意见，并先后制定了中风、脉促、胃痛等 52 个中医护理方案，体现了国家对中医护理推进工作的引领作用，为中医护理在临床应用奠定了基础。

（二）中医护理教育的发展

中医护理的专业教育与在职教育是从 20 世纪 60 年代初开始的，随着第一期中医护理培训班在江苏南京举办，逐步发展出本科、中专、高职、函授、短期培训等各类中医特色的护理教育，部分教育院校还开设了中医护理硕士教育，形成了多层次、多渠道、多形式的中医特色护理教育体系。

（三）中医护理技术的发展

中医护理技术以脏腑学说为基础，经络学说为核心，通过刺激特定部位，以通经脉、调气血、调整阴阳而达到防病治病的目的。近年来，中医护理技术以其简、便、效、廉的优势为越来越多的患者所青睐，在临床应用也越来越广泛。其中开展比较多的项目有：穴位贴敷、中药热敷、耳穴埋籽、穴位按摩、艾灸等。

随着健康观念和医学模式的转变，中医护理越来越受到重视，中医护理以整体观念和辨证施护为指导，与现代护理"以病人为中心"的护理模式相一致，日益凸显出中医护理在疾病的预防、慢病管理、保健、养生、治疗、康复领域的独特优势。

第二节 中医护理学的基本特点

中医护理学的基本特点包括两个方面：即整体护理和辨证施护。

一、整体护理

整体护理源于整体观念。中国古代哲学中气一元论认为，天人一气，整个宇宙都源于气。天和人有着物质的统一性，就会有共同的规律，天人关系的实质就是人与自然、社会的关系。

（一）人体是一个有机的整体

1. 生理功能上的整体性 中医学对人体的生理功能和病理变化的认识，以及在疾病的诊断、护理等方面有许多独特的见解，如中医学把人体看成是一个有机的整体，这个整体由若干脏腑、器官、组织构成，每个脏腑组织和器官都有其各自独特的生理功能，而这些不同的功能又都是人体整体活动的各个组成部分，这就决定了人体内部的统一性。人体内部的这种统一，是以五脏为中心，配以六腑，通过经络系统"内属于腑脏，外络于肢节"的作用而实现的，并通过精、气、血、津液的作用，形成一个完整的生命个体。

中医学的整体观念还体现于形神一体的观念，即是形体与精神的结合与统一。形神一体观就是在活的机体上，形与神是相互依附，不可分离的。形是神的藏舍之处，神是形的生命体现，故"神为形之主，形为神之宅"。神不能离开形体而单独存在，有形才能有神，形健则神旺。

2. 病理上的整体性 人体各个组成部分之间，在结构上不可分割，生理功能相互联系、相互支持而又相互制约，故在病理上相互影响。如心与肾，心五行属火，居于上而属阳；肾五行属水，居于下而属阴。正常生理情况下心火必须下降于肾，温煦肾水而使肾水不寒，而肾水必须上济于心，滋润心阴而心火不亢，这样心与肾之间的生理功能才能协调，称之为"心肾相交"或"水火既济"。反之，若心火不能下降于肾，则心火独亢于上；若肾水不能上济于心，则肾水凝聚，就会出现以失眠为主症的心悸、怔忡、心烦、腰膝酸软等"心肾不交"或"水火失济"的病理表现。

3. 诊断上的整体性 每个脏腑分工合作、有机配合，这就是人体局部与整体的统一。局部的病理变化，常能反映全身脏腑气血、阴阳的盛衰。中医学在认识和分析疾病的病理状况时也要从整体出发，通过面色、形体、舌象、脉象等外在的变化，将局部病理变化与整体病理反应统一，以此了解和判断其内在的病变，以做出正确的诊断，从而进行适当的治疗。

4. 治疗与护理的整体性 因人体在生理功能上相互促进、相互制约，病理上就会相互影响，故在疾病的治疗中，必须从整体出发，采取适当的措施。同样，在护理过程中，也必须从整体出发，通过观察患者的外在变化，以了解内脏病变，从而提出护理方案，采取适当的护理措施，使疾病早愈。如口舌糜烂，实质为心火亢盛，因心开窍于舌，心又与小肠相表里，故患者除口舌糜烂外，还当有心胸烦热、小便短赤等临床表现，故可清心热泻小肠火以治疗口舌糜烂，护理上除局部给药外，还须嘱患者要情志舒畅，不食煎炸油腻、辛辣等助热生湿之品，应以清淡泻火之品为宜，如绿豆汤、苦瓜等，使口舌糜烂痊愈。

（二）人与外界环境的统一性

外界环境包括自然环境和社会环境。

1. 人与自然环境的统一性 自然界是人体赖以生存的必要条件，故自然界的变化又常常直接或间接地影响着人体，人体也会产生相应的生理或病理方面的变化。如一年有春温、夏热、秋凉和冬寒的四季气候变化规律，万物就会有春生、夏长、秋收和冬藏等相应的变化。人体也不例外，人体在春夏时，阳气发泄，气血易趋于体表，皮肤松弛，故多汗而少尿；待秋冬阳气收敛，气血易趋于里，则表现为皮肤致密，少汗而多尿。人类适应自然环境变化虽是本能，但也有限度，若气候变化超过了人体调节机能的限度，又或者机体的调节机能失常，不能及时对自然变化做出适应性调节时，人体就会发生疾病。此外，某些慢性宿疾，如哮喘、痹证等，常因气候剧变或季节更替而发作或加剧，护理工作要依据自然变化特点，做好"春夏养阳，秋冬养阴"，以防六淫之邪的侵袭，促使疾病早日康复。昼夜晨昏的变化与病情也有着重要的关系，人体的阳气会因早、中、晚、夜而有消长变化的规律，因而与之对应，病情便有了旦慧、昼安、夕加、夜甚的变化。如心脏病的患者，尤其是冠心病患者，一般白天病情比较稳定，心绞痛往往多发作于午夜；中风患者的脑梗死也往往于夜间发生。所以了解了这个规律后，护理人员就更加理解了夜间巡视病房的重要性，应加强病情观察，以防贻误病情。

地域环境的不同，对疾病也有一定的影响。因地域不同，人的体质不同，所患疾病就会有差异，尤其是一些地方性疾病，与地理环境的关系更为密切。如《素问》中指出，东方之人滨海而居，易患痈疡，南方阳热潮湿，易生挛痹等；在《诸病源候论》中提出瘿病的发生与"饮沙水"有关。人们久居于某种环境中，一旦易地而居就会产生身体不适，俗称为"水土不服"。

2. 人与社会环境的统一性 人不单是生物个体，也是社会中的一部分，因此人既有自然属性又有社会属性，人与社会环境也必须相统一。政治、经济、文化、宗教、法律、人际关系、婚姻等社会因素，必然影响着人体的各种生理功能、心理活动以及病理变化，然而，人们也在认识世界和改造世界的过程中，维持着生命活动的稳定、协调和平衡，这就是人与社会环境的统一性。

随着科学的发展，社会的进步，竞争加剧、生活节奏加快、工作不稳定、社会与生活中诸多矛盾的增加，以及人的社会地位的变化，使得人们的心理压力不断增加，而心中的苦闷得不到及时排解，就会引发身心疾病，出现紧张、焦虑、失眠、胸闷、心烦、易怒、头疼、头晕、腹胀等症状，久则可致冠心病、脑动脉硬化、脑梗死、胃肠以及肝胆疾病。因此，护理工作要从天人合一的整体观念出发，不仅要做好患者本身的护理，还要注意家庭、社会等方面给患者造成的影响并给予相应的护理疏导。

💡 素质提升

"天人合一"的宇宙观

"天人合一"的宇宙观强调整个世界的有机关联，是从万物相互联系出发看待世界的观点。人与自然、人与人、人与社会之间是共生共存的关系。人不是单独存在，人与草木、鸟兽、山水、沙石同在。按照这样的宇宙观，人与天地万物属于同一个大的生命共同体，这样就把人类的生存与宇宙万物的生存联系起来。我们作为在地球上生存的一份子，对于我们身边所处的环境要有保护意识，要尊重自然、顺应自然，保护自然生态系统，维护人与自然之间形成的生命共同体，树立和践行"绿水青山就是金山银山"的理念。从我做起，不浪费一粒粮食，一张纸，不随地吐痰，不乱丢果皮纸屑，保护好周围的环境。

二、辨证施护

辨证施护包括辨证和施护两个方面，是中医认识疾病和护理疾病的基本原则。

辨证就是将四诊收集的病史资料，通过综合分析，辨清疾病的病因、部位、性质以及邪正盛衰等情况，从而判断并概括疾病的证候性质，以探求疾病的本质。辨证的前提是要区别病、证、症三个概念。病，是疾病的简称，是指有特定的病因、发病形式、病变机理、发病规律和转归的一种病理过程，如感冒、咳嗽、麻疹等，皆属病的概念。症包括症状和体征，是疾病的外在的表现，如：头痛、恶心、恶寒、发热、烦躁易怒等。证，是证候的简称，指在疾病发展过程中某一阶段或某一类型的病理概括。一般由一组相对固定的、有内在联系的、能反映疾病本质的症状和体征构成。如风寒束表证、脾虚湿盛证、心脾两虚证等，都属证候的概念。它既不是疾病的全过程，也不是疾病某个症状。

施护就是根据辨证的结果，制定相应的调护方案并加以实施。辨证和施护在护理工作中相互联系、不可分割，辨证是施护的前提和依据，施护是辨证的目的和手段。在临床护理工作中，还要注意同病异护和异病同护的原则。所谓同病异护，是指同一种病，由于因其发病的时间、地域不同，或所处的疾病的阶段或类型不同，又或病人的体质有异，会表现出不同的证候，因而护理也要不同。以感冒为例，若风寒感冒宜采用辛温解表的护理方法，若为风热感冒，宜采用祛风清热的护理方法。异病同护，是指不同的疾病，因其在发展变化过程中出现了相同的病机，即相同的证候，故可用相同的护理方法，如久痢脱肛、子宫下垂，胃下垂等，虽属不同的病，但若其病机均属中气下陷，就都可用升提中气的护理方法。

目标检测

答案解析

一、选择题

1. 我国现存最早的一部系统完整的医学典籍是（　　）

　　A.《黄帝内经》　　　　　　B.《伤寒杂病论》　　　　　C.《脉经》

　　D.《神农本草经》　　　　　E.《针灸甲乙经》

2. 我国现存最早的中药学专著是（　　）

　　A.《新修本草》　　　　　　B.《神农本草经》　　　　　C.《本草拾遗》

　　D.《本草纲目》　　　　　　E.《证类本草》

3. 首创了剖腹术，在手术过程中还对手术及护理方法进行完整记录的医家是（　　）

　　A. 扁鹊　　　　　　　　　　B. 刘河间　　　　　　　　　C. 华佗

　　D. 陈无择　　　　　　　　　E. 朱震亨

4. 对妇科常见病及孕期、分娩以及产后护理都做了详细论述，是我国现存最早具有系统性的妇产科专著是（　　）

　　A.《太平圣惠方》　　　　　B.《刘涓子鬼遗方》　　　　C.《山海经》

　　D.《肘后备急方》　　　　　E.《妇人大全良方》

5. 我国现存最早的中医护理学专著是（　　）

　　A.《景岳全书》　　　　　　B.《侍疾要语》　　　　　　C.《千金方》

　　D.《儒门事亲》　　　　　　E.《格致余论》

6. 我国第一部急性传染病专著，书中详细论述了温疫病的护理措施的是（ ）

    A.《温病条辨》   B.《温疫论》   C.《温热论》

    D.《温热经纬》   E.《妇人大全良方》

7. 中医学认为人体是一个以（ ）为中心的整体。

    A. 六腑   B. 五脏   C. 奇恒之腑

    D. 脑   E. 五体

8. 同病异护与异病同护的依据是（ ）

    A. 病   B. 证   C. 症

    D. 体征   E. 以上都是

9. 更全面、更深刻、更正确地揭示了疾病的本质的是（ ）

    A. 症状   B. 证候   C. 疾病

    D. 体征   E. 以上都是

（田丹　任旭）

书网融合……

本章小结	微课	题库

第二章　中医护理的哲学思想

PPT

◎ 学习目标

　　1. 通过本章学习，重点把握阴阳和五行的概念；阴阳学说和五行学说的基本内容。
　　2. 学会运用所学知识，对自然界及人体的组织结构进行阴阳、五行的归类，进行疾病的初步诊断，判断疾病的传变和预后，提出相应的护理原则与方法。具有科学、严谨、细致的工作态度，体现良好的职业道德。

≫ 情境导入

　　情境描述　赵某，女，58岁。主诉：头晕头痛反复发作5年余。患者平素性情急躁，做事追求完美，近期又因工作长期劳心，头晕头痛加重，伴耳鸣、健忘、心悸、失眠多梦、潮热盗汗、腰膝酸软，舌红少苔，脉弦细数。中医诊断为眩晕（肝肾阴虚证）。
　　讨论　1. 运用阴阳学说，判断此患者病证的阴阳属性。
　　　　　　2. 请用阴阳学说和五行学说制定治疗及护理原则。

第一节　阴阳学说

一、阴阳的基本概念

　　阴阳是宇宙中相互关联的事物或现象对立双方属性的概括。阴和阳，既可代表相互对立的事物，又可代表同一事物内部所存在的相互对立的两个方面。

　　阴阳最初的含义非常朴素，是指日光的向背而言，即朝向日光为阳，背向日光为阴。随着古人不断地观察和总结，阴阳的含义逐渐扩展、延伸，由最初的日光向背，扩展成为对相关联的事物或现象对立属性的概括。一般而言，自然界中凡是运动的、上升的、炎热的、明亮的、亢进的都属于阳；相反，自然界中凡是相对静止的、下降的、寒冷的、晦暗的、抑制的都属于阴。阴阳是自然界必须遵循的基本规律，用以概括事物内在的本质属性和形态特征。（表2-1）

表2-1　事物阴阳属性归类

属性	空间	方位	季节	时间	温度	湿度	亮度	性状	重量	事物运动状态
阴	内地	下右北	秋冬	夜	寒凉	湿润	晦暗	浊	重	成形、下降、静止、抑制、衰退
阳	外天	上左南	春夏	昼	温热	干燥	明亮	清	轻	化气、上升、运动、兴奋、亢进

　　事物的阴阳属性是相对的，而不是绝对的。一是阴阳的属性可随着时间、空间的变化或比较对象、层次的不同而发生变化。二是阴阳具有无限可分性，即在阴阳中又可以再分阴阳，如昼为阳，夜为阴，而上午为阳中之阳，下午则为阳中之阴；上半夜为阴中之阴，下半夜为阴中之阳。

二、阴阳学说的基本内容

（一）阴阳对立制约

阴阳的对立制约，是属性相反的阴阳双方在一个统一体中的互相排斥、相互制约和互相斗争。阴阳在对立斗争中维持着平衡状态，只有维持这种动态平衡，才能促进事物的发生、发展和变化。在自然界中，春夏秋冬四季有温热凉寒的气候变化，春夏之所以温热，是因为春夏阳气上升抑制了秋冬寒凉之气；秋冬之所以寒冷，是因为秋冬阴气上升，抑制了温热之气的缘故，这是自然界阴阳相互制约、相互消长的结果。在人体的生命功能活动中，体内的阳气能推动和促进机体的生命活动，加快新陈代谢，而人体的阴气能调控和抑制机体的代谢和各种生命活动，阴阳双方相互对立制约而达到协调平衡，则人体生命活动健康有序。

（二）阴阳互根互用

互根是指阴阳相互依存，互为根本，双方各以对方为自己存在的前提，如上为阳，下为阴，没有上也就没有下。互用是指阴阳双方存在着相互资生、相互促进和助长对方的关系，即阴可生阳，阳可化阴。阴阳互根互用是指阴阳之间的相互依存、相互资生、相互为用的关系。例如：在人体内，物质属阴，功能属阳；物质居于体内，功能表现于外，在外的阳是内在物质运动的表现，内在的阴是产生机能活动的物质基础，故《内经》云"阳在外，阴之使也，阴在内，阳之守也。"一旦人体阴阳互根关系遭到破坏，阴阳双方就失去了互为依存的条件，我们把有阴无阳称为"孤阴"，有阳无阴称为"独阳"，中医学认为"孤阴不生""独阳不长"，也就是说只有阴或者只有阳的事物或现象是不存在的。

（三）阴阳消长平衡

消，即削弱、减少；长，即壮大、增加。消长平衡是指阴阳的相互对立、相互依存并不是静止不变的状态，而是始终处于"阳消阴长"和"阴消阳长"的运动变化之中。只有不断地消长，维持着动态平衡，才能推动事物的正常发展，对人体来说，才能维持正常的生命活动。例如一年四季的气候变化，由冬至春及夏，气候由寒逐渐变热，是一个"阴消阳长"的过程；由夏至秋及冬，气候由热逐渐变寒，是一个"阳消阴长"的过程。就人体而言，各种功能活动（阳）的产生，必须要消耗一定的营养物质（阴），这就是"阳长阴消"的过程，而营养物质（阴）的产生，又必然依赖功能活动（阳），这就是"阴长阳消"的过程。一旦这种"消"和"长"超过一定的限度，不能保持相对平衡，阴阳失衡，就会出现阴阳偏盛或偏衰的病理状态。

（四）阴阳相互转化

阴阳的相互转化是指阴阳对立的双方，在一定条件下可以各自向其相反的方向转化，即阴可以转化为阳，阳可以转化为阴。发生阴阳转化是有条件的，就是事物或现象的运动变化发展到了极点，即阴阳双方的消长变化发展到一定程度，其阴阳属性就会发生转化。可以说，阴阳的互根互用是阴阳转化的内在根据，阴阳的消长是阴阳发生转化的前提。如一年四季气候的变化，冬寒至极而阳气生，气候逐渐转暖；夏热至极而阴气生，气候逐渐转凉。如果说阴阳消长是一个量变的过程，那阴阳转化就是在量变基础上的质变。

💡 **素质提升**

中国"和"文化与中医药文化

对于中国人来说，以和为贵、与人为善，信守和平、和睦、和谐，是生活习惯，更是文化认同。在阴阳学说中，健康是阴阳平衡，发生了疾病就是阴阳失和，那么，治病就要调和阴阳，阴阳调和则疾病自然消除，这就是中医药文化"和"的核心价值思维方式和灵魂所在，我们应遵循天人相和的自然观，人文相和的社会观，形神相和的身体观以及阴阳相合的自然观，用"和"诊疗疾病，用"和"化解医患矛盾。中医药文化在让人们获得身心健康的同时，服务于整个社会，使社会和衷共济，共同发展，推动和谐社会的建立。作为当代大学生，理应学会将优秀文化理念与时代接轨，与科技同行，不断传承发展中医药文化，努力使自己成为有理想、有文化、有担当的护理工作人员。

三、阴阳学说在中医护理学中的应用

（一）说明人体的组织结构

阴阳学说认为人体是一个非常复杂的阴阳对立统一体。人体的一切组织结构既有机联系，又可划分为相互对立的阴阳两个部分。人体的脏腑组织部位亦可依据阴阳的特征进行阴阳分类（表2-2）。

表2-2 人体脏腑经络气血、组织结构的阴阳划分

	人体组织结构				脏腑	气血
阴	下半身	体内	胸腹部	四肢内侧	五脏	血
阳	上半身	体表	背腰部	四肢外侧	六腑	气

（二）说明人体的生理功能

阴阳学说认为，人体的正常生理功能是阴阳双方保持对立统一的协调关系的结果。阴阳二者之间的平衡协调，是人体生命活动的基础，即《素问·生气通天论》"阴平阳秘，精神乃治；阴阳离决，精气乃绝"。以功能与物质为例，功能属阳，物质属阴，物质与功能的关系就是对立统一关系的体现。人体的生理功能是以物质为基础的，没有物质就不能产生生理功能；而生理功能的结果，又不断促进着物质的新陈代谢。人体中功能与物质的关系也就是阴阳相互依存、相互消长的关系，如果阴阳不能相互为用而分离，人的生命也将终止。

（三）说明人体的病理变化

阴阳失调是疾病发生的基础，疾病发生发展的两个因素：一是正气，包括阴精和阳气；二是邪气，包括阴邪（寒邪、湿邪）和阳邪（风邪、暑邪、燥邪、热邪）。当邪气作用于机体，就会导致阴阳的偏胜或偏衰，破坏了阴阳的动态平衡，就会发生疾病。

1. 阴阳偏胜 包括阴偏胜和阳偏胜。

（1）阴偏胜 阴邪亢盛而表现出寒的病变。临床表现为形寒肢冷、腹痛、泄泻、舌淡苔白、脉沉等实寒证，称为阴胜则寒。

（2）阳偏胜 阳邪亢盛，表现出热的病变。临床表现为高热、汗出、口渴、面赤、脉数等实热证，称为阳胜则热。

2. 阴阳偏衰 包括阴偏衰和阳偏衰。

(1) 阴偏衰　即阴虚。阴虚是指人体的阴液不足,由于阴虚不能制约阳,则阳相对偏亢而出现热象,表现为潮热、盗汗、五心烦热、口舌干燥、舌红少苔,脉细数等虚热证,称为阴虚则热。

(2) 阳偏衰　即阳虚。阳虚是指阳气虚损不足,不能制约阴,则阴相对偏盛而出现寒象,表现为面色苍白、畏寒肢冷、神疲蜷卧、自汗、脉微等虚寒证,称为阳虚则寒。

3. 阴阳互损　包括阴损及阳和阳损及阴。由于阴阳具有互根互用的关系,当阴虚至一定程度时,因阴虚不能化生阳气,而同时出现阳虚的现象,就发生了阴损及阳。反之,当阳虚至一定程度时,因阳虚不能化生阴液,而同时出现阴虚的现象,就发生了阳损及阴。二者最终导致阴阳俱损。

(四) 指导疾病的诊断

任何疾病尽管其临床表现错综复杂、千变万化,都可以用阴阳来加以概括说明,故阴阳学说亦可用于疾病的诊断。正确的诊断首先要分清阴阳,用阴阳来概括说明病变部位、性质及各种症候的属性,才能执简驭繁,紧抓本质 (表2-3)。

表2-3　病证临床表现的阴阳划分

	色泽	声息	症状	脉象	病变部位
阴	晦暗	低微无力	寒、润、静	迟、沉、小、细	里、内、下
阳	鲜明	高亢宏亮	热、燥、动	数、浮、大、洪	表、外、上

(五) 指导疾病的治疗与护理

1. 确定治疗与护理原则　由于疾病发生发展的根本原因是阴阳失调,故治疗和护理疾病的总原则就是调理阴阳,以促使阴阳恢复平衡。若阴阳偏盛则损其有余,如热者寒之、寒者热之,也称实者泻之;若阴阳偏衰应补其不足,即虚者补之,可采用滋阴、补阳、养血、益气之法,使阴阳恢复新的相对平衡。

2. 归纳药物的性能　中药的性能包括四气 (性)、五味和升降浮沉,均可以用阴阳来归纳说明 (表2-4)。治疗疾病就是根据病证的阴阳失调情况确定治疗原则,再根据药物性能的阴阳属性选择适宜的药物以调整机体阴阳失调状态,从而达到治愈疾病的目的。

表2-4　药物性能阴阳属性归类表

	四气	五味	升降浮沉
阴	寒凉	酸、苦、咸	沉降
阳	温热	辛、甘、淡	升浮

(六) 指导养生和疾病的预防

中医学的整体观念认为,人与自然界密切相关,自然界中的阴阳消长势必会影响到人体内在的阴阳变化。如果机体内部的阴阳变化能与天地间阴阳变化保持协调一致,就能保持健康、益寿延年。如春夏季节阳气偏胜,要注意"春夏养阳";秋冬季节阴气偏胜,要注意"秋冬养阴"。顺应四时而调其阴阳,以增强预防疾病的能力,人体内外环境统一,不使阴阳失调,是防病摄生的根本。相反,如果不能顺应四时、把握阴阳,就会导致疾病的发生。

第二节　五行学说

五行学说属古代哲学范畴,是以木、火、土、金、水五种物质的特性及其运动变化规律来认识世界、解释世界和探求宇宙规律的一种世界观和方法论。

一、五行的基本概念和特性

（一）五行的基本概念

五行，即指木、火、土、金、水五种物质及其运动变化。五，指构成客观世界的五种基本物质，即木、火、土、金、水。行，是指运动变化。

（二）五行的特性

五行的特性是古人在长期的生活实践中，对木、火、土、金、水五种物质的朴素认识基础上，抽象概括并逐渐形成的理性概念。五行的概念虽然来自木、火、土、金、水五种常见的物质，但实际已经超越了五种具体事物的本身，从而具有了抽象的特征和更广泛的含义。《尚书·洪范》云"水曰润下，火曰炎上，木曰曲直，金曰从革，土爱稼穑"，这是对五行的特性最经典的阐释。

1. 木曰曲直　曲，屈也；直，伸也。曲直，即指树木的枝条具有生长、柔和，能屈能伸的特性。引申为凡具有生长、升发、条达、舒畅性质或作用的事物或现象，均归属于木。如方位中的东方，季节中的春季。

2. 火曰炎上　炎，具有焚烧、热烈之义；上，指上升。炎上是言火具有温热、升腾、明亮的特性。引申为凡具有温热、向上等性质或作用的事物或现象，均归属于火。如方位中的南方，季节中的夏季。

3. 土爱稼穑　爱通曰，稼，指种植谷物；穑，指收获谷物。稼穑是指土具有载物、生化、受纳的特性。引申为凡具有生化、承载、受纳性质或作用的事物或现象，均归属于土。如方位的中间，季节中的长夏。

4. 金曰从革　从，由也；革，即变革。从革，是指金的产生是通过变革而实现的，金质地沉重，且常用于杀戮。引申为凡具有收敛、肃杀、下降、清洁等性质或作用的事物或现象，均归属于金。如方位中的西方，季节中秋季。

5. 水曰润下　润，即滋润、濡润；下，指下行、向下。润下是指水滋润下行的特性。引申为凡具有寒凉、滋润、下行性质或作用的事物或现象，皆归属于水。如方位中的北方，季节中的冬季。

（三）事物属性的五行归类

古代医家运用五行学说，运用"取象比类""推演络绎"等方法，将人体脏腑组织、生理病理现象，以及自然界所有的事物和现象，分别归纳于五行之中，形成了五大系统。凡是具有伸展、易动特性的物质和功能归类为木；凡是具有炎热、升腾特性的物质和功能归类为火；凡是具有长养、变化特性的物质和功能归类为土；凡是具有清肃、收敛特性的物质和功能归类为金；凡是具有寒润、下行特性的物质和功能归类为水，借以阐述人体脏腑组织之间的复杂联系及其与外界环境之间的相互关系（表2-5）。

表2-5　事物属性的五行归类表

自然界							五行	人体							
五音	五味	五色	五化	五气	五季	五方		五脏	五腑	五官	五志	五体	五华	五液	五声
角	酸	青	生	风	春	东	木	肝	胆	目	怒	筋	甲	泪	呼
徵	苦	赤	长	暑	夏	南	火	心	小肠	舌	喜	脉	面	汗	笑
宫	甘	黄	化	湿	长夏	中	土	脾	胃	口	思	肉	唇	涎	歌
商	辛	白	收	燥	秋	西	金	肺	大肠	鼻	悲	皮	毛	涕	哭
羽	咸	黑	藏	寒	冬	北	水	肾	膀胱	耳	恐	骨	发	唾	呻

二、五行学说的基本内容

五行学说以五行间的相生、相克关系来探索和阐述事物间的相互联系和相互协调；以五行间的相乘、相侮关系来探索事物间的协调平衡和被破坏后的相互影响。

（一）五行的相生、相克与制化

1. 五行相生 生，即资生、促进、助长的意思。五行相生，指木、火、土、金、水之间存在着有序的递相资生和促进的作用。五行相生的顺序：木生火，火生土，土生金，金生水，水生木（图2-1）。

五行依次相生，如环无端，生化不息。在五行的相生关系中，"生我"者为母，"我生"者为子，故又称为"母子关系"。以水为例，"生我"者为金，则金为水之母，"我生"者为木，则木为水之子，其他四行以此类推。

2. 五行相克 克，即制约、克服、抑制的意思。五行相克，是指木、火、土、金、水之间存在着某一行对另一行的制约克服作用。五行相克的次序是：木克土，土克水，水克火，火克金，金克木（如图2-1）。这种制约关系，也是往复无穷的。五行的相克关系中，"我克"者为我所胜，"克我"者为我所不胜。因此，五行的相克关系又称为"所胜"与"所不胜"的关系。以木为例，"克我"者为金，"我克"者为土，土为木之"所胜"，金为木之"所不胜"。其他四行以此类推。

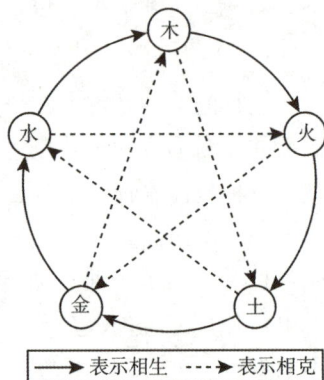

图2-1 五行生克规律示意图

3. 五行制化 制化，相互制约、生化，五行中的任何一行都有"我生""生我""我克""克我"的关系，说明五行之间既相互化生，又相互制约，维持着动态的平衡。若五行只有相生而没有相克，则不能维持正常的平衡，若仅有相克而没有相生，则万物无从生化。

（二）五行的相乘、相侮

五行之间的相乘和相侮，均为五行之间相克关系遭到破坏后出现的异常相克现象。

1. 五行相乘 乘，乘虚侵袭之意。五行相乘指五行之中某一行对所胜一行的过度克制，即"相克太过"。相乘的次序与相克同，即木乘土、土乘水、水乘火、火乘金、金乘木（如图2-2）。

引起五行相乘的原因，有"太过"和"不及"两个方面。"太过"是指五行中某一行过于亢盛，对其"所胜"一行进行超过正常限度的克制，引起其"所胜"一行的被过度制约，从而导致五行之间相克的异常，如"木旺乘土"。"不及"是指五行中某一行过于虚弱，难以抵御其"所不胜"一行正常限度的克制，从而导致五行之间相克的异常，如"土虚木乘"。再者，"太过"与"不及"同时存在，更容易发生相乘，如木气太过，土又不足，木气更加容易乘土气，而引起相乘。

2. 五行相侮 侮即欺侮，有恃强凌弱的意思。五行相侮指五行中的某一行对其"所不胜"一行的反向克制，又称"反克"。相侮的次序与相克相反，即木侮金、金侮火、火侮水、水侮土、土侮木（图2-2）。五行之间产生相侮的原因，也有"太过"和"不及"两个方面。"太过"所

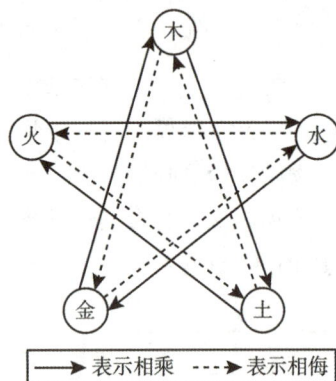

图2-2 五行乘侮规律示意图

致的相侮，是指五行中的某一行过于亢盛，使原来克制它的一行不仅不能克制它，反而受到它的反向克制，如"木旺侮金"。"不及"所致的相侮，是指五行中的某一行过于虚弱，不仅不能制约其"所胜"的一行，反而受到其"所胜"的一行反向克制，如金不足，木来侮之。其次，"太过"与"不及"同时存在，如木气太过，金气不足，则更加容易发生相侮。

五行的乘侮关系，是五行关系失去正常协调的表现。五行相乘、相侮破坏了整体的平衡和稳定，是自然界的异常现象，在人体内出现了五行的相乘与相侮，就会导致疾病。五行的相乘与相侮往往会同时发生，例如：金本克木、木本克土，但当木气太过，亢盛的木不仅可以"乘土"，同时也会反过来"侮

金"；若木气不足，金会加倍克制于木而产生相乘，同时也会受到土的反侮。

（三）五行母子相及

及，是累及，连累之义。母子相及是指五行之间的相生关系发生异常变化，包括"母病及子"和"子病及母"。母病及子指五行中的某一行异常，累及其子行，导致母子两行皆异常。如水虚不能生木，出现肝肾阴虚。子病及母指五行中的某一行异常，影响到其母行，终致子母两行皆异常。如心火亢盛引起肝火亢盛，结果心肝火旺，即"子病犯母"；或肝火亢盛，下劫肾阴，导致肝肾阴虚的病证，即"子盗母气"。

三、五行学说在中医护理学中的应用

（一）类比脏腑的生理功能及其相互关系

五行学说将人体的内脏分别归属于五行，还以五行的特性来类比五脏的生理活动。如木有生长、升发、舒畅、条达的特性，而肝喜条达而恶抑郁，有疏泄的功能，故肝属"木"。火有温热、升腾、向上的特性，而心有推动气血温养全身的功能，故心属"火"。土有生化万物的特性，而脾为气血生化之源，故脾属"土"。金有清肃、收敛的特性，而肺有肃降作用，故肺属"金"。水有滋润的特性，而肾阴有滋养全身的作用，故肾属"水"。

五行学说还可以说明各脏腑之间相互资生和制约的关系。五行相互资生的关系表现为：肝木藏血以济心，心火之热以温脾，脾土运化水谷以充肺，肺金清肃下行以助肾，肾水之精以养肝。五行相互制约的关系表现为：肺金清肃下行，可抑制肝木，防止其升发太过；肝木之疏泄，可克制脾土的塞滞；脾土之运化，可制止肾水的泛滥；肾水之滋润，可防止心火的亢盛；心火之温热，可制约肺金清肃太过。

（二）阐释脏腑间的病理影响

五脏在生理上相互联系，在病理上也必然相互影响，这种病理上的相互影响，称之为传变。不论一脏受病还是多脏受病，本脏的病可以传至他脏，他脏的病变也可以影响本脏。传变的方式有相生关系的传变和相克关系的传变。如肝脏有病，传至心，为母病及子；传至肾，为子病及母；传至脾，为乘；传至肺，为侮。

（三）指导疾病的诊断

《灵枢·本脏》曰"有诸内者，必形诸外"，人体内脏功能活动及其相互关系的异常变化，可以从病人的面色、声音、口味、脉象等方面反映出来；同时五脏六腑及五色、五味、五志等都可以归属于五行，而五行中同一行的事物之间有着一定的联系，故某一行的内脏有病时，可影响到同行的其他方面，所以临床上依据望闻问切所得的病史资料，根据五行的配属关系及其生克乘侮变化规律，确定五脏病变的部位。如面见青色，喜食酸味，则为肝病；若面见赤色，口味苦，脉洪，为心病；若脾虚病人，而面见青色，是肝病犯脾；若心脏病人，而面见黑色，是肾水凌心。根据五行生克关系从色脉来判断病情的轻重顺逆。若色脉相合，其病顺，如肝病，面见色青，脉弦，为色脉相合，病顺。若色脉不合，得克则死，得生则生，如肝病面色青，不见弦脉而见浮脉，则属克己之脉（金克木），则病逆；若得沉脉，则为生我之脉（水生木），则病顺。疾病的表现是千变万化的。在临床工作中，对于疾病的诊断及预后的推断，必须坚持"四诊合参"，不能单凭色脉，更不要拘泥于色脉直接的"相生"或"相克"。

（四）指导疾病的治疗与护理

1. 指导脏腑用药　不同的药物，有不同的颜色和气味。根据五行归属的理论，青色、酸味入肝，如白芍味酸入肝经可补肝之精血；赤色、苦味入心，如丹参味苦色赤入心经可活血安神；黄色、甘味入脾，如白术色黄味甘可补益脾气；白色、辛味入肺，如石膏色白味辛入肺经可清肺热；黑色、咸味入肾，如生地色黑味咸入肾经可滋养肾阴等。

2. 控制疾病的传变 依据五行学说，五脏中一脏有病，可传及其他四脏。临床治疗及护理时，除对所病本脏进行治疗和护理之外，还需治疗其他脏腑，以防其传变。

3. 确定治疗与护理的原则与方法 根据五行相生相克关系，选择合适的治护原则与方法。

（1）**依据五行相生规律** 临床上运用五行相生规律确立治护原则是补母和泻子，即"虚则补其母，实则泻其子"；常用的有滋水涵木法、益火补土法、培土生金法和金水相生法四种。滋水涵木，是滋肾阴以养肝阴的方法，又称滋肾养肝法、滋补肝肾法。益火补土，是温肾阳以补脾阳的方法，又称温肾健脾法、温补脾肾法。培土生金，是健脾生气以补益肺气的方法。金水相生，是滋养肺肾之阴的方法，亦称滋养肺肾法。

（2）**依据五行相克规律** 临床上运用五行相克规律确立的治护原则是抑强扶弱。常用的有抑木扶土法、培土制水法、佐金平木法和泻南补北法四种。抑木扶土，指疏肝健脾或平肝和胃，适用于肝脾不和或肝气犯胃的病证，又称疏肝健脾、调理肝脾（或平肝和胃）。培土制水，指健脾利水以治疗水湿停聚的病证，又称敦土利水。佐金平木，指滋肺阴清肝火以治疗肝火犯肺的病证，也称为滋肺清肝。泻南补北，指泻心火补肾水以治疗心肾不交的病证，又称泻火补水、滋阴降火。

4. 指导针灸取穴 针灸治疗与护理中将手足十二经近手足末端的"五输穴"（井、荥、输、经、合），分别配属于木、火、土、金、水五行。在治疗相关脏腑病证时，依据不同的病情，运用五行的生克规律进行选穴治疗与护理。

5. 指导整体护理 整体护理包括生活护理、情志护理、饮食护理。

（1）**生活护理** 依据天人合一以及五行学说，五脏六腑之气是顺应季节而变化的，故人们日常起居也应顺应天时地理、四时之令，身体才能健康，有利于疾病康复。临床护理中需掌握气候变化规律，做好相应的指导与护理。

（2）**情志护理** 五志之情虽全部由心发出，却应于五脏，故情志可分属五行，情志之间同样也存在着生克关系，临床常用此规律指导疾病的治疗与护理，可采用情志相胜的治疗与护理方法，如悲胜怒、怒胜思、思胜恐、恐胜喜、喜胜悲。

（3）**饮食护理** 五行学说中依据药物、食物气味等特点划分为五行，总结出许多食物治疗与护理的法则，如《素问·脏气法时论》指出"毒药攻邪，五谷为养，五果为助，五畜为益，五菜为充，气味合而服之，以补精益气"。临床上分别采用饮食五行宜忌、辨证施膳、因人因季施膳等护理方法。

目标检测

答案解析

一、选择题

1. 下列选项中，属于阳的是（　　）

    A. 运动　　　　　　　B. 静止　　　　　　　C. 晦暗

    D. 沉重　　　　　　　E. 滋润

2. 昼夜之中，属于"阴中之阳"的时间是（　　）

    A. 上午　　　　　　　B. 中午　　　　　　　C. 下午

    D. 前半夜　　　　　　E. 后半夜

3. "阴在内，阳之守也；阳在外，阴之使也"说明了阴阳之间的何种关系（　　）

    A. 阴阳交感　　　　　B. 阴阳互根　　　　　C. 阴阳对立

D. 阴阳消长　　　　　　E. 阴阳转化

4. 防治疾病的基本原则是（　　）

　　A. 补益正气　　　　　　B. 补虚泻实　　　　　　C. 清除邪气

　　D. 泻阴损阳　　　　　　E. 调理阴阳

5. 五行学说中"木"的特性是（　　）

　　A. 炎上　　　　　　　　B. 稼穑　　　　　　　　C. 润下

　　D. 从革　　　　　　　　E. 曲直

6. 下列哪一项是五行相克的次序（　　）

　　A. 火→金→水→土→木→火　　　　　　B. 水→火→金→木→水→土

　　C. 金→木→水→土→火→金　　　　　　D. 土→金→水→木→火→土

　　E. 木→土→水→火→金→木

7. 按五行生克的关系，肝为脾之（　　）

　　A. 母　　　　　　　　　B. 子　　　　　　　　　C. 所胜

　　D. 所不胜　　　　　　　E. 以上都不是

8. 清心火以泻肝火是运用了五行的哪种关系来确定的治法（　　）

　　A. 相侮关系　　　　　　B. 相生关系　　　　　　C. 相克关系

　　D. 相乘关系　　　　　　E. 以上都不是

（田丹　任旭）

书网融合……

本章小结　　　　　微课　　　　　题库

第三章 藏象学说

学习目标

1. 通过本章学习，重点把握藏象的基本概念和特点；五脏、六腑、奇恒之腑各自的生理功能和脏腑之间的关系。

2. 学会运用所学知识，分析人体各脏腑的生理功能和病理现象，提升中医思辨能力，具有同理心、慎独精神，体现良好的职业道德和行为规范。

藏象一词，出自《素问·六节藏象论》。藏与脏同，指藏于体内的脏腑；象，形象也，指脏腑表现于体外的生理表现和病理现象。藏象学说是通过对人体表现于外的各种现象的观察来探究人体内在脏腑的生理功能、病理变化及其相互关系的学说。古代的解剖知识、长期的医疗实践经验积累及哲学思想的影响是藏象学说形成的基础。藏象学说的主要特点是以五脏为中心的整体观，主要体现在：五脏与六腑相互配合、五脏与形体诸窍相互联系、五脏生理活动与精神情志相互影响。而且，五脏又相互为用。

脏腑，是内脏的总称，包括五脏、六腑、奇恒之腑。五脏，即心、肝、脾、肺、肾；六腑，即胆、胃、小肠、大肠、膀胱、三焦；奇恒之腑，即脑、髓、骨、脉、胆、女子胞。

五脏的共同生理特点是化生和贮藏精气。六腑的共同生理特点是受盛和传化水谷。奇恒之腑，既异于五脏，又别于六腑，其功能似五脏，具有贮藏精气的作用；而形态似六腑，但不与水谷直接接触，是一个相对密闭的器官，故称为"奇恒之腑"。中医藏象学说中的脏腑，不仅是解剖学概念，而且是人体某一系统的生理和病理学概念。中医某一个脏腑的生理功能，可能包含着西医学多个脏器的生理功能；而西医学某一个脏器的生理功能，亦可分散在中医几个脏腑的生理功能之中。

情境导入

情境描述 患者，男，45岁。素体较胖，酗酒，十年前曾有头晕、头痛、耳鸣、烦躁易怒等症状。近半年来，上述症状均有加重，面色发青，耳鸣如潮。前一日因精神刺激，大怒后突然昏倒，经抢救苏醒后，口眼歪斜，语言不清，喉中痰鸣。舌淡红，苔黄腻。

讨论 1. 该患者目前受累的是哪个脏腑？
   2. 该脏有哪些生理功能和病理变化？

第一节 五 脏

五脏，即心、肝、脾、肺、肾的总称。五脏功能各司其职，又相互协调，但心的生理功能起着主宰的作用。五脏的生理活动与外界自然、社会环境密切相关。

一、心

心位于胸腔，膈膜之上，两肺之间，外有心包卫护。心为阳中之阳，五行属火，与小肠相表里。心主宰着整个人体生命活动，故称为"君主之官""五脏六腑之大主"。

（一）主要生理功能

包括主血脉，主神志两个方面。

1. 心主血脉　是指心气推动全身血液在脉中运行，周流不息，循环无端，发挥濡养作用。心气是推动血液运行的动力。脉为血之府，是血液循行的通道。心气充沛、脉管通畅、血液充盈是心正常发挥主血脉功能的前提条件。心主血脉功能正常，主要从面色、舌色、脉象、心胸部的感觉等方面观察。心主血脉功能正常，则神志清晰、面色红润有光泽、舌色淡红、脉和缓有力、胸部舒畅；心主血脉功能异常，如心血虚，则面色淡白无华、舌色淡白、脉细无力、伴有心悸、胸闷等；若心血瘀阻，则面色晦黯、舌色紫黯或有瘀斑、瘀点，脉涩或结代，胸前区憋闷刺痛。

2. 心主神志　亦称心藏神。神，有广义和狭义之分。广义之神，是指整个人体生命活动的外在表现，是对人体生命活动的高度概括，可通过人的眼神、表情、言语、应答、动作姿态等表现出来；狭义之神，是指人的精神、意识、思维活动。心主神志，是指心具有统帅全身五脏六腑、经络、形体官窍的生理活动和主司人的精神、意识、思维等心理活动的功能。故称心为"君主之官"，"五脏六腑之大主"。

心主神志的功能正常，则精神振奋，神志清晰，思维敏捷，睡眠安稳等。心主神志的功能失常，可见精神萎靡，反应迟钝，失眠多梦，神志不宁，甚则狂妄谵语或昏迷不省人事等。

心主神志与心主血脉的功能是密切相关的。心藏神，能调节心气行血和心阳生血的作用，有利于心主血脉。"血者，神气也"，血液又是神志活动的物质基础之一。心血充足，则能藏神养神，而使心神灵敏不惑。心藏神的功能失常，可引起血行异常，如心神失常、心烦失眠可见脉搏加快；反之，心主血脉的功能失常，亦可引起心神异常，如心血不足，可见失眠、多梦等。

（二）心与体、窍、志、液的关系

心在体合脉，其华在面，开窍于舌，在志为喜，在液为汗。

（1）在体合脉，其华在面　在体合脉是指全身的血脉均归属于心。其华在面是指心的功能是否正常，可以从面部色泽的变化反映出来。由于头面部的血脉极其丰富，所以如心气盛，心血充盈，则面部红润光泽；心气不足血虚，则面白无华；心脉瘀阻，则面色青紫。

（2）开窍于舌　是指舌为心之外候，舌为心之苗。舌的味觉、言语功能有赖于心主血脉和心藏神的生理功能。心经的别络上系于舌，故舌的色泽反映心主血脉的功能，舌的运动反映心藏神的功能。心功能异常，可从舌反映出来。如心气血足，则舌红润、运动自如、味觉灵敏、言语流利；心火上炎，则舌尖红、口舌生疮；心血瘀阻，则舌质紫黯或有瘀斑；心主神志功能异常，则舌卷、舌强、语謇或失语等。

（3）在志为喜　是指心的功能与喜的情志密切相关。一般而言，喜有益于心的功能。若大喜、暴喜，则可使心神涣散，甚至心神错乱等而出现"喜伤心"的病理现象。

（4）在液为汗　汗为津液化生，津液又是血液的重要组成部分，血为心所主，故称"汗为心之液""血汗同源"。心功能正常与否直接影响汗液的排出。心气不足，卫表不固，则自汗；心阴虚，火热内扰，则盗汗。反之，汗出过多，耗伤精血，血不养心，则导致心慌。

附：心包络

心包络，又称心包，是心外的包膜，其上附有脉络，是通行气血的经络，合称心包络。心包络有保护心的作用，外邪侵袭于心，则心包络受病。心包与三焦相表里。心包受邪所表现的病证与心一致，在诊疗与护理上大体相同。

二、肺

肺位于胸中，左右各一，由于位置最高，故称"华盖"。肺在五行属金，与大肠相表里。肺为气之本。肺叶娇嫩，不耐寒热，并且通过鼻与外界相通，易受邪，又称"娇脏"。

（一）主要生理功能

主气、司呼吸，主宣发、肃降，通调水道，朝百脉，主治节。

1. 主气、司呼吸 包括主呼吸之气和一身之气两个方面。

肺主呼吸之气，是指肺通过呼吸进行人体内外的气体交换，肺吸入自然界的清气，呼出体内的浊气，以保证正常的新陈代谢。肺主一身之气，是指肺有主宰全身之气的功能。肺吸入的清气是人体之气的来源之一，肺的呼吸运动对全身气机运动起着重要的调节作用。可见，肺司呼吸是肺主气功能的基础，肺的呼吸功能正常，则全身之气生成充足，气机调畅。

2. 主宣发、肃降 是肺气运动的两种基本形式。宣发是肺气向上、向外的运动，肃降是肺气向下、向内的运动。肺的宣发和肃降，在生理上相互配合，在病理相互影响。

（1）肺主宣发　主要表现在三个方面：一是排出体内浊气；二是将脾转输来的水谷精微布散全身，外达于皮毛；三是宣发卫气，司腠理开合，将代谢后的津液化为汗液，排出体外。

（2）肺主肃降　主要表现在三个方面：一是吸入自然界清气；二是将肺吸入的清气和脾胃运化的水谷精微向下布散；三是清肃肺和呼吸道内异物，保持肺和呼吸道洁净通畅。肺的清肃特性是保证肺气宣降运动正常进行的重要条件。

肺的宣发、肃降功能，在正常生理情况下相互依存、相互制约，在病理情况下又相互影响。

3. 通调水道　通，即疏通；调，即调节；水道，是水液运行和排泄的道路。肺通调水道的功能，是指肺的宣发肃降对体内水液的输布和排泄起着疏通和调节的作用。肺通过宣发运动，将水液向上、向外布散全身，外达皮毛，最终以汗的形式由汗孔排出；通过肃降运动，将水液向下、向内输布，后经肾和膀胱的气化，以尿液的形式排出体外。由于肺位置最高，又在水液代谢中发挥重要作用，故称"肺为水之上源"。如肺失宣发，则出现无汗、水肿等；如肺失肃降，则出现小便不利、水肿等。

4. 朝百脉，主治节　朝，即聚会；肺朝百脉，即是指全身的血液通过百脉会聚于肺，通过肺的呼吸，进行体内外气体交换，然后将富有清气的血液通过百脉输送全身。肺朝百脉的功能是肺气宣降运动的具体体现，同时也是肺有助心行血功能的证据。说明全身的血和脉虽统属于心，但血液运行有赖于肺气的输布和调节。若肺气壅塞，则致血脉瘀滞，出现心悸胸闷、唇舌青紫等。主治节是指肺对全身各脏腑组织器官的生理功能起着治理调节的作用。

肺的治节作用主要体现在四个方面：一是肺司呼吸，肺一呼一吸，呼浊吸清，对完成体内外气体交换起着调节作用；二是调节气机，随着肺的呼吸运动调节全身气的升降出入，使气机协调通畅；三是肺朝百脉，辅助心脏，能推动和调节血液的运行；四是调节水液，肺通过宣发肃降运动，推动和调节水液的输布和代谢。故肺主治节，是对肺主要生理功能的高度概括。

（二）肺与体、窍、志、液的关系

肺在体合皮，其华在毛，开窍于鼻，在志为悲（忧），在液为涕。

（1）在体合皮，其华在毛　在体合皮是指全身的皮肤都归属于肺，由肺宣发的卫气进行温养和润泽。其华在毛，是指肺具有润泽皮毛的作用，可以防御外邪、调节津液代谢、调节体温和辅助呼吸。肺的生理功能正常，则皮肤、毛发光泽，抵御外邪能力较强。

（2）开窍于鼻　是指鼻与喉相通而通于肺，是呼吸的门户，是气出入肺的通道，鼻的通气和嗅觉均依赖肺气的功能。因此，肺气宣畅则呼吸平和、嗅觉灵敏。如肺失宣肃则鼻塞、呼吸不利、嗅觉失灵。

（3）在志为悲（忧）　是指肺与悲或忧的情志关系密切。悲与忧为肺之志，它对人体的主要影响，是使气不断地消耗。如悲忧过度则出现呼吸气短，即中医所称"悲忧伤肺"。反之，当肺气虚时，易产生悲忧的情绪。

（4）在液为涕　涕指鼻涕，有润泽鼻窍的作用。鼻为肺窍，在正常情况下，鼻涕可以润泽鼻窍而不外流，故肺在液为涕。若肺寒则鼻流清涕，肺热则鼻流黄涕，肺燥则鼻干。

三、脾

脾位于中焦，在膈之下。脾为阴中之阴，五行属土，与胃相表里。脾为后天之本，为气血生化之源。脾与胃共为"仓廪之官"。

（一）主要生理功能

主运化，主升清，主统血。

1. 主运化　运，即转运输送；化，即消化吸收。是指脾具有将水谷化为精微并转输至全身的生理功能。脾的运化功能可分为运化水谷和运化水液两个方面。

运化水谷是指脾对饮食物的消化、吸收及输布作用。饮食入胃，脾先助胃将饮食物消化分解成精微和糟粕两个部分，再助胃吸收水谷精微，最后将水谷精微转输到全身，以濡养脏腑组织器官。由于水谷精微是人出生后气血生成的主要物质基础，故称脾为"后天之本""气血生化之源"。如脾运化水谷功能旺盛，则气血充沛，身体健康；若脾失健运，则出现食欲不振、腹胀便溏、消瘦、倦怠。

运化水液是指脾对水液具有吸收、转输和布散的功能，防止水液在体内停滞。人体全身水液代谢主要通过脾、肺、肾三脏的协调配合来完成。饮入于胃，脾将水液之清者吸收后，转输于肺，经肺布散全身；将水液之浊者，下输于肾，经肺的宣发、通调及肾的气化，化为汗液和尿液排出体外。脾运化水液功能正常，则全身脏腑组织器官得到水液的滋养，可防止水液在体内停滞。脾运化水液功能减退，则水湿停聚，产生痰饮。

2. 主升清　清，是指水谷精微等营养物质；升清，是脾气将水谷精微向上输送至心、肺、头、目，通过心肺的功能化生气血而濡养全身。脾气的运化特点是以上升为主，故称"脾气主升"。若脾不升清，则见头晕目眩、神疲乏力、腹胀便溏等；脾主升清，还可维持内脏位置的相对恒定。若脾气虚，升举无力，则中气下陷，可见内脏下垂、久泄、脱肛等。

3. 主统血　是指脾有统摄血液在脉中运行，防止其逸出脉外的功能。脾主统血实为气的固摄作用，脾气健运，则气血充盈，气的固摄力强，血液不致外溢。脾失健运，则气血不足，气的固摄力弱，血不归经，导致出血，称为脾不统血。

（二）脾与体、窍、志、液的关系

脾在体合肉，主四肢，开窍于口，其华在唇，在志为思，在液为涎。

（1）在体合肉，主四肢　这是由于脾胃为气血生化之源；在体合肉是指全身的肌肉、四肢靠脾运化和输布的水谷精微来濡养。若脾气健运，气血充足，则肌肉壮实丰满、四肢运动灵活敏捷。脾失健运，营养不足，则肌肉瘦削、痿软无力。

（2）开窍于口，其华在唇　是指饮食口味、食欲与脾的运化功能相关。如脾能健运则食欲旺盛。若脾失健运则出现口淡无味、口甜、口腻等异常感觉，从而影响食欲；其华在唇，是指口唇的色泽反映脾的功能状态。脾气健运，则口唇红润有光泽；脾失健运，则口唇淡白无华，或萎黄。

（3）在志为思　是指脾与思的情志有关。思虑太过会影响脾的运化和升清功能，而出现不思饮食、脘腹胀满、头目眩晕等，称为"思伤脾"。

（4）在液为涎　涎，指唾液中较清稀的部分，在进食时分泌。涎有助于食物吞咽和消化。脾的运化功能正常，则津液上注于口而为涎，而不溢出口外。若脾功能异常，则涎液分泌增加，出现流涎。

💡 **素质提升**

做一名胸怀开阔的当代大学生

中医学认为，肝为将军之官，性喜顺畅豁达。如果长期郁愤，怒而不发，会导致肝气郁结。肝气郁结是百病之源，可见消极的情绪对于人体的健康有不良作用。作为一名当代大学生要胸怀开阔，同学之间要和谐相处，学会调控自己的情绪，以积极向上的心态学好专业知识。

四、肝

肝位于腹部，右胁之内。在五行属木，与六腑的胆相表里。

（一）主要生理功能

主疏泄，主藏血。

1. 主泄疏　即疏通；泄，即发泄、宣泄。肝主疏泄是指肝具有主升、主动的生理特点，具有保持全身气机疏通、畅达、升发的作用。肝主疏泄功能表现有四个方面：①调畅气机，协调气血运行。气机是指气的升降出入运动。气的升降出入运动协调平衡，即为气机调畅。肝主疏泄对于气机调畅具有重要的调节作用。肝疏泄正常，则气血和调；疏泄太过，可致肝气上逆，出现面红目赤、烦躁易怒，甚至发生血证；若疏泄不及，可致肝气郁结，出现胁肋、乳房胀痛、癥积等。②促进消化。肝主疏泄可以调节脾胃升降，还可调节胆汁的分泌与排泄，促进消化。肝失疏泄，则脾不升清，出现腹胀痛、飧泄；胃气不降，则出现嗳气、呃逆、呕吐、恶心、脘腹胀痛，称肝胃不和；肝气郁结，胆汁分泌排泄异常，则出现胁肋苦满、黄疸等。③调节情志。肝的疏泄功能正常则气机调畅、气血和调，心情舒畅；若肝失疏泄，气机郁滞，则郁闷、抑郁、多愁善感。情志异常，气机失调，也能影响肝的疏泄功能。在七情中，直接影响肝主疏泄功能的是怒，称为"怒伤肝"。郁怒伤肝，致肝气郁结，进而影响脾胃功能，导致肝脾不和或肝胃不和。④调理冲任，调节男性排精、女子行经。肝的疏泄与肾的封藏协调合作，可使男子排精和女性月经正常。若肝失疏泄则出现排精不畅或经行不畅等。

2. 主藏血　是指肝有贮藏血液、调节血量的生理功能。肝贮存一定量的血液，即可濡养肝自身，制约肝阳，防止过亢，保证血液不逸出脉外，以防止出血；又可以贮藏血液为前提，调节血量，满足人体活动所需。如肝气虚弱，肝藏血失职，或肝火旺盛，灼伤脉络，迫血妄行，则可致各种出血，如吐血、衄血、咯血、月经过多、崩漏等，称为肝不藏血。

（二）肝与体、窍、志、液的关系

肝在体合筋，其华在爪，开窍于目，在志为怒，在液为泪。

（1）在体合筋，其华在爪　在体合筋是指筋司运动的功能有赖于肝血的濡养。筋附于骨而聚于关节，筋的收缩和舒张影响人的运动功能。若肝血充足，筋有所养，则肢体运动灵活有力；肝血不足则筋失所养，肢体运动不利，甚则手足震颤，肢体麻木。由于肝血亏虚而筋骨活动无力，易疲劳，故称"肝者罢极之本"。其华在爪，是指爪甲的情况可以反映肝的功能。爪即爪甲，肝血的盛衰可影响爪甲的荣枯。肝血充足则爪甲坚韧光亮；反之，则爪甲软薄色枯脆裂。故称"爪为筋之余"。

（2）开窍于目　是指肝的经脉上连目系，目的功能有赖于肝的疏泄和藏血功能。肝的功能是否正常，可以从目反映出来。如肝阴血不足，则两目干涩、视物昏花或夜盲；肝火上炎，则目赤肿痛，甚至生翳；肝阳上亢则头晕目眩；肝风内动则两目斜视等。

（3）在志为怒　是指肝与怒的情志有关。怒为肝之志。如大怒伤肝，肝气上逆，甚则气血上逆于头部而突发昏厥，故怒伤肝。反之，肝阴血不足，肝的阳气升泄太过则稍有刺激，即易发怒。

（4）在液为泪　是指肝开窍于目，泪从目出，肝与泪有密切的关系。在正常生理情况下，泪液滋润目而不外逸。但在病理情况下，肝的病变可以从泪液分泌异常反映出来。如肝阴血不足则两目干涩；肝经风热，则目眵增多、迎风流泪等。

五、肾

肾位于腰部，脊柱两侧，左右各一，腰为肾之府。肾称为先天之本，五行中属水，与六腑中的膀胱相表里。

（一）主要生理功能

主藏精，主水，主纳气。

1. 主藏精　藏，即闭藏，是指肾对人体之精有闭藏的功能。

肾所藏之精是构成人体的基本物质，也是人体生长发育及各种生理功能活动的物质基础。肾中所藏之精，包括"先天之精"和"后天之精"。先天之精，即父母的生殖之精，是禀赋于父母的生殖之精。它与生俱来是构成胚胎的原始物质，故称"肾为先天之本"。后天之精，是指出生以后，来源于饮食物经脾胃运化生成的水谷之精。两者藏于肾中，相互依存、相互为用，统称肾精。先天之精依赖后天之精的培育和充养，后天之精依赖先天之精的资助。二者相辅相成，在肾中密切结合而组成肾中精气。肾中精气是人体生命活动的根本，可以促进人体的生长发育和生殖。《素问·上古天真论》曰："女子七岁，肾气盛，齿更发长。二七而天癸至，任脉通，太冲脉盛，月事以时下，故有子。三七，肾气平均，故真牙生而长极。四七，筋骨坚，发长极，身体盛壮。五七，阳明脉衰，面始焦，发始堕。六七，三阳脉衰于上，面皆焦，发始白。七七，任脉虚，太冲脉衰少，天癸竭，地道不通，故形坏而无子也。丈夫八岁，肾气实，发长齿更。二八，肾气盛，天癸至，精气溢泻，阴阳和，故能有子。三八，肾气平均，筋骨劲强，故真牙生而长极。四八，筋骨隆盛，肌肉满壮。五八，肾气衰，发堕齿槁。六八，阳气衰竭于上，面焦，发鬓颁白。七八，肝气衰，筋不能动，天癸竭，精少，肾脏衰，形体皆极。八八，则齿发去。"人出生后，由于先天之精得到后天之精的不断充养，肾中精气逐渐充盛，幼年的齿更发长现象，随着肾中精气不断充盛发展到一定阶段，人体就产生出一种"天癸"的物质，具备了生殖能力。人体生长壮老已的规律与肾中精气及其天癸盛衰密切相关，并以齿、骨、发的生长状况，作为判断精气盛衰和人体发育阶段的标志；为了说明肾精的功能，把肾精分为肾阴和肾阳两部分，肾阳具有促进机体温煦、运动、兴奋和化气的功能，又称"真阳""元阳"。肾阴具有滋养机体、制约阳热和成形的功能，又称"真阴""元阴"。全身脏腑经络及组织器官的阳和阴均根于肾阳和肾阴。肾阴肾阳的平衡对人体阴阳平衡起着至关重要的调节作用。

2. 主水　是指肾有主持和调节人体津液代谢。肾主水的功能主要依赖肾精对水液的蒸腾气化作用。肾的蒸腾气化对水液具有升清降浊的作用。当水液通过肾时，肾阳会将水液大部分蒸腾气化，重新回到全身，而将小部分代谢后的废液化为尿液，向下注入膀胱，排出体外。津液的代谢有肺、脾、肾、肝、胃、小肠、大肠、膀胱、三焦等脏腑的参与，也有皮肤、鼻、前后二阴等体窍的参与。肾精对参与津液代谢的各个器官均具有调节作用，主宰着津液代谢的全过程。肾阳主开，肾阴主合，若肾的阴阳平衡，则开合有度，水液代谢正常；肾的阴阳失衡，则开合失调，水液代谢异常。若肾阳虚，气化无力，则出现尿少、尿闭、浮肿；肾阳虚，不能固摄，则出现小便清长、夜尿多。

3. 主纳气　是指肾摄纳肺所吸入之清气而调节呼吸功能，有助于保持肺的吸气深度，防止呼吸表浅。肾主纳气的功能是肾主封藏功能在呼吸运动中的具体表现，其物质基础是肾中精气。肾精充沛，则封藏有权，肺的吸气有深度。如肾精不足，则封藏无力，肺的吸气表浅，或呼多吸少，出现气喘，称为肾不纳气。

（二）肾与体、窍、志、液的关系

肾主骨生髓，其华在发，开窍于耳和二阴，在志为恐，在液为唾。

（1）主骨生髓，其华在发　是指骨髓、脊髓和脑髓等由肾中精气所化生，故肾精与骨骼的生长发育、智力发育等有密切关系。如肾精充盈则能充养骨髓，骨骼生长发育正常；反之，骨髓空虚，骨骼生长发育迟缓，出现小儿囟门迟闭、骨软无力以及骨质疏松、脆弱易折。其华在发，是指发的生长有赖于精血的滋养。由于肾藏精，肝藏血，精血相互转化，故又称"发为血之余"。如肾精不足，发失所养，则出现脱发、白发、发枯易脱。

（2）开窍于耳和二阴　肾与耳、二阴有密切的关系。耳的听觉功能有赖于脑髓的充养，而脑髓则为肾中精气所化。如肾精充盈，则脑髓充盈，耳得所养而听觉灵敏；若肾中精气虚衰则脑髓虚衰，耳失所养而听力减退、耳鸣、耳聋。二阴指前阴和后阴，前阴包括尿道和外生殖器，是排尿和生殖的器官；后阴指肛门，是排泄粪便的通道。其功能依赖肾的气化，因此肾开窍于二阴。肾藏精和肾气的固摄作用还与生殖功能密切相关。若肾气亏虚，则致二便、生殖功能异常；肾阴不足，则肠燥津枯而便秘；肾阳虚损，则气化无权而阳虚便秘或阳虚泄泻。

（3）在志为恐　是指肾与恐的情志有密切关系。恐为肾之志。肾藏精而居下焦，恐则气下，气迫于下而伤肾，肾气不固，出现下焦胀满，甚至二便失禁，故称恐伤肾。

（4）在液为唾　是指肾与唾液关系密切。唾为肾精所化，循肾经而上行于舌。若肾阴不足、肾精亏虚则出现口燥、咽干、唾液分泌不足；若平时多唾或久唾，则易耗伤肾精。因此，常以舌抵上腭，待津唾渗出至满后再咽下，可以养肾精。

第二节　六　腑

六腑，是胆、胃、小肠、大肠、膀胱、三焦的合称。《素问·五脏别论》曰："六腑者，传化物而不藏，故实而不能满也。"六腑多为管腔性器官，共同的生理功能特点是受盛和传化水谷，泄而不藏，实而不满。

一、胆

附于肝，肝与胆由经脉相络属。胆居六腑之首，形态似腑，但因胆藏精汁，而无传化水谷的功能，又称奇恒之腑。胆内所藏胆汁为肝血所化生。胆的主要生理功能是贮存和排泄胆汁，主决断。

（一）贮存和排泄胆汁

胆汁源于肝，聚于胆。贮存于胆内的胆汁，经胆排泄至小肠，助消化。胆的排泄功能依靠肝的疏泄功能来调节。如肝疏泄正常则胆汁排泄通畅，脾胃健运；若肝疏泄失常则胆汁排泄不利，脾胃失运，则出现胁肋胀痛、纳呆、厌油腻、腹胀、泄泻；若胆汁随肝气上逆则见口苦、呕吐黄绿色苦水；胆汁随肝气横逆外溢肌肤，则出现黄疸。

（二）主决断

是指胆与人的勇怯以及决断能力相关。肝胆相为表里，胆亦喜升发调畅。若胆气壮，则善于判断与应变；胆气虚则善恐，易惊悸、善太息，遇事谋虑不决等。由于胆形态似腑，胆汁直接参与饮食物的消化，与六腑相类似，但胆本身无传化食物的功能，且藏精汁，又与五脏相类似，故称"奇恒之腑"。

二、胃

胃位于中焦，上口为贲门接食管，下口为幽门通小肠，又称胃脘，分上脘、中脘、下脘三部分。胃与脾被称为"仓廪之官""后天之本"。胃又称"太仓""水谷之海"等。胃的主要生理功能有主受纳、腐熟水谷，主降浊。

（一）主受纳、腐熟水谷

是指胃接受、容纳食物，并进行初步消化，形成食糜，经胃下传于小肠，其精微经脾的运化与转输而濡养全身。中医所说的胃气，实际上包括脾与胃的功能。如胃功能失常，则出现胃脘胀痛、纳呆或消谷善饥。

（二）主降浊

胃气以降为和，以通为用。是指胃将食物腐熟成食糜后，食物残渣必须由胃下输于小肠和大肠，进而不断消化吸收。胃通降是胃受纳的前提。胃不受纳则无以通降，胃不通降则不能受纳。如胃失和降，浊气上泛，可出现食欲不振、口臭、脘腹胀满、腹痛、便秘；如胃气上逆，则出现嗳气、呃逆、恶心、呕吐。胃的降浊与脾的升清保持协调平衡，才能保证正常的消化功能。

三、小肠

小肠位于腹中，上与胃相接，下与大肠相连。小肠与心的经脉相互络属，故与心相表里。小肠主要的生理功能有受盛化物，主泌别清浊。

（一）受盛化物

受盛，即是接受，以器盛物的意思；化物，具有变化、消化、生化的意思。是指小肠具有接受胃初步消化之食糜和将食糜进一步消化为水谷精微的功能。如小肠受盛化物功能失常，则出现肠鸣、腹胀、腹痛、泄泻。

（二）主泌别清浊

泌，即分泌；别，即分别。是指小肠将消化后的水谷精微与食物残渣分开，并将水谷精微吸收，由脾转输于全身，称为"分清"；将食物残渣下输大肠，同时吸收大量的水液，称为"别浊"和"小肠主液"。若小肠清浊不分，水液不能渗入膀胱而入大肠，则出现便溏、小便短少。小肠泌别清浊的功能是脾胃升降功能的具体体现。

四、大肠

大肠居于腹中，上端在阑门处与小肠相接，下端紧接肛门。大肠与肺经脉相互络属，故与肺相表里。大肠主要的生理功能是传化糟粕。

大肠传化糟粕，是指大肠接受小肠下传的食物残渣，再吸收其中的水分，形成粪便后传送至大肠末端，由肛门排出体外。因大肠可以重吸收水液，又称"大肠主津"。如大肠传化糟粕功能失常，则出现泄泻、便溏或便秘。如大肠湿热下注，则见里急后重、下利脓血。大肠传导功能与胃的和降、肺气肃降、肾的气化有密切关系。如胃失和降、肺失肃降、肾的气化不利均可影响大肠传化糟粕的功能。

五、膀胱

膀胱位于下腹中央，为贮存尿液的器官，与肾经脉相互络属，故与肾相表里。膀胱的主要生理功能是贮尿和排尿。膀胱的贮尿功能必须依赖肾气的气化作用，如肾气不固，则膀胱不约，出现遗尿、小便失禁。膀胱的排尿功能依赖肾和膀胱的气化作用，如肾气化失司，则出现排尿不畅、癃闭。

六、三焦

三焦是上焦、中焦、下焦的总称，为六腑之一，又被称为"决渎之官""孤府"等，其主要生理功能是通行元气和运行水液。三焦通行元气，是指三焦作为元气的通道使根于肾的元气充沛全身，以推动、激发各脏腑组织器官的功能活动。故《难经》称三焦为"元气之别使"。三焦通利则元气通畅，全身气机运行正常。三焦运行水液，是指全身水液的输布代谢虽然是在许多脏腑共同作用下完成的，但必须以三焦为通道。如三焦水道不通，则影响肺、脾、肾等脏腑调节水液的功能。"三焦气化"就是指三焦对水液代谢具有协调平衡的作用。三焦运行水液功能与通行元气功能是相辅相成的，气行则水行，气停则水阻；反之，水行则气行，水聚则气滞。

另外是指部位划分的概念。上焦指横膈以上，功能特点是宣发、布散，即心肺输布水谷精微和气血的功能，有如雾露之溉，称"上焦如雾"；中焦指横膈以下至脐上，功能特点是"泌糟粕，蒸津液"，即脾升胃降的运化功能，有如酿酒，称"中焦如沤"；下焦指脐以下部位，包括肝、肾、小肠、大肠、膀胱、女子胞等。肝在部位上虽居中焦，但因功能与肾密切相关，因此，亦与肾一同划归下焦。下焦的功能特点是排泄糟粕和尿液，有如浊水向下疏通和向外排泄，称"下焦如渎"。

第三节　奇恒之腑

奇恒之腑包括脑、髓、骨、脉、胆与女子胞等。它们在奇恒之腑形态上多属中空，与六腑相似，功能似五脏。因其似腑非腑，似脏非脏，故被称为奇恒之腑。因髓、骨、脉、胆在前面已经论述，故此处仅介绍脑与女子胞。

一、脑

脑，居于颅内，由髓汇集而成，被称为髓海。脑的主要生理功能是主精神活动，主感觉运动。

（一）主精神活动

是指脑为精髓汇聚之处，是精神的发源地，故又称"脑为元神之府"。脑主宰人的生命活动，是与生命休戚相关的重要器官。《素问·刺禁论》云："刺头，中脑户，入脑立死。"

（二）主感觉运动

人的眼、耳、口、鼻、舌为五脏的外窍，皆位于头面，与脑相通。因此人的听觉、视觉、嗅觉与思维、记忆、言语等功能相关。若脑功能失常，可出现失聪、视物不清、嗅觉不灵、运动失调。

二、女子胞

女子胞，又被称为"胞宫""子宫"，位于小腹部，在膀胱之后、直肠之前，呈倒梨形。女子胞主要的生理功能是主月经和孕育胎儿。

（一）主月经

月经又称月信、月事、月水。女子二七左右，肾中精气旺盛，天癸至，任脉通，太冲脉盛，女子胞发育成熟，月经来潮，可以孕育胎儿；七七后，肾中精气渐衰，天癸渐绝，任、冲二脉的气血逐渐衰少，而至绝经。

（二）孕育胎儿

女子天癸至，月经来潮，女子胞就具备了生殖和养育胎儿的能力。受孕之后，女子胞就成为保护、孕育胎儿的主要器官。

第四节　脏腑之间的关系

人体是一个有机的整体，脏腑之间在生理相互依存，在病理上相互影响。脏腑之间的关系主要包括脏与脏的关系、脏与腑的关系、腑与腑的关系。

一、脏与脏的关系

（一）心与肺

心与肺的关系，主要表现于气和血的关系。因为心主血、肺主气，也就是气与血相互依存、相互为用的关系，气能行血，血能载气。心气的推动和肺气的辅助，是血液正常循行的必备条件，正常血运又能维持肺主气功能的正常进行。积于胸中的宗气是连接心之搏动和肺之呼吸的中心环节。若心肺功能失调，则气血运行失调、心血瘀阻出现胸闷、气短、咳喘。

（二）心与脾

心主行血，脾主生血统血。心与脾的关系，主要表现在血液的生成和运行方面。心血依赖脾气健运而化生，脾主运化有赖于心血滋养和心气的推动。血在脉中循行，既需要心气的推动，又需要脾气的统摄。心脾功能正常，血亦充足，行于脉中而不溢出脉外。心脾功能异常，心脾两虚易出现失眠、健忘、心悸、纳呆、便溏。

（三）心与肝

心与肝的关系，主要表现于血液运行及精神情志调节方面。心主行血，肝主藏血；心藏神，肝主疏泄、调情志。心主行血，既需肝藏血提供物质基础，又赖于肝之疏泄，协助推动；心行血正常，肝才有血可藏，疏泄正常，使血行不致瘀滞。心肝功能正常，血液运行才能正常。反之，则相互影响，出现心肝血虚、心肝血瘀等证。人体的精神情志既由心所主，又受肝主疏泄的调节。心肝功能正常，气血运行平和，则精神情志安和，反之则易出现心烦、失眠、急躁易怒或悲忧善虑、抑郁不快。

（四）心与肾

心与肾的关系主要表现为"心肾相交"和"水火相济"方面。心位于上焦，五行属火，属阳；肾位于下焦，五行属水，属阴。心藏神，肾藏精。自然界水火升降规律是在上者以降为和，在下者以升为顺，升已而降，降已而升。故心肾之间的关系是心火下降以温肾水，使肾水不寒；肾水上升以制约心火，使心火不亢，心肾这种协调的关系称为"心肾相交"或"水火既济"。若心肾关系失衡，则"心肾不交"或"水火失济"，出现失眠、男子遗精、女子梦交。精能生神，神能驭精，所以心与肾之间还存在着精神互用的关系。

（五）肺与脾

肺与脾的关系，主要表现在气的生成与水液的输布方面。肺主气司呼吸，脾主运化；肺主行水，脾主运化水液。肺主气司呼吸，摄纳自然界之清气，脾主运化水谷之精气，二气在胸中形成宗气。肺脾功能正常，宗气生成充足，则促进血行、协助呼吸，故称"肺为主气之枢，脾为生气之源"。如肺脾功能障碍，影响气的生成，则致肺脾气虚。脾主运化水液，上输于肺，肺主宣降，通调水道而布散全身，可见肺脾在水液代谢上的相互关系和重要性。如肺脾功能失调，则出现痰饮、水肿，故称"脾为生痰之源，肺为贮痰之器"。

（六）肺与肝

肺与肝的关系，主要表现于气机升降的调节方面。肝主升发，肺主肃降，肝升肺降，升降协调，对全身气机的调畅起着重要作用。在病理上，常可相互影响。如肝郁化火，或肝气上逆，肝火上炎，则耗伤肺阴，致肺失肃降，肝火犯肺而出现咳嗽、胸痛、咯血，称为"木火刑金"或"木旺侮金"。若肺热壅盛，亦可耗损肝阴，致肝阳过亢，肺病及肝而出现易怒、头痛、胁肋胀痛。

（七）肺与肾

肺与肾的关系，主要表现于水液代谢、呼吸运动及阴阳互资方面。肺属金，肾属水。肺主行水，肾主水；肺主气司呼吸，肾主纳气。肺为水之上源，肾为主水之脏，肺的肃降和通调水道功能有赖于肾的蒸腾气化。反之，肾之主水亦有赖于肺的宣降和通调水道功能。肺肾功能协调，全身水液代谢正常。如肺肾功能失调，常出现咳逆、水肿。在呼吸方面，肺肾协调，相互为用，呼吸有深度，呼吸才能正常，故称"肺为气之主，肾为气之根"。肺之阴阳与肾之阴阳相互资助、相互为用，病理上亦相互影响。

（八）肝与脾

肝与脾的关系，主要表现在食物的消化和血液调控方面。肝主疏泄，脾主运化；肝主藏血，脾主统血。肝主疏泄，调畅气机，协调脾胃升降，并能化生和排泄胆汁，促进食物的消化。若肝病及脾，则见肝脾不调之证。脾为气血生化之源，化生气血，保障血液来源充足，使肝藏血和疏泄功能正常。脾主统血、肝主疏泄，则可促进血行。肝脾协调，不仅血液化生充足，而且运行正常。

（九）肝与肾

肝与肾的关系主要表现于精与血的关系，即"肝肾同源""精血互化"。肝藏血，肾藏精，肝血肾精相互资生、相互转化，故有"肝肾同源""精血同源"之说。如肾精亏损可致肝血不足，肝血不足可致肾精亏损等。肝主疏泄，肾主封藏，两者相互制约、相互协调，调节男子排精或女子月经来潮。若肝肾功能失衡，则调节失灵，则可出现排精和月经方面的种种病变。肝肾阴阳相通，若肾阴不足则不能滋养肝木，出现肝阳上亢之证。肝阴不足则可累及肾阴，出现相火妄动之证。肝火亢盛则下劫肾阴，致肾阴不足。

（十）脾与肾

脾与肾的关系主要表现在先天与后天的关系。脾主运化而化生精微，为后天之本，肾主藏精而主水纳气，为先天之本。脾的运化功能有赖于肾阳的温煦，肾藏精有赖于脾运化的水谷精微充养。如肾阳不足则脾阳亏虚，脾阳久虚则损及肾阳，出现腹部冷痛、下利清谷或五更泻、水肿。

二、脏与腑的关系

由于脏为阴、腑为阳，脏为里、腑为表，通过经络的相互络属，脏腑之间形成了阴阳表里的密切联系。

（一）心与小肠

心与小肠通过经络相互络属构成表里关系，两者关系主要表现在病理方面。如心火可以下移小肠，出现尿少、尿赤、尿痛。小肠有热也可循经上炎于心，出现心烦、舌赤、口舌生疮。

（二）肺与大肠

肺与大肠通过经络相互络属构成表里关系。肺的肃降有助于大肠的传导，大肠的传导又有助于肺气的肃降。如大肠实热则腑气不通，影响肺的肃降，出现胸满、咳喘。若肺失清肃则津液不能下行，出现大便秘结。

（三）脾与胃

脾与胃通过经络相互络属构成表里关系。在生理上，两者阴阳相合，相互协调。脾主运化而胃主受纳，脾主升清而胃主降浊，脾喜燥恶湿而胃喜润恶燥。两者阴阳纳运协调，升降平衡，燥湿相济，共同完成传化过程，故合称后天之本。在病理上，两者相互影响，如脾为湿困则运化失司，影响胃的受纳和降，出现恶心、呕吐、食少、腹胀；如胃失和降则食滞胃脘，影响脾的运化升清，出现泄泻、腹痛、头晕、目眩。

（四）肝与胆

胆附于肝，肝胆通过经络互相络属构成表里关系。肝血化生胆汁，胆汁的贮存和排泄有赖于肝的疏泄功能。肝失疏泄则影响胆汁的分泌与排泄。胆汁排泄不畅则影响肝的疏泄。肝病常累及胆，胆病亦影响于肝，而出现肝胆火旺、肝胆湿热。

（五）肾与膀胱

肾与膀胱通过经络相互络属构成表里关系。膀胱的贮尿和排尿功能有赖于肾的气化固摄，肾气充足则膀胱开合有度。若肾气不足则膀胱失约，开合失司，出现尿频、尿失禁，也可导致膀胱气化不利，出现小便不畅、尿少、癃闭。

三、腑与腑的关系

腑与腑的关系主要体现在六腑对食物的消化、吸收以及糟粕排泄过程中的相互联系和密切配合。食物入胃，经胃的受纳、腐熟初步消化，通过胃的通降将食糜下传入小肠。经过小肠进一步消化和泌别清浊，其清者，即水谷精微，经脾转输营养全身；其浊者，渗入膀胱，经肾的气化而成尿液排出体外。食物残渣下传大肠，进一步吸收多余的水分形成粪便，由大肠的传导排出体外。在这一过程中，胆排泄胆汁注入小肠以助消化，三焦则为水液运行的通道。因此，六腑在生理上相互联系，在病理上相互影响，任何一腑功能失常，都会影响整个消化系统对食物的消化、吸收和排泄，出现各种病变。如大肠传导失司，腑气不通，影响胃的通降，则胃气上逆，或胃失和降。胃气上逆，影响大肠的传导，可出现恶心呕吐、腹胀、便秘。

目标检测

答案解析

一、选择题

1. 中医五脏指的是（　　）

　　A. 脾、胆、胃、肺、肠　　　　　　　　　B. 肝、胆、胃、大肠、小肠

　　C. 心、肝、脾、肺、膀胱　　　　　　　　D. 心、肝、脾、肺、肾

　　E. 心、肝、脾、胆、肾

2. 下列关于五脏与血液关系的叙述，错误的是（　　）

　　A. 肝主藏血　　　　B. 脾主统血　　　　C. 肾精化生血

　　D. 肺气助心行血　　E. 心调节血流量

3. "肾在志"为 （ ）

    A. 怒   B. 喜   C. 悲

    D. 思   E. 恐

4. "后天之本"指的是 （ ）

    A. 肝   B. 心   C. 脾

    D. 肺   E. 肾

5. 人体是以什么为中心 （ ）

    A. 五脏   B. 经络系统   C. 精、气、血、津液

    D. 六腑   E. 五体、五官、九窍、四肢

6. 五脏主要生理功能其在志对应正确的是 （ ）

    A. 喜伤心   B. 怒伤肺   C. 忧伤脾

    D. 思伤肾   E. 恐伤脾

7. 脾最主要的生理功能是 （ ）

    A. 运化水谷   B. 生成津液   C. 生成气血

    D. 宣发肃降   E. 升举清气

8. 五脏六腑之间的关系实际上为 （ ）

    A. 虚实关系   B. 相生关系   C. 相克关系

    D. 阴阳表里关系   E. 连带关系

9. 肝开窍于 （ ）

    A. 目   B. 耳   C. 口

    D. 鼻   E. 舌

10. 患者，女，6 岁。素体虚弱。近日来，不思饮食，嗳腐吞酸，大便量多而臭，脘腹饱胀，舌质淡红，苔白腻。护士应判断该患者的病位在 （ ）

    A. 肺   B. 大肠   C. 胃

    D. 小肠   E. 胆

（朱娟　任旭）

书网融合……

          本章小结   微课   题库

第四章 气血津液学说

PPT

◉ 学习目标

　　1. 通过本章学习，重点把握气的概念、生成、功能及分类，血的生成及功能；津液的概念、功能、生成、输布及排泄的过程。
　　2. 学会正确运用气血津液理论进行临床辨证施护、膳食指导。给予温馨的护理关爱，帮助患者树立信心与希望，消除因气血津液不足所产生的不良情绪。

　　气血津液学说是研究人体气、血、津液的生成、运行、生理功能及其相互关系的学说，是中医理论体系的重要组成部分。

　　气、血、津液是构成人体和维持人体生命活动的基本物质。它们既是脏腑、经络等组织器官进行生理活动的物质基础，又是脏腑生理活动的产物。无论在生理还是病理中，这些物质都与脏腑、经络、形体官窍之间存在着相互依赖、相互影响的密切关系。

≫ 情境导入

　　情境描述　王某，女，45岁，素体虚弱，易感冒，常自汗，畏风，服药未见好转。
　　讨论　1. 王某为什么会出现这些症状？
　　　　　　2. 针对这些症状可以采取哪些护理措施？

第一节　气

一、气的基本概念

　　中国古代哲学认为，气是构成自然界的最基本物质，自然界的一切事物，都是由气的运动变化所产生。这种观点被引进医学领域后，就逐步形成了中医学中气的基本概念。

　　中医学中气的基本概念包括两个方面：一是指构成人体和维持人体生命活动的精微物质，如呼吸之气、水谷之气等；二是指脏腑组织的生理功能，如经络之气、脏腑之气等。二者是相互联系的，前者是后者的物质基础和动力，后者是前者的功能表现。气具有活力很强、运行不息的特性，推动和调控着人体的新陈代谢，维系着人体的生命进程。

二、气的来源与生成

　　气的来源有三个方面，即藏于肾中的先天精气、脾胃化生的水谷精气和肺吸入的自然界清气。可见气的来源，除与先天禀赋有关外，与后天营养以及自然环境等有着密切的关系。气的生成，是由诸多脏腑密切配合完成的，其中以肺、脾、胃、肾的功能尤为突出，通过它们的共同作用，将先天精气、水谷精气和自然界清气三者结合而生成人体之气。

三、气的运动

气的运动称为气机。人体之气，是不断运动的活力很强的精微物质，其运动形式包括升、降、出、入四种。气的升降出入只有在协调平衡的状态下，才能发挥其维持生命活动正常进行的作用，气的运动平衡协调状态称为"气机调畅"。当气的运动失去了这种平衡协调时，人的生命活动就要出现异常而成为病理状态，即"气机失调"，如气的运动受阻称"气机不畅"；气在局部发生阻滞不通称"气滞"；气的上升太过或下降不及称"气逆"；气的上升不及或下降太过称"气陷"；气不能内守而外逸称"气脱"；气不能外达而郁闭于内称"气闭"等。

四、气的生理功能

气的生理功能，主要有以下五个方面。

（一）推动作用

气的推动作用是指气具有激发和推动人体生命活动的作用。人体的生长发育和生殖，脏腑经络等组织器官的生理活动，血的生成和运行，津液的生成、输布和排泄，都要依靠气的推动作用。如气的推动作用不足，则生长发育迟缓，或早衰；脏腑经络的功能减退；血和津液的生成不足、运行迟缓以及津液输布、排泄障碍。

（二）温煦作用

气的温煦作用是指气对机体具有熏蒸、温暖的作用。《难经·二十二难》曰："气主煦之。"气是人体热量的来源，人体体温的恒定，依靠气的温煦作用来维持；脏腑、经络等组织器官，依靠气的温煦作用进行正常的生理活动；血和津液依靠气的温煦作用，维持正常的运行。如果气的温煦作用失常，就会出现畏寒喜热、四肢不温、体温低下、血和津液运行涩滞等表现。

（三）防御作用

气的防御作用是指气具有护卫肌表、抗御邪气的作用。其表现为：一是可以抵御外邪的入侵，二是可驱邪外出，三是有助于自我康复。所以，气的防御功能正常时，邪气不易入侵；或虽有邪气入侵，也易于治愈。若气的防御功能减弱时，机体抵御邪气的能力就要下降，易于发病，病后持久难愈。

（四）固摄作用

气的固摄作用是指气对体内液态物质具有固护、统摄和控制的作用，以防止其无故流失。具体表现在：固摄血液，防止其逸出脉外；固摄津液，控制其分泌与排泄，以防无故流失；固摄精液，防止其妄泄。若气不固摄，则可出现各种出血，或自汗、多尿、小便失禁、泄泻，或遗精、早泄。

（五）气化作用

气化，是指通过气的运动而产生的各种变化。具体地说，是指精、气、血、津液等各自的代谢及其相互转化的过程，如食物在脾胃的作用下先转化成水谷精微，然后再通过五脏化生成精、气、血、津液等；津液通过肺、肾、膀胱转化成汗和尿液排泄；这些都是气化作用的具体体现。如果气化功能失常，便可影响到精、气、血、津液的生成、输布以及代谢产物的排泄；影响到食物的消化吸收等，从而形成各种代谢异常的病变。由此可见，气化实际上就是体内物质新陈代谢的过程，是物质转化和能量转化的过程。

五、气的分类

人体的气，根据其生成来源、分布部位和功能特点的不同，将其分为元气、宗气、营气和卫气等。

（一）元气

又名"原气""真气"，是人体中最基本、最重要的气，是人体生命活动的原动力。元气根于肾，由肾精所化生，以先天之精为基础，又赖后天水谷之精的培育和充养，通过三焦而布散于全身，内至脏腑，外达肌腠，无处不到。其主要生理功能，是推动人体生长发育和生殖，推动和调节各脏腑、经络等组织器官的生理活动。元气充沛，则脏腑功能强盛，身体健康，抗病力强，生长发育正常；若元气不足，则人体脏腑功能减退，身体虚衰，抗病力弱，生长发育迟缓或早衰。

（二）宗气

积于胸中之气，其积聚之处，称为"膻中"，也称"气海"。宗气是由肺吸入的自然界清气和脾胃运化的水谷精气相互结合，聚于胸中而成。宗气的盛衰与肺、脾胃的功能密切相关。其功能主要有两个方面：一是走息道以行呼吸。宗气上走息道，促进肺的呼吸运动，并且与语育、声音的强弱有关。如宗气充盛，则呼吸有力、语言清晰、声音洪亮；若宗气不足，则呼吸微弱、言语不清、语音低微等。二是贯心脉以行气血。宗气贯注心脉，以助心气推动血行，即"助心行血"。气血的运行、心搏的强弱及其节律均与宗气的盛衰有关。如宗气充盛，则脉搏徐缓有力，节律一致；若宗气不足，则脉来躁急，或微弱，节律失常。

（三）营气

营气是运行于脉中，具有营养作用的气，又称为"荣气"。因营气行于脉中，化生为血，是血液的重要组成部分，与血不可分离，故常称"营血"。营气与卫气相对而言，营属于阴，又称"营阴"。营气来源于脾胃所运化的水谷精微中的精专部分。营气化生后，循十二经脉和任督二脉运行全身，周而复始，环流不休。其主要功能是化生血液和营养全身。

（四）卫气

卫气是运行于脉外，具有保卫作用的气。卫气与营气相对而言，卫属于阳，故又称"卫阳"。卫气来源于脾胃所运化的水谷精微中的慓疾滑利部分，其活动力强，运动迅速。卫气经肺的宣发，行于脉外，内至脏腑，外达肌腠，无所不至。其功能主要体现在三方面：一是护卫肌表，抗御外邪；二是温养脏腑，肌肉、皮毛等；三是调节腠理的开阖、汗液的排泄，以维持体温的相对恒定。如卫气充盛，肌腠固密，抵御外邪能力强，汗出有度，体温相对恒定；若卫气不足，则肌表失于固护，抵御外邪能力弱，易受邪袭，可见恶寒、自汗、易感等病证。

营气和卫气，都以水谷精气为其主要的物质来源。但其阴阳属性、分布和功能均有别，故只有二者互根互用，协调平衡，才能发挥其正常的生理作用。如营卫之间不协调，称之为"营卫不和"，可出现恶寒发热、无汗或汗多、失眠、易感等病证。

第二节　血

一、血的基本概念

血是循行于脉中而富有营养的红色液态物质，是构成人体和维持人体生命活动的基本物质之一。血必须在脉中正常运行，才能发挥其生理功能。脉是血液运行的管道，又称"血府"。血液在脉中循行于全身，内至脏腑，外达肢节，周而复始，为生命活动提供营养和滋润。

二、血的生成

血主要由营气和津液组成，营气和津液均来源于水谷精微，所以说水谷精微是生成血的最基本的物质。食物经胃的腐熟和脾的运化，化生为水谷精微，经脾气升清，上输于肺，通过心肺的气化作用，注入于脉，化赤为血。《灵枢·决气》云："中焦受气取汁，变化而赤，是谓血。"此外，肾精也是化生血的基本物质，精和血之间存在着相互资生和相互转化的关系，精充则血足，故有"精血同源"之说。由此可见，血液的生成与脾胃的运化功能、肺的呼吸功能、心阳的化赤功能以及肾藏精功能都密切相关。若上述物质基础不足或脏腑功能减退，均可影响血的化生，而形成血虚的病变。

三、血的运行

血液正常运行必须具备三个条件：一是血液充盈；二是脉管系统完整通畅；三是全身各脏腑生理功能正常，特别是与心、肺、肝、脾四脏密切相关。心主血脉，心气是推动血行的基本动力；肺主气而朝会百脉，调节全身的气机，协助心推动和调节血液的运行；肝藏血，能调节人体外周血量，使血液供给更符合生理需要，循环在脉中的血液维持在一个恒定水平上；脾主统血，脾气固摄血液，使其循行于脉道之中而不溢于脉外。因此，血液正常运行需要两种力量，即推动力和固摄力。当推动力不足时，则血行减慢或瘀滞，出现血瘀的病变；当固摄力不足时，则血溢脉外，出现各种出血病证。

四、血的功能

（一）营养和滋润作用

血液可内至五脏六腑，外达皮肉筋骨，对全身组织器官起着营养和滋润作用。各组织器官必须得到血的濡养，才能发挥其正常的生理功能。如血的化生不足，营养和滋润作用减弱，则可出现视力减退、眼睛干涩、关节不利、四肢麻木、皮肤干燥等症。

（二）血是神志活动的物质基础

神志活动是脏腑生理功能的综合反映，其产生和维持，必须以血为物质基础。《灵枢·营卫生会》曰："血者，神气也。"人的气血充盈，血能养神，才能神志清晰，精力充沛，思维敏捷。否则，不论何种原因导致的血虚、血行异常时，均可能出现不同程度的神志方面的病证。

第三节 津 液

一、津液的基本概念

津液是人体一切正常水液的总称，包括各脏腑组织器官内在液体及其正常的分泌物，如胃液、肠液、涕、泪、唾等，是构成人体和维持人体生命活动的基本物质之一。在机体内，除血液之外，其他所有正常的液体都属于津液的范畴。

一般说来，性质较清稀，流动性较大，主要布散于体表皮肤、肌肉和孔窍等部位，起滋润作用的，称为津；性质较稠厚，流动性较小，主要灌注于骨节、脏腑、脑髓等部位，起濡养作用的，称为液。但由于津和液可以相互转化，关系密切，所以常津液并称。

二、津液的生成、输布和排泄

津液的生成、输布和排泄，是一个极其复杂的生理过程，涉及多个脏腑的生理活动。《素问·经脉别论》曾将津液的生成、输布和排泄过程简要地概括为"饮入于胃，游溢精气，上输于脾，脾气散精，上归于肺，通调水道，下输膀胱，水津四布，五经并行"。由此可见津液的生成，主要是通过胃对饮食水谷的"游溢精气"、小肠"分清别浊"、大肠吸收部分水液，其清者经脾运化，即为津液。津液的输布，主要是通过脾的转输、肺的通调水道和肾的蒸腾气化作用而输布全身。此外，与肝的疏泄、调畅气机，三焦的决渎、通利水道亦密切相关。

津液的排泄，主要通过肺将宣发至体表的津液化为汗液、肺在呼气时带走部分水液、肾将水液蒸腾气化后的废物形成尿液、粪便经大肠排出时带走一些残余的水分等途径排出体外。

津液的生成、输布和排泄过程中，肺、脾、肾三脏起着重要的作用。肺为水之上源，主行水，通调水道。肺通过宣发输布津液于皮毛，化生汗液；通过肃降将多余及含浊的水液下输肾与膀胱。脾主运化，一方面将饮食水谷中水液的清者运化为津液，灌溉四旁，布散全身；另一方面将多余及含浊的水液转输到肺。肾为水脏，主津液，对津液的生成、输布和排泄，起着极其重要的主宰作用。肺气肃降下输到肾的水液，经肾的蒸腾气化，清者化为津液蒸腾上升，向全身布散；浊者化为尿液，下降入膀胱。而尿液的排泄，对全身津液的代谢平衡，起着主要的调节作用。同时，胃的游溢精气，肺的通调水道，脾的运化，小肠的分清别浊，膀胱的气化和开阖，都依赖于肾的蒸腾气化作用。

三、津液的功能

津液的主要功能是滋润和濡养作用。津液布散于肌表，则滋润肌肤毛发；流注于孔窍，则滋养眼、鼻、口等；灌注于脏腑，则濡养内脏；渗入髓脑，则充养骨髓、脑髓和脊髓等；流注于关节，则对关节屈伸起着润滑作用。此外，津液是血液的重要组成部分，并起着滋养和滑利血脉的作用。津液的代谢，能把机体的代谢产物排出体外，能运载全身之气，并对调节机体阴阳平衡起着重要作用。

第四节　气血津液之间的关系

气、血、津液均是构成和维持人体生命活动的基本物质，它们之间存在着相互依存、相互渗透、相互促进、相互转化和相互制约的关系。

一、气与血的关系

气属阳，主动，主温煦；血属阴，主静，主濡养。气和血之间存在相互依存、相互滋生、相互影响的关系，可概括为"气为血之帅"和"血为气之母"。

（一）气为血之帅

1. 气能生血　是指气具有化生血的作用。血的生成过程离不开气和气化功能。一是营气是化生血的主要物质，故气旺则血足，气虚则血少；二是气化是化生血的原动力，血液生成的每一过程都离不开气化作用，气化强，则化生血的功能亦强；气化弱，则化生血的功能亦弱。因此，在临床上治疗血虚的病证时，常配用补气的药物以提高疗效。

2. 气能行血　是指气具有推动血液运行的作用。气行则血行，气滞则血瘀。气虚则推动无力；气滞则血行不利、迟缓，甚则阻滞于脉络，结成瘀血。气机逆乱，血行亦随气的升降出入异常而逆乱。如血随气升，可见面红、目赤、头痛，甚则吐血；血随气陷，可见脘腹坠胀，甚则下血、崩漏等。临床治疗血行失常的病证时，常分别配用补气、行气、降气等药物，才能获得较好的效果。

3. 气能摄血　是指气具有固摄血液循行于脉内，使其不溢出脉外的作用。如果气虚而固摄血液的作用减弱，可导致各种出血病证。治疗时，必须用补气摄血的方法，才能达到止血的目的。

（二）血为气之母

1. 血能养气　是指气的化生及其功能发挥均离不开血的濡养。气存在于血中，血不断地为气的化成和功能活动提供营养，使气得到不断的补充，血旺则气盛，血衰则气少。若血虚时，气亦易衰，故临床治宜养血益气。

2. 血能载气 是指血为气的载体，气必须依附于血。由于气的活力很强，易于逸脱，所以气必须依附于血，而存在于体内。如果气失去依附，则浮散无根而发生气脱。所以，血脱者，气亦逸脱。在治疗大出血时，往往采用益气固脱之法，其机制就在于此。

💡 **素质提升**

中和是中医的灵魂

中医认为，"气为血帅，血为气母"，二者互根、互生、互用、互动，只有二者关系"中和"才能健康长寿，气血调和的关系反映了中医"致中调和"的核心观念，此理念与儒家的"和而不同"的理念相通，中医深受儒家思想的影响，中和思想已经深深融入中医防治疾病的过程中，它无处不在，无声无息，深深影响着中医的思维和哲学体系，中医离不开中和思想，其是中医存在和发展的核心，是促使中医不断进步的灵魂。

二、气与津液的关系

气与津液均来源于脾胃所运化的水谷精微。津液的生成、输布与排泄过程有赖于气的推动、固摄、气化等作用，而气的存在及运动变化也离不开津液的滋润和运载。

（一）气对津液的作用

1. 气能生津 是指气是津液生成的动力。津液的生成，来源于摄入的食物，有赖于脾胃的运化功能。所以，脾胃之气健旺，则化生的津液就充盛；脾胃之气虚衰，则影响津液的生成，而致津液不足。因此，在临床上亦常可见气津两伤之证。

2. 气能行津 是指气能推动津液在体内正常输布排泄。气的运动是津液输布排泄的动力。津液由脾胃化生之后，依赖肺、脾、肾、肝等脏腑之气的升降出入运动完成了在体内的输布、排泄过程，所以，气行水亦行。当气的升降出入运动异常时，津液的输布、排泄过程也随之受阻。由气虚、气滞而导致津液停滞，为气不行水，这是临床行气与利水法常常并用的理论依据之一。

3. 气能摄津 是指气有固摄津液，防止其无故流失的作用。气的固摄作用控制着津液的排泄。体内的津液在气的固摄作用控制下维持着一定的量。若气的固摄作用减弱，则体内津液过多地经汗、尿等途径外流，出现多汗、多尿、遗尿，临床治宜采用补气摄津之法。

（二）津液对气的作用

1. 津能载气 是指津液为气的载体，气须依附津液而存在。津液是气的载体之一，气依附于津液而存在，否则就会涣散不定而无所归。如暑病伤津耗气，不仅口渴喜饮，且气随津液外泄导致气亦不足，而见少气懒言、肢倦乏力等气虚之象。若因汗、吐、下太过，使津液大量丢失，则气也随之外脱，形成"气随津脱"之候，临床治宜益气固脱之法。

2. 津能养气 是指气的化生及其功能发挥均离不开津液的滋养。津液通过脾气升清散精，上输于肺，再经肺之通调水道，散布于各脏腑组织，通过气化作用而化气，以促进脏腑组织的正常生理活动。因此，津足则气旺，津亏则气亦会衰。

三、血与津液的关系

血和津液都由水谷精气所化生，都有滋润和濡养的作用，二者之间在生理上相辅相成，在病理上又相互影响。血行于脉中，由营气与津液共同组成，津液与血互渗互化，共同调节脉内外津液的输布代谢平衡，故有"津血同源"之说。在病理情况下，血和津液之间也多相互影响。如在出血过多时，脉外之津液，可渗注于脉中，以补偿脉内血之不足；与此同时，由于脉外之津液大量渗注于脉内，则又可形成津液的不足，出现口渴、尿少、皮肤干燥等症状。反之，在津液大量损耗时，不仅渗入脉内之津液不足，甚至脉内之津液亦可渗出于脉外，形成血脉空虚、津枯血燥等病变。因此，对于失血患者，临床上不宜采用汗法，故《伤寒论》有"衄家不可发汗"和"亡血家不可发汗"之诫；同时对于多汗夺津或津液大亏的患者，亦不可轻用破血、逐血之峻剂，故《灵枢·营卫生会》又有"夺血者无汗，夺汗者无血"之说。

目标检测

答案解析

一、选择题

1. 下列除哪项外都是气的主要作用（　　）

    A. 温煦　　　　　　　　B. 推动　　　　　　　　C. 固摄

    D. 滋润　　　　　　　　E. 防御

2. 具有"慓疾滑利"特点的是（　　）

    A. 元气　　　　　　　　B. 宗气　　　　　　　　C. 营气

    D. 卫气　　　　　　　　E. 清气

3. 下述除哪项外都是血的主要功能（　　）

    A. 推动温煦作用　　　　B. 维持精神意识活动　　C. 滋润五脏六腑

    D. 营养四肢肌肉骨骼　　E. "主濡之"

4. 卫气生成的主要来源为（　　）

    A. 水谷精微　　　　　　B. 肾精　　　　　　　　C. 自然界清气

    D. 营气　　　　　　　　E. 呼吸之气

5. "夺汗者无血，夺血者无汗"说明了（　　）

    A. 精血相生　　　　　　B. 精气同源　　　　　　C. 津血同源

    D. 精血同源　　　　　　E. 气血相生

（张娟　任旭）

书网融合……

本章小结　　　　　　　微课　　　　　　　题库

第五章　病因病机学说

PPT

◎• **学习目标**

　　1. 通过本章的学习，重点把握六淫的概念及各自的性质和致病特点；熟悉七情内伤、饮食失宜、劳逸失度、痰饮、瘀血的概念及致病特点；了解邪正盛衰、阴阳失调、气血失常几类基本病机的特点。

　　2. 学会运用所学知识，进行辨证求因，分析疾病发生、发展、变化的机理，给予患者审因施护及疾病预防指导，树立对传统文化的自信，具有守正创新的理想信念。

》》 **情境导入**

　　情境描述　患者，女，50岁。2天前因受凉，自感恶寒，头身疼痛，有鼻塞、流清涕、喷嚏、咽喉痒痛等症状，舌苔薄白，遂就诊。

　　讨论　1. 该患者感受何种邪气致病？

　　　　　2. 该病邪有何致病特点？

　　中医学认为，人体是一个有机整体，各脏腑组织之间以及人体与外界环境之间维持着相对的动态平衡，从而保持着人体正常的生理活动。在某种致病因素作用下，这种动态平衡被破坏，人体就会发生疾病。而病因病机学说就是阐释疾病发生发展变化的原因与机制，是以阴阳、五行学说为指导，以脏腑、气血津液理论为基础，探讨致病因素的性质与致病特点，揭示疾病发生、发展、转归的机制所在，为辨证论治提供理论依据。

第一节　病　因

　　病因，又称为致病因素，是指导致人体发生疾病的原因。常见的病因主要有外感病因、内伤病因、病理产物性病因等。病因学说是研究各种病因的概念、形成、性质、致病特点，以及对人体形态结构、生理功能的影响，和其所致疾病的临床表现的学说，是中医学理论体系的重要组成部分。

　　中医认识病因的方法，一是详细地询问发病的经过及有关情况，推断其病因，如外感因素、情志因素、外伤等，称"问病求因"；二是以临床表现为依据，通过对症状、体征的分析来推求病因，称"辨证求因"，又称"审证求因"，是中医认识病因的主要方法。

一、外感病因

　　外感病因是指自然界的病邪从人体肌表、口鼻侵袭而发病的一类致病因素。致病具有起病急、病程短、变化快的特点。外感病因包括六淫和疠气两大类。

（一）六淫

　　六淫是指风、寒、暑、湿、燥、火（热）六种外感病邪的总称。"淫"有太过、侵淫之意。是外感病的主要致病因素。

　　风、寒、暑、湿、燥、火在正常情况下，是自然界六种不同的气候变化，称为"六气"。六气的正常运行变化，是自然界万物生长的必需条件，也是人类赖以生存的外界环境。如果这种气候变得异常，出现太过或不及，如气候变化过于急骤（暴寒暴暖），或非其时而有其气（春天当温而反凉，冬季当寒而反热），超出了机体的适应限度，就会导致疾病的发生。此时即称为"六淫"。

　　六淫致病，具有下列共同特点。

　　外感性　六淫邪气多从肌表、口鼻侵入而发病。发病初期，多以恶寒发热、舌苔薄白、脉浮为主要临床特征。

　　季节性　六淫致病常有明显的季节性。如春季多风病，夏季多暑病，长夏多湿病，秋季多燥病，冬季多寒病等。

　　地域性　六淫致病常与生活、工作的区域和环境有关。如西北高原地区多寒病、燥病；东南沿海地区多湿病、温病；久处阴冷潮湿环境多由湿邪为病；高温环境作业又常见暑邪、燥热或火邪为病等。

　　相兼性　六淫邪气既可单独致病，又可两种或两种以上相兼侵犯人体而发病。如风寒表证、风寒湿痹证等。

　　转化性　六淫致病以后，在疾病发展过程中，不仅可以互相影响，而且在一定条件下，其证候可发生转化。如寒邪入里化热，暑湿日久可化燥伤阴等。

　　此外，临床上还有一些因脏腑阴阳气血失调，而表现出类似风、寒、湿、燥、火的证候，为了与外感六淫区别，将此称为内风、内寒、内湿、内燥、内火，即"内生五邪"。

　　1. 风邪　风为春季主气，故风邪为病春季多见，但四季均有风，故其他季节亦可发生，是六淫邪气中最主要的致病因素。

　　风邪的性质与致病特点如下。

　　（1）风为阳邪，轻扬开泄，易袭阳位　风邪具有轻扬、升散、向上、向外的特性，故为阳邪。风性开泄是指风邪侵袭人体易使腠理疏泄开张。易袭阳位是指风邪易袭人体头面部、肌表、腰背部、阳经经络等部位。故风邪致病多见头痛、项背痛、汗出、恶风等临床表现。

　　（2）风善行而数变　"善行"是指风具有善动不居、行无定处的特性，故其致病可见病位游移，行无定处。如以游走性关节疼痛为特征的行痹。"数变"是指风邪致病起病急骤、变化无常的特点。如风疹之发病迅速，旋即波及他处，或此起彼落，发无定处。

　　（3）风性主动　风邪具有摇动不定的特性，故其致病往往表现出动摇不定的症状。如眩晕、震颤、惊风抽搐等症状。

　　（4）风为百病之长　风邪常是外感病因的先导，六淫之寒、暑、燥、湿、火又多依附于风邪而侵入人体，如风寒、风湿、风热等，故称"风为百病之长"。

　　2. 寒邪　寒为冬季主气，故寒邪为病冬季多见。另外，气温骤降、淋雨涉水，或贪凉露宿等，亦会感受寒邪，故寒邪为患，也可见于其他季节。寒邪伤于肌表称为"伤寒"，寒邪直中脏腑称为"中寒"。

　　寒邪的性质与致病特点如下。

　　（1）寒为阴邪，易伤阳气　寒为阴气盛的表现，故其性属阴。"阴胜则阳病"，故寒邪最易伤及人体阳气，证候呈现寒象。如寒邪袭表，卫阳郁遏，则见恶寒；寒邪直中，中阳受损，则脘腹冷痛，四肢不温。

　　（2）寒性凝滞　"凝滞"即凝结、阻滞不通之意。寒性凝滞，是指寒邪伤人，易使气血凝滞，经脉闭阻不通，"不通则痛"，从而出现各种疼痛的症状。如寒邪束表，则头痛身痛；寒伤中阳，则脘腹冷痛；寒邪阻滞经络，则肢体关节冷痛等。

（3）寒性收引　　"收引"即收缩牵引之意。寒性收引，是指寒邪具有收缩、牵引的特性。寒邪侵袭人体，易使气机收敛，腠理闭塞，筋脉肌肉收缩挛急。如寒客关节、筋脉，则关节屈伸不利、拘挛作痛等。

3. 暑邪　　暑为夏季主气，有明显的季节性，多发生在夏至以后，立秋以前。暑邪致病具有炎热、升散的特性，且只有外感为患，无内生一说。暑邪致病，有伤暑和中暑之分。受邪病情轻者为"伤暑"，病情重者，多为"中暑"。

暑邪的性质与致病特点如下。

（1）暑为阳邪，其性炎热　　暑是夏令火热之气所化，其性炎热，故为阳邪。暑邪为病，会出现一派阳热亢盛的征象，如壮热、面赤、烦渴、脉洪大等。

（2）暑性升散，易伤津耗气　　"升散"即上升发散之意。暑邪为病，易上扰头目心神，可见头晕、目眩、心烦；易使腠理开泄而大汗出，汗出过多，则伤津耗气，临床出现口大渴、喜冷饮、小便黄赤短少、气短乏力，甚至突然昏倒、不省人事等津气两伤之证。

（3）暑多挟湿　　暑令气候炎热，且常多雨潮湿，热蒸湿动，暑湿弥漫，故暑邪为病，每兼湿邪。临床除发热、烦渴等暑热症外，还兼有肢体困倦、胸脘痞闷、恶心呕吐、大便溏泻等湿阻表现。

4. 湿邪　　湿为长夏主气。长夏之季，即夏秋之交，雨水较多，热蒸水腾，湿气最盛，故多湿病。此外，湿邪为病还与居处潮湿、淋雨涉水、以水为事等密切相关。

湿邪性质与致病特点如下。

（1）湿为阴邪，易阻气机，损伤阳气　　湿性类水，故属阴邪。湿为有形之邪，最易阻遏气机，使气机升降失常。如湿阻胸膈，则胸膈满闷；湿困中焦，脾胃纳运失司，则不思饮食、脘痞腹胀、便溏不爽；湿停下焦，气化不利，则小腹胀满、小便短少。湿为阴邪，阴胜则阳病，故湿邪可损伤阳气。脾主运化水液，喜燥而恶湿，故湿邪为患，最易困脾，使脾阳不振，运化无权，水湿停聚，发为泄泻、水肿、尿少等。

（2）湿性重浊　　"重"即沉重、重着之意，是指湿邪致病，表现常有沉重或重着感的特点。如湿邪袭表，可见周身困重、四肢倦怠、头重如裹；湿邪留滞经络关节，可见肌肤不仁、关节沉重疼痛。"浊"即秽浊垢腻之意，是指湿邪为患，常出现分泌物、排泄物秽浊不清的表现。如湿浊在上，则面垢、眵多；湿滞大肠，则大便溏泄、下利脓血黏液；湿浊下注，则小便浑浊、妇女带下过多；湿邪浸淫肌肤，则可见湿疹、脓水秽浊等。

（3）湿性黏滞　　"黏"即黏腻；"滞"即停滞。湿性黏滞主要体现在两个方面：一是症状的黏滞性，即湿病症状多黏滞而不爽。如大便黏滞不爽，小便涩滞不畅，舌苔垢腻。二是病程的缠绵性，即湿邪发病缓慢隐袭，病程较长，迁延难愈。如湿疹表现出的病程长，难速愈，或反复发作。

（4）湿性趋下，易袭阴位　　湿性属水，水性下行，故湿邪有下趋的特性，每易伤及人体下部。如湿盛所致的水肿，多以下肢为明显；此外，如淋病、尿浊、泻痢、带下等疾病多由湿邪下注所致。

5. 燥邪　　燥为秋季主气，故又称秋燥。燥邪致病，有温燥、凉燥之分。初秋挟有夏热之余气，多为温燥；深秋近于冬寒之凉气，多为凉燥。

燥邪性质与致病特点如下。

（1）燥性干涩，易伤津液　　"干"即干燥，"涩"即滞涩。燥邪为敛肃之气，其性干燥、滞涩，最易伤人津液，出现津亏干涩的表现。如鼻燥咽干，口唇干裂，舌红少津，干咳少痰等。

（2）燥易伤肺　　肺为娇脏，喜润恶燥，其主气司呼吸与天气相通，外合皮毛，开窍于鼻。而燥邪伤人，多从口鼻而入，最易伤肺，使肺津受损，常出现干咳少痰或痰中带血等症状。此外，肺与大肠相表里，燥邪伤肺可影响到大肠，出现大便干涩难解等症状。

6. 火（热）邪 火（热）旺于夏季，但一年四季均可见火（热）之邪为病。火为热之极，温为热之渐，三者程度不同，性质则一致，故常有温热、火热之称。

火（热）邪性质与致病特点如下。

（1）火（热）为阳邪，其性炎上 火（热）性燔灼、升腾，故属阳邪。火（热）邪致病，一是表现为阳热亢盛的高热、面赤、脉洪数等；二是侵犯部位多表现在人体上部，尤以头面部为著，如火（热）邪上壅头面，则头痛、咽喉红肿疼痛；心火上炎，则舌尖红赤疼痛、口舌生疮；肝火上炎，则目赤肿痛、眩晕耳鸣；阳明热盛，则齿衄、牙龈肿痛等。

（2）火（热）易伤津耗气 火（热）邪侵袭人体，既能迫津外泄，又能直接消灼津液，使机体的津液耗伤，故火（热）邪致病，除见壮热、面赤、烦躁、脉洪数等一派热象外，常伴有口渴喜冷饮、咽干舌燥、小便短赤、大便秘结等津液耗伤的症状。同时，阳热亢盛的壮火，最能损伤人体的正气，加之火（热）邪迫津外泄，气随津耗，临床常出现体倦乏力、少气懒言等气虚的症状。

（3）火（热）易生风动血 "生风"即火热之邪燔灼肝经，耗劫阴液，筋脉失于濡养，引起肝风内动，又称"热极生风"，表现为高热、四肢抽搐、两目上视、角弓反张等。"动血"即火热之邪侵入血脉，加速血行，甚则灼伤脉络，迫血妄行，导致各种出血，如吐血、衄血、便血、尿血、皮肤发斑及妇女月经过多、崩漏等。

（4）火（热）易扰心神 心在五行中属火，火（热）性躁动，与心相应，故火（热）邪入于营血，尤易扰动心神。轻者心神不宁而心烦失眠，重者神失舍守而狂躁不安、神昏谵语。

（5）火（热）易致肿疡 火（热）邪侵犯人体血分，可聚于局部，腐败血肉而发为痈肿疮疡。临床表现为局部红、肿、热、痛。

（二）疠气

疠气，是一类具有强烈传染性的病邪，又称为"戾气""疫疠之气""毒气""疫毒""疫气""异气""乖戾之气"等。疠气可以通过空气传染，从口鼻而入致病；也可随饮食、蚊虫叮咬及皮肤接触等途径致病。

1. 疠气的性质与致病特点 疠气的性质与致病特点体现在其发病急骤，传染性强，症状相似，具体内容如下。

（1）发病急骤，病情危笃 疠气致病具有发病急骤、来势凶猛、变化多端、病情险恶等特点，且易伤津、扰神、动血、生风。

（2）传染性强，易于流行 疠气可通过空气、饮食、接触等多种途径在人群中传播，具有强烈的传染性和流行性，死亡率高。当处在疠气流行的地域时，无论男女老少，正气强弱，凡感邪者，即可发病。疠气致病，既可散在发生，也可大面积流行。

（3）一气一病，症状相似 疠气种类不同，所致之病各异，即所谓"一气致一病"。疠气致病具有一定的特异性，同一种疠气致病，临床表现也基本相似。种类不同的疠气对机体的损害部位、损害方式不同。如痄腮，无论男女，一经受邪均表现为腮部肿胀疼痛；如天花，无论老少，皆有皮肤损害。

2. 疠气的发生与流行的原因 疠气的发生与流行有多种原因，如气候、环境、预防措施及社会因素等。

（1）气候反常 自然气候的反常，如久旱、酷热、洪涝、湿雾瘴气、地震等，均可滋生疠气而导致疾病的发生。

（2）环境污染和饮食不洁 环境卫生恶劣，如空气、水源、土壤等受到污染，或饮食不洁，均可引发疫病，如麻疹、疫毒痢。

（3）预防和隔离工作不力 由于疠气具有强烈的传染性，接触者常可发病。若预防和隔离工作不力，也会使疫病发生或流行。

（4）社会因素　疠气的发生与流行和社会因素密切相关。若战乱不停，社会动荡不安，生活极度贫困，卫生环境恶劣，则疫病容易发生和流行。若国泰民安，经济繁荣，重视卫生预防工作，并能够采取积极有效的防疫和治疗措施，疫病就能得到有效的控制。

💡 **素质提升**

吴又可与"温疫论"

吴又可，明末清初人，著名的温病学家，代表作《温疫论》。《温疫论》是我国第一部系统的治疗急性传染病的专著。他认为，"温疫之为病，是非风，非寒，非暑，非湿，乃天地间别有一种异气所感"，即"疠气"，书中不仅详细解说了瘟疫产生的机理，还重点介绍了治疗各种疫病的方法，形成了系统的瘟疫学体系，这一成就较西方领先了至少200年。《温疫论》中提到的达原饮在360年后的2003年，用于治疗非典，发挥了重要作用。

二、内伤病因

内伤病因是指其致病直接导致人体脏腑组织功能失常、精气血津液失调的致病因素，包括七情内伤、饮食失宜及劳逸失度等。

（一）七情内伤

1. 七情的基本概念　即喜、怒、忧、思、悲、恐、惊七种情志变化，在正常情况下，七情是人体对外界客观事物和现象所作出的不同情志反映。一般情况下，七情属于正常的精神活动，不会使人致病，只有突然、强烈或长期持久的情志刺激，超过了人体本身生理活动所能调节的范围，引起阴阳失调，气血不和，脏腑功能紊乱，才会导致疾病的发生。此时，七情才成为致病因素，由于七情直接伤及脏腑，故称为"七情内伤"。

2. 七情的致病特点　七情致病可直接伤及内脏，影响脏腑气机，影响病情变化。

（1）直接伤及内脏　由于五脏与情志活动有相对应的密切关系，故不同的情志刺激，可损伤相应的脏腑，即"怒伤肝""喜伤心""思伤脾""忧伤肺""恐伤肾"。但这种对应关系并不是绝对的，因人体是一个有机的整体。如大怒虽可伤肝，亦可伤脾，因肝旺则乘脾；思虑过度虽可伤脾，亦可伤心。在五脏之中，情志活动与心、肝、脾三脏关系最为密切，故情志疾病中，以伤及心、肝、脾为多见。因"心主神明""心为五脏六腑之大主"，它主宰着人的心理、情志活动。因此，七情致病均可损及心。

（2）影响脏腑气机　七情对内脏的直接损伤，主要是通过影响脏腑气机，使脏腑气机失常，气血运行紊乱而致。《素问·举痛论》说："怒则气上，喜则气缓，悲则气消，恐则气下……惊则气乱……思则气结。"

怒则气上：是指过度愤怒可使肝气横逆上冲，血随气逆，并走于上，常见头胀头痛、面红目赤、呕血，甚则昏厥卒倒。

喜则气缓：是指暴喜过度，可使心气涣散，神不守舍，常见精神不集中，甚则失神狂乱。

悲则气消：是指过度悲忧，可使肺气抑郁，意志消沉，肺气损伤，常见精神萎靡、乏力懒言、语声低微、气短胸闷等。

恐则气下：是指恐惧过度，可使肾气不固，气陷于下，常见二便失禁、遗精、骨痿等。

惊则气乱：是指突然受惊，以致心无所倚，神无所归，虑无所定，惊慌失措，常见心悸、惊恐不安、慌乱失措、失眠，甚则神志错乱，或二便失禁。

思则气结：是指思虑过度，伤神损脾，导致气机郁结，脾失健运，常见纳呆食少、腹胀、便溏等。

（3）影响病情变化　情志活动和病情变化密切相关。良好和稳定的情绪有利于病情好转乃至痊愈，而悲观和波动的情绪往往可诱发疾病，或使病情加重，甚至急剧恶化。如胸痹患者，常因暴喜或暴怒而引起怔忡、暴痛欲绝、大汗淋漓、面色青紫等心阳暴脱之危重证候。如痰气交阻之梅核气，常会因情志刺激而病情明显加重。

（二）饮食失宜

饮食是摄取营养，化生气血，维持人体生命活动的必要条件。饮食失宜，是导致疾病发生的原因之一。胃主受纳腐熟水谷，脾主运化水谷精微，故饮食所伤，主要病及脾胃。包括饮食不节、饮食不洁、饮食偏嗜三个方面。

1. 饮食不节　饮食不节是指饮食在量和时间上没有规律，没有节制。饮食贵在有节，以适量、适时为宜，若饥饱失常、饮食无时就会引发疾病。

（1）饥饱失常　过饥，则饮食摄取不足，气血生化无源，久则必然衰少而为病，表现为形体消瘦、脏腑组织功能活动衰退。气血不足，则正气虚弱而抵抗力降低，又易继发其他病证。过饱或暴饮暴食，超过脾胃的运化能力，食滞肠胃，表现为脘腹胀满、嗳腐泛酸、厌食、吐泻。故《素问·痹论》说："饮食自倍，肠胃乃伤。"这种病证，小儿更为多见，因小儿缺乏进食常识，加之脾胃功能较成人为弱，稍不注意节制，则易发病。小儿食滞日久，可郁而化热，表现为手足心热、心烦易哭。过食肥甘厚味亦属饮食不节范畴，多见于成年人。肥甘厚味滋腻碍脾，影响脾的运化功能，久之可致痰湿内生。

（2）饮食无时　定时而有规律的进食有利于脾胃运化功能有序进行，使水谷精微有规律地化生，并输布全身，营养脏腑组织器官。长期饮食无时，缺乏规律，可损伤脾胃，而变生他病。

2. 饮食不洁　饮食不洁是指进食不洁净，或陈腐变质，或被毒物污染的食物而导致疾病的发生。进食不洁，可引起多种胃肠道疾病，出现腹痛、吐泻、痢疾等；或引起寄生虫病，如蛔虫、蛲虫、绦虫等，出现腹痛、嗜食异物、面黄肌瘦。若蛔虫窜入胆道，还可出现上腹部剧痛、时发时止、四肢厥冷，或吐蛔的蛔厥证。若进食腐败变质的有毒之物，常出现剧烈腹痛、吐泻等中毒表现，严重者可造成昏迷、死亡等不良后果。

3. 饮食偏嗜　饮食偏嗜是指饮食结构失衡，过度偏嗜某种性味的食物，或专食某类食物，久之可导致人体阴阳失调，或营养物质缺乏而引起疾病。

（1）寒热偏嗜　饮食宜寒温适中。太过偏嗜寒热饮食，可使人体阴阳失调而为患。如偏食生冷寒凉之物，可损伤脾胃阳气，寒湿内生，发生腹痛、泄泻；偏食辛温燥热之品，可使胃肠积热，出现口渴、腹满胀痛、便秘，或酿成痔疮。

（2）五味偏嗜　人的精神气血都由饮食五味所资生，五味入五脏，各有其亲和性。如果长期嗜好某种性味的食物，就会使该脏的脏气偏盛，功能活动失调而发病，久之亦可影响脏腑之间平衡关系而损伤他脏。

（3）种类偏嗜　饮食种类多元化，膳食结构合理化，才能获得充足的营养，满足生命活动所需。若专食某类或某种食品，或厌恶某类食物而不食，或膳食中缺乏某些食物等，久之也可成为导致某些疾病发生的原因，如过食肥甘厚味，可聚湿生痰、化热，易致肥胖、眩晕、中风、胸痹、消渴等病变。此外，酒为粮食和水果所酿，富有营养和一定的药用价值，少量饮用可宣通血脉、舒筋活络，但饮酒过度则可损伤脏腑，聚湿生痰，化生湿热。

（三）劳逸失度

正常的劳动和体育锻炼，有助于气血流通，增强体质。合理的休息，可以消除疲劳，恢复体力和脑力，均有利于维持机体正常的生理活动，不会使人发病。但长时间的劳逸失度，则会成为致病因素而使人发病。

1. 过劳 包括劳力过度、劳神过度和房劳过度三个方面。

（1）劳力过度 是指较长时期的过度体力劳动，积劳成疾；或大病初愈，又从事繁重的体力劳动而致病。劳力过度耗伤机体正气，主要以肺脾之气受损为著，出现少气懒言、四肢困倦、神疲乏力。

（2）劳神过度 是指思虑太过，耗伤心血，损伤脾气，出现心悸、健忘、失眠多梦等心神失养及纳呆、腹胀、便溏等脾气受损之证。

（3）房劳过度 是指性生活不节，房事太过，则耗伤肾精，出现腰膝酸软、眩晕耳鸣、精神萎靡，或遗精、早泄、阳痿等。

2. 过逸 即过度安逸，是指长期不参加劳动，又不进行体育锻炼。过逸会使人体气血运行不畅，脾胃运化功能减弱，出现食欲不振、肢体软弱，甚则形体虚胖、动则心悸、气喘、汗出等，或继发他病。

三、病理产物性病因

病理产物性病因是由其他疾病过程中产生的，但又作为新的致病因素作用于机体为患，又称继发性病因。常见的病理产物性病因有痰饮和瘀血。

（一）痰饮

是机体水液代谢障碍所形成的病理产物。一般把较稠浊的称为痰，较清稀的称为饮。痰又有有形和无形之分。有形之痰，是指视之可见、触之可及、闻之有声的痰，如咳嗽吐痰、喉中痰鸣等。无形之痰，是指只见其症，不见其形，用治疗痰饮的方法对其治疗，效果明显，如梅核气、眩晕、呕恶、癫狂痫等。

1. 痰饮的形成 多由外感六淫、饮食失宜及七情内伤等，使肺、脾、肾及三焦等脏腑气化功能失常，水液代谢障碍，以致水湿停聚而成。

2. 痰饮的致病特点 痰饮的致病特点包括以下几个方面。

（1）阻滞气机，影响脏腑功能，阻碍经络气血运行 痰饮为有形之邪，既可阻滞气机，使脏腑气机升降失常；又可流注经络，阻碍气血运行。如痰饮停留于肺，使肺失宣肃，可出现胸闷、咳嗽、喘促；痰饮流注经络，气血运行不畅，出现肢体麻木、屈伸不利，甚至半身不遂。

（2）影响水液代谢 痰饮本为水液代谢失常的病理产物，一旦形成之后，便作为一种致病因素作用于人体，进一步影响肺、脾、肾等脏腑的功能活动，加重水液代谢障碍。如痰湿困脾，可致水湿不运；痰饮阻肺，可致宣降失职，水道不通；饮停于下，影响肾的气化功能，可致水液停蓄。

（3）易蒙蔽心神 心主神明，心之气血充盈，则神明正常，神志清晰，思考敏捷。若痰饮内停，往往上蒙心神，出现一系列神志失常的病证。如痰迷心窍可见胸闷、心悸，或痴呆、癫证等；痰火扰心可见失眠、神昏谵语、喜笑不休，甚则发狂等。

（4）致病广泛，症状复杂，变化多端 痰饮形成之后，饮多留积于胸胁、胃肠及肌肤；而痰则随气升降流行，内至脏腑，外至筋骨皮肉，无处不到，形成多种病证，临床表现各异，大体可归纳为咳、喘、悸、眩、呕、满、肿、痛八大症状。痰之为病，变化多端，症状复杂多样，故有"百病多由痰作祟"和"怪病多痰"之说。临床可见眩晕、喘咳、咯痰、胸闷、心悸、呕恶、肠鸣腹泻、癫狂痫、肢体麻木、瘰疬、痰核、阴疽流注等。

（5）重浊黏滞，病势缠绵 痰饮由水湿停聚而成，具有湿邪重浊黏滞的特性。所致病证，大多具有沉重、秽浊或黏滞不爽的特性。同时，痰饮致病均表现为病势缠绵，病程较长。临床上常见由痰饮所致的咳嗽、眩晕、胸痹、癫痫、中风、痰核、瘰疬、阴疽等，多反复发作，缠绵难愈。

（6）多见滑腻舌苔　痰饮内停，可出现各种各样的症状，但就舌苔而论，则相对固定，一般多见到腻苔和滑苔，此为胃气熏蒸体内的痰饮浊邪，上泛于舌而形成。

（二）瘀血

又称蓄血，是指体内血液运行障碍，停滞不行而形成的病理产物，包括离经之血和停滞于脏腑经脉内的运行不畅的血液。

1. 瘀血的形成　瘀血的形成主要有两方面原因：一是由于气虚、气滞，或血寒、血热等，使血行不畅而凝滞；二是因外伤及其他原因造成出血，不能及时消散或排出，留积于体内而形成。

2. 瘀血的致病特点　瘀血形成之后，不仅失去了正常血的濡养作用，还会反过来影响血的运行，产生疼痛、出血、经脉瘀阻不通，以及新血不生的困局。瘀血的病证虽然繁多，但临床表现有其共同的特征。

（1）疼痛　多为刺痛，痛处固定不移，拒按，夜间痛甚，病程较长。

（2）肿块　固定不移，在体表则局部青紫肿胀，在体内久聚不散则可形成癥积，质硬，按之有块。

（3）出血　血色多紫暗，或夹有瘀块。

（4）发绀　面色黎黑或紫暗，口唇、爪甲青紫，肌肤甲错。

（5）舌象　舌质紫暗，或有瘀点、瘀斑，舌下脉络青紫、迂曲、粗张。

（6）脉象　脉多细涩、沉弦或结代。

第二节　病　机

病机，是指疾病发生、发展与变化的机制。病机学说是研究疾病发生、发展、变化及转归过程中的本质特点及其基本规律的学说。尽管疾病的种类繁多，临床表现错综复杂，各种疾病都有其各自的病机，但从总体而言，皆不越邪正盛衰、阴阳失调、气血失常等基本规律。

一、邪正盛衰

邪正盛衰，是指在疾病过程中，致病邪气与机体抗病能力之间相互斗争所发生的盛衰变化。这种变化，不仅关系着疾病发生，决定着病证的虚实变化，而且也直接影响着疾病转归。

（一）邪正盛衰与疾病发生

疾病的发生，尽管错综复杂，但概括起来，不外乎正气和邪气两个方面。正气，是指人体的功能活动及其抗病能力、康复能力，简称为"正"。邪气，则泛指各种致病因素，简称为"邪"。疾病的发生，都是在一定条件下邪正斗争的结果。

1. 正气不足是疾病发生的内在根据　正气在发病中起着主导作用。一般而言，正气旺盛，气血充盈，卫外固密，病邪难于侵入，即使邪气侵入，亦能驱邪外出，故不易发病，即使发病也较轻浅易愈。只有当人体正气不足，卫外不固，抗病能力低下时，邪气乘虚而入，才致疾病发生。可见，正气不足是疾病发生的内在根据，故有"正气存内，邪不可干"和"邪之所凑，其气必虚"之说。

2. 邪气侵袭是疾病发生的重要条件　中医学尽管强调正气在发病中的主导地位，但并不排除邪气对疾病发生的重要作用。邪气是发病的重要条件，在一定的情况下，甚至可能起主导作用，如烧伤、冻伤、食物中毒、枪弹伤、毒蛇咬伤等，即使正气强盛，也难逃一劫。

3. 邪正斗争的胜负决定发病与否　邪气侵袭人体，正气奋力抗邪，若正气强盛，抗邪力强，正胜邪却，则病邪难于侵入，疾病无从发生；若正气不足，抗邪无力，邪胜正负，则邪气乘虚侵入而发病；

若感邪毒烈，致病力强，正气相对为弱，亦可导致疾病的发生。

（二）邪正盛衰与病证的虚实变化

《素问·通评虚实论》云："邪气盛则实，精气夺则虚。"可见，邪正盛衰决定着病证的虚实变化。

1. 虚实病机　所谓实，是指邪气亢盛，是以邪气盛为矛盾主要方面的一种病理变化。邪气比较亢盛，而机体的正气未衰，故正邪相搏，斗争剧烈，反应明显，临床上出现一系列病理反应比较剧烈的、有余的病证，称为实证。

实证，常见于外感六淫为病的初期或中期，或见于痰、食、水、血等滞留于体内而引起的内伤病证，如痰涎壅盛、食积不化、水湿泛滥、瘀血内阻等所致之证。临床常见体质壮实、精神亢奋、壮热狂躁、烦躁不宁、疼痛剧烈而拒按、声高气粗、二便不通、脉实有力等，都属于实证的病理反映。

所谓虚，是指正气不足，是以正气虚损为矛盾主要方面的一种病理变化。机体的精、气、血、津液不足，脏腑经络的生理功能减弱，抗邪无力，故正邪相争难以出现较剧烈的病理反应，临床上出现一系列虚弱、衰退和不足的病证，称为虚证。

虚证，常见于外感疾病的后期，各种慢性消耗性疾病过程中，或汗、吐、下太过，大出血之后，或素体虚弱之人。临床常见身体瘦弱、神疲体倦、面容憔悴、心悸气短、自汗盗汗，或五心烦热，或畏寒肢冷，脉虚无力等，都属于虚证的病理反映。

2. 虚实变化　在疾病过程中，邪正的斗争是动态变化的，所以病证的虚和实，都只是相对而言的，故而疾病发展的趋势往往是虚实错杂或虚实转化。病证的实虚，在临床上均有一定的征象可循。但是，在某些特殊情况下，疾病的临床征象表现出与虚实本质不相符的假象，出现"至虚有盛候"的真虚假实和"大实有羸状"的真实假虚。因此，分析病证的虚实变化，必须透过现象看本质，才能不被假象所迷惑，真正把握住病证的虚实所在。

（三）邪正盛衰与疾病转归

在疾病的发生、发展过程中，邪正斗争持续，从而使邪正双方不断产生消长盛衰的变化，这种变化，对于疾病发展的趋势与转归起着决定性的作用。

1. 正胜邪退　是指在疾病过程中，正气奋起抗御邪气，正气日趋强盛，而邪气日渐衰减，疾病向好转或痊愈方向发展的一种病理变化，这是许多疾病常见的一种转归。

2. 邪去正虚　是指在疾病过程中，正气抗御邪气，邪气退而正气大伤的一种病理变化，多见于重病的恢复期。

3. 邪胜正衰　是指在疾病过程中，邪气亢盛，正气虚弱，机体抗邪无力，疾病向恶化、危重，甚则死亡方向发展的一种病理变化。

4. 邪正相持　是指在疾病发展过程中，机体正气不甚虚弱，而邪气亦不强盛，则邪正双方势均力敌，相持不下，致使病势处于迁延状态的一种病理过程，则疾病迁延难愈或发展为慢性病。

5. 正虚邪恋　是指在疾病过程中，正气大虚，余邪未尽，疾病处于缠绵难愈的一种病理过程，多见于疾病后期，且常是多种疾病由急性转为慢性，或慢性病经久不愈，或遗留某些后遗症的主要原因之一。

二、阴阳失调

阴阳失调，是指机体在致病因素的作用下，阴阳之间失去平衡协调的病理状态。阴阳失调与疾病的寒热性质密切相关。在疾病过程中，由于阴阳的偏盛偏衰，形成了"阳胜则热、阴胜则寒""阴虚则热、阳虚则寒"等病理变化，故而决定了病证的寒热性质。

阴阳失调的病理变化比较复杂，但其主要表现为阴阳偏盛、阴阳偏衰、阴阳互损、阴阳格拒、阴阳转化、阴阳亡失。

（一）阴阳偏盛

是指人体阴或阳某一方偏盛的病理状态，主要指"邪气盛则实"的实证。病邪犯人，各从其类，即阳邪侵袭人体，致阳偏盛；阴邪侵袭人体，致阴偏盛。

1. 阳偏盛　是指在疾病过程中所出现的阳气偏盛，功能亢进，机体反应性增强，热量过剩的病理状态。多由于感受温热之邪，或感受阴邪从阳化热，或情志内伤、五志过极化火，或因气滞、血瘀、食积等郁而化热所致。其病机特点多表现为阳气亢盛而阴液未虚的实热证。

由于阳以热、动、燥为特点，故阳偏盛时必见热象，如壮热、烦躁、面红、目赤、舌红苔黄、脉数等，即"阳胜则热"。热盛伤津，出现口渴、小便短少、大便干燥等症，即"阳胜则阴病"。

2. 阴偏盛　是指在疾病过程中所出现的阴气偏盛，功能障碍或减退，产热不足，以及病理性代谢产物积聚的病理状态。多由于感受寒湿之邪，或过食生冷，以及痰饮、瘀血等阴邪内结所致。

由于阴以寒、静、湿为特点，故阴偏盛时必见寒象，如形寒、肢冷、脘腹冷痛、舌淡而润、脉迟等，即"阴胜则寒"。阴寒伤阳，出现机体生理功能减退、阳热不足等阳虚之证，如面色㿠白、溲清便溏等症，即"阴胜则阳病"。

（二）阴阳偏衰

是指人体阴或阳某一方虚衰不足的病理状态，主要指"精气夺则虚"的虚证。人体阴阳之间，相互制约，互根互用，维持着相对的平衡协调。如果某种原因使阴或阳某一方衰减，则会导致阳不制阴或阴不制阳，从而形成"阳虚则寒""阴虚则热"的病理变化。

1. 阳偏衰　即阳虚，是指机体阳气虚损，功能减退或衰弱，机体反应性低下，代谢活动减退，热量不足的病理状态。多由于先天禀赋不足，或后天失养，或劳倦内伤，或久病损伤阳气所致。

阳气偏衰，多表现为阳气不足，阳不制阴，阴气相对偏盛的虚寒证，即"阳虚则寒"。阳虚失却温煦，故见虚寒之象，如畏寒喜暖、身冷蜷卧、面色㿠白、四肢厥逆等；失于推动，可见精神委顿、喜静少动、脉象无力等；气化失司，可见溲清便溏、水肿等。

2. 阴偏衰　即阴虚，是指机体精、血、津液等物质亏耗，阴不制阳，导致阳气相对偏盛，功能虚性亢奋的病理状态。多由于阳邪伤阴，或因五志过极，化火伤阴，或因久病阴液受损所致。

阴气偏衰，多表现为阴气不足，阴不制阳，阳气相对偏盛的虚热证，即"阴虚则热"。阴虚不能制阳，故见虚热之象，如午后潮热、五心烦热、两颧潮红、脉象细数等；失却滋养，可见形体消瘦、咽干口燥、小便短少、大便干结等。

（三）阴阳互损

阴阳互损是指阴或阳任何一方在虚损的前提下，病变继续发展，以致影响到相对的一方，形成阴阳两虚的病机。在生理情况下，阴阳双方互根互用，互为消长；病理情况下，两者相互影响，或为阴损及阳，或为阳损及阴。肾藏精，内寓真阴真阳，为全身阴液、阳气的根本。因此，无论是阴虚或阳虚，多在损及肾脏阴阳或肾脏本身阴阳失调的情况下，才易发生阴阳互损的病理变化。

1. 阴损及阳　阴损及阳是指阴液亏损，累及阳气，致使阳气生化不足，或无所依附而耗散，从而在阴虚的基础上又导致阳虚，形成以阴虚为主的阴阳两虚的病理状态。如肾阴亏虚，损及肾阳，则形成以肾阴虚为主的阴阳两虚证。

2. 阳损及阴　阳损及阴是指阳气虚损，累及阴液的化生，从而在阳虚的基础上又导致阴虚，形成以阳虚为主的阴阳两虚的病理状态。如肾阳久虚，累及肾阴，则形成以肾阳虚为主的阴阳两虚证。

（四）阴阳格拒

阴阳格拒是阴阳失调中比较特殊的一类病理状态，包括阴盛格阳和阳盛格阴两方面。其形成机制主要是由某种原因，导致机体阴或阳单方面偏盛至极而壅遏于内，将对方排斥、格拒于外，使阴阳之间不相维系，从而出现寒热真假的复杂病理现象。

1. 阴盛格阳 阴盛格阳又简称格阳，是指阴寒偏盛至极，壅闭于内，逼迫阳气浮越于外，使阴阳之气不相顺接，出现内真寒而外假热的阴阳相互格拒的病理状态。疾病的本质是阴寒内盛，但由于格阳于外，因此，在面色苍白、四肢逆冷、精神萎靡、下利清谷、脉微欲绝等阴寒内盛表现的基础上，又见身反不恶寒，面颊泛红等假热之象，故称其为真寒假热证。

2. 阳盛格阴 阳盛格阴又简称格阴，是指阳热偏盛至极，深伏于里，阳气被遏，郁闭于内，不能外达肢体，而格阴于外的一种病理状态。疾病的本质是阳热内盛，但由于格阴于外，因此，在壮热、面红目赤、烦躁、舌红苔黄等邪热内盛表现的基础上，又出现四肢厥冷、脉象沉伏等假寒之象，故称其为真热假寒证。

（五）阴阳转化

疾病发展过程中，在一定的条件下，阴阳之间可相互转化，或由阳转阴，或由阴转阳。

1. 由阳转阴 由阳转阴是指疾病的本质为阳气偏盛，但在一定的条件下，可以向阴的方面转化。如某些急性外感热病，在邪热壅盛阶段见有高热、口渴、胸痛、咳嗽、舌红苔黄等热邪亢盛的病理表现。若处理不当，或邪毒太盛，可突然出现面色苍白，冷汗淋漓，四肢厥逆，脉微欲绝等阴寒危象。此时疾病的本质即由阳转阴，疾病的性质由热转寒。

2. 由阴转阳 由阴转阳是指疾病的本质为阴气偏盛，但在一定的条件下，也可向阳的方面转化。如寒湿凝滞关节，症见关节沉重冷痛，得温则痛减，舌淡苔白，脉沉紧等阴寒内盛的病理表现。若过用温燥或因体质因素，寒湿郁久从阳化热，则见关节红肿热痛，心烦，舌红苔黄，脉滑数等阳热亢盛之候。此时疾病的本质即由阴转阳，疾病性质由寒转热。

（六）阴阳亡失

阴阳亡失是指机体的阴气或阳气突然大量亡失，导致生命垂危的一种病理状态。阴阳亡失包括亡阴、亡阳两类情况。

1. 亡阴 亡阴是由机体的阴气突然大量消耗或丢失，以致全身机能严重衰竭的一种病理状态。亡阴多见汗出不止，汗热而粘，四肢温和，肌体消瘦，喘渴烦躁，甚或昏迷，脉细数无力等危重表现。

2. 亡阳 亡阳是指机体的阳气突然大量脱失，而致全身机能严重衰竭的一种病理状态。亡阳多见大汗淋漓，肌肤手足逆冷，精神疲惫，表情淡漠，甚至昏迷，脉微欲绝等危重表现。

由于机体阴阳之间，存在着互根互用的关系，阴亡则阳无所依附而散越；阳亡则阴无以化生而告竭。故亡阴可迅速导致亡阳，亡阳也可继而出现亡阴，最终导致"阴阳离绝，精气乃绝"，生命活动终止而死亡。

三、气血失常

是指气、血的不足，生理功能的异常，以及气血关系失调等病理变化。人体气血运行于全身，是生命活动的物质基础。如果气血失常，必然会影响脏腑经络等组织器官的功能活动，导致疾病的发生。同时，气血又是脏腑功能活动的产物，当脏腑发生病变时，又会引起气血失常。

（一）气的失常

气的失常包括气虚和气机失调两个方面。

1. 气虚 是指气不足，导致脏腑功能活动减退，抗病能力下降的病理状态。其形成的原因主要由于先天禀赋不足，或后天失养，或肺脾肾功能失调致使气的生成不足；或劳倦内伤，久病不复等，使气的消耗太过所致。

气虚的病理表现复杂多样，如卫气虚则固表无力而见恶风、自汗、易于感冒；元气虚则推动减弱而致生长发育迟缓、生殖功能低下、脏腑生理活动减退；各脏腑气虚则可导致各脏腑功能减退或失调，从而表现出一系列脏腑虚弱征象。尽管如此，气虚总以少气懒言、疲倦乏力、脉虚无力为主要特点。

2. 气机失调　气机失调是指气的升降出入失常而引起的气滞、气逆、气陷、气闭和气脱等病理状态。

（1）气滞　指气机郁滞，运行不畅的一种病理状态。主要由于情志抑郁，或痰湿、食积、瘀血等阻滞，影响气的正常流通，形成局部或全身的气机不畅或阻滞不通，从而导致某些脏腑、经络的功能障碍。临床以肺、肝、脾胃等脏腑气滞为多见，出现胀满、疼痛等症。

（2）气逆　指气上升太过，或下降不及，以致气逆于上的一种病理状态。多由情志所伤，或饮食不当，或外邪侵犯，或痰湿壅阻所致；亦有因虚而致气机上逆者。气逆最常见于肺、胃、肝等脏腑。如肺气上逆，可见咳逆、气喘；胃气上逆，可见恶心、呕吐、嗳气、呃逆；肝气上逆，可见头胀、头痛、面红目赤，甚则血随气逆而见咯血、吐血、昏厥。

（3）气陷　是以气虚无力升举为主要特征的一种病理状态。多由气虚进一步发展而致，与脾气虚关系最为密切。脾气虚损，升举无力，从而形成气虚下陷的病变，又称"中气下陷"，表现为内脏下垂，如胃下垂、肾下垂、子宫脱垂、脱肛等，并可伴见腰腹胀满重坠、便意频频、少气懒言、神疲乏力、脉虚无力等气虚之证。

（4）气闭　是指气的出入受阻，脏腑经络气机闭塞不通的一种病理状态。多由情志刺激，或外邪、痰浊等所致。气机闭塞，气不得外出而闭塞清窍，神失所主，可见突然昏厥、不省人事、牙关紧闭、肢体强直，或剧痛、二便不通等症。

（5）气脱　是指气不内守而外脱散失，导致机体功能突然衰竭的一种病理状态。多由正不敌邪，或慢性病，正气长期消耗而衰竭，以致气不内守而外脱散失；或因大出血、大汗、吐下太过等，致使气随血脱或气随津泄所致。临床可见面色苍白、汗出不止、目闭口开、全身软瘫、手撒、二便失禁、脉微欲绝等症。

（二）血的失常

血的失常，主要包括血虚、血瘀、出血三个方面。

1. 血虚　是指血不足，血的濡养功能减退的病理状态。其形成原因，一是血的生成不足，如脾胃虚弱，或营养不良；二是血的损耗太过，如大出血、久病不愈、慢性消耗等。

血虚的病理表现主要为两方面：一是失却濡养，可见形体瘦弱、面色无华或萎黄、唇舌爪甲色淡、眩晕心悸，或手足麻木、关节屈伸不利，或两目干涩、视物昏花等；二是血不养神，可见失眠多梦，注意力不集中，甚则精神恍惚、惊悸不安等。临床以心、肝血虚较常见。

2. 血瘀　是指血液运行迟缓，流行不畅，甚则停滞的病理状态。多由气滞、气虚、痰浊、寒凝、血热等所致。

血瘀主要表现为血行不畅，既可发生于全身，亦可发生于局部。当瘀阻在脏腑、经络、官窍等某一部位时，则常见局部刺痛而有定处、得寒温而不减，甚则形成肿块。同时，可见面色黧黑、肌肤甲错，或皮肤蛛丝红缕、唇舌紫暗、舌有瘀点或瘀斑、脉涩等征象。

3. 出血　是指血的运行不循常道，逸出脉外的病理状态。多由血热、气虚、外伤、瘀血等所致。

由于病因病机各异，出血可发生在各个部位，临床常见咯血、吐血、衄血、尿血、便血、斑疹、月经过多等。

（三）气血关系失调

气血关系失调主要表现为气滞血瘀、气虚血瘀、气不摄血、气随血脱、气血两虚等。

1. 气滞血瘀　是指由于气的运行郁滞不畅，以致血液运行障碍，继而出现血瘀的病理状态。多因情志内伤，抑郁不遂，气机阻滞而致。

气滞血瘀多与肝失疏泄相关。肝之疏泄失司，气机郁滞，气滞则血瘀，临床常见胸胁胀满疼痛、瘀斑，以及瘕聚、癥积等症。

2. 气虚血瘀　是指由于气的不足对血推动无力而致血行不畅，甚则瘀阻不行的病理状态。轻者，气虚无力，但尚能推动，表现为血行迟缓，运行无力；重者，在人体某些部位，因气虚较甚，无力将血推动至该处发挥濡养作用，而见局部痿废。

3. 气不摄血　是指由于气虚不足，统摄无权，血不循经，逸出脉外，导致出血的病理状态。多由于久病伤脾，中气不足，致气不摄血，临床除出血表现外，多伴有面色无华、疲乏倦怠、脉虚无力、舌淡等气虚的表现。

4. 气随血脱　是指在大量出血的同时，气随血液的流失而急剧散脱，从而形成气血俱脱的危重病理状态。多由外伤失血、呕血和便血，或妇女崩中，或产后大出血等所致，临床多见精神萎靡、眩晕或晕厥、冷汗淋漓、四肢厥冷、脉微欲绝等气血俱脱的表现。

5. 气血两虚　是指气虚和血虚同时存在的病理状态。多因久病消耗气血，或气虚不能生血，或血失气损等所致，临床常见面色淡白或萎黄、少气懒言、神疲乏力、形体瘦怯、心悸失眠、肌肤干燥、肢体麻木等气血两虚的表现。

目标检测

答案解析

一、选择题

1. 六淫致病中，性属"黏滞"的病邪为（　）
   A. 风邪　　　　　　　B. 寒邪　　　　　　　C. 暑邪
   D. 湿邪　　　　　　　E. 燥邪

2. 以下属于病理产物形成的病因是（　）
   A. 疠气　　　　　　　B. 六淫　　　　　　　C. 七情
   D. 瘀血　　　　　　　E. 过劳

3. 易袭阳位，具有升发向上特性的邪气是（　）
   A. 暑邪　　　　　　　B. 燥邪　　　　　　　C. 风邪
   D. 火邪　　　　　　　E. 湿邪

4. 下列何气能兼其五气（　）
   A. 暑　　　　　　　　B. 湿　　　　　　　　C. 寒
   D. 风　　　　　　　　E. 燥

5. 六淫中最易导致疼痛的邪气是（　）
   A. 寒邪　　　　　　　B. 火邪　　　　　　　C. 风邪
   D. 暑邪　　　　　　　E. 燥邪

6. 六淫中具有病程长，难以速愈的邪气是（　　）
    A. 寒邪　　　　　　　B. 火邪　　　　　　　C. 湿邪
    D. 暑邪　　　　　　　E. 燥邪

7. 湿邪、寒邪的共同致病特点是（　　）
    A. 损伤阳气　　　　　B. 阻遏气机　　　　　C. 黏腻重浊
    D. 凝滞收引　　　　　E. 伤津耗气

8. 导致心气涣散，神不守舍，出现精神不集中的原因是（　　）
    A. 恐则气下　　　　　B. 惊则气乱　　　　　C. 怒则气上
    D. 喜则气缓　　　　　E. 悲则气消

9. 某女患者月经经期错乱，经色紫暗，夹有血块，且胁肋胀痛，情志抑郁，并为（　　）
    A. 血瘀证　　　　　　B. 气滞血瘀证　　　　C. 血寒证
    D. 气虚血瘀证　　　　E. 气滞证

10. 症见面色无华，爪甲色淡，头晕目眩，心悸，肢麻，失眠，舌淡脉细，此是（　　）
    A. 气虚　　　　　　　B. 津液不足　　　　　C. 血虚
    D. 阳虚　　　　　　　E. 阴虚

（朱娟　任旭）

书网融合……

本章小结　　　微课　　　题库

第六章 经络腧穴

PPT

◎ 学习目标

  1. 通过本章学习，重点把握经络的概念，十二经脉的组成、命名、走向和交接规律及常用腧穴定位及主治。

  2. 学会运用所学知识，阐释病理变化、进行疾病的诊断，指导针灸、推拿及用药的护理。具有中医整体观，树立传统文化自信，在继承基础上不断创新。

≫ 情境导入

  情境描述 某女，30岁，1个月前和家人发生言语冲突，情绪压抑低落，经人开导收效不大。现情绪仍然压抑，不与别人交流，经期推迟，月经前乳房、胸胁、小腹胀痛，经色暗，有血块。

  讨论 1. 推断以上症状与哪条经络气血运行受阻有关？

     2. 可以选用哪些穴位进行护理？

第一节 经 络

  经络学说是研究人体经络系统的循行分布、生理功能、病理变化及其与脏腑相互关系的学说。它不仅是中医学基础理论的重要组成部分，而且是针灸推拿的理论核心，针灸推拿的临床辨证、取穴、治疗等，无不以经络学说为依据。中医临床治病明辨病变的脏腑经络、把握疾病的传变，以及中药方剂的归经理论等，都以经络学说为基础。《灵枢·经别》"十二经脉者，人之所以生，病之所以成，人之所以治，病之所以起，学之所以始，工之所止也。粗之所易，上之所难"。《扁鹊心书》"学医不知经络，开口动手便错"。

💡 素质提升

现代针灸的运用

  2018年4月17日，"世界针灸学会联合会'一带一路'中医针灸风采行希腊站暨2018希腊中医药大会"在希腊雅典举行。我国是针灸的发源地，也是促进针灸事业发展的主力军。近年来，《中华人民共和国中医药法》《中医药"一带一路"发展规划（2016—2020年）》《中医药发展战略规划纲要（2016—2030年）》《"健康中国2030"规划纲要》等系列重要文件的出台实施，标志着中医药发展跃升为我国国家战略，使我国针灸事业取得了长足进展。"中医针灸"被列入了人类非物质文化遗产代表作名录，目前至少有183个国家在应用针灸，36个国家和地区建立了相应的法律法规，18个国家和地区已将针灸纳入了国家的健康保险。

一、经络的概念、经络系统的组成及十二经脉

（一）经络的概念

经络是经脉和络脉的总称。经，有路径的含义，经脉贯通上下、沟通内外，是经络系统中的主干，如十二经脉；络，有网络的含义，络脉是经脉别出的分支，较经脉细小，纵横交错，遍布全身。经络是联络脏腑肢节，沟通上下内外，运行全身气血，使人体各部的功能活动得以保持相对协调和平衡的一种特殊通路。

（二）经络系统的组成

经络是由经脉和络脉两大部分组成的。其中"经"包括十二经脉、奇经八脉、十二经别等；"络"包括十五络脉、孙络、浮络等（图 6 - 1）。

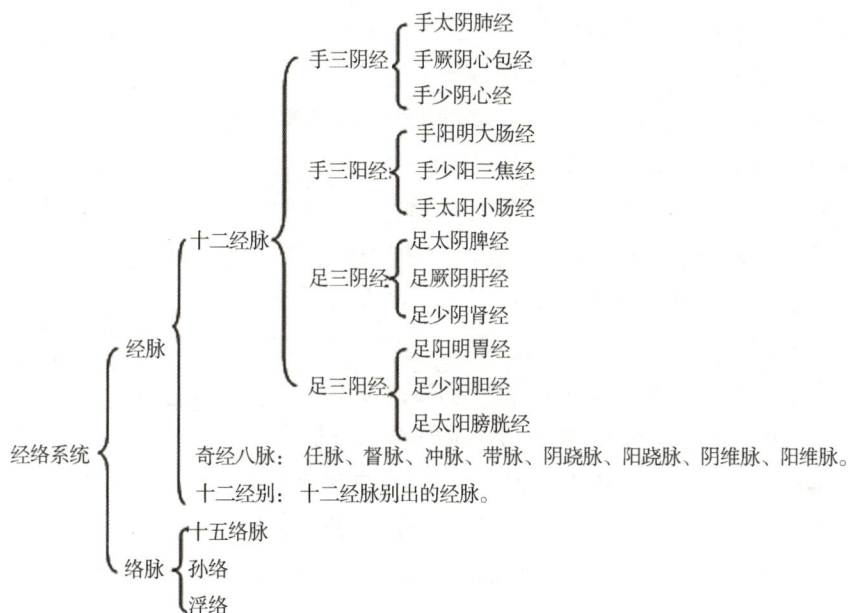

```
                                        ┌ 手太阴肺经
                              手三阴经 ┤ 手厥阴心包经
                                        └ 手少阴心经
                                        ┌ 手阳明大肠经
                              手三阳经 ┤ 手少阳三焦经
                                        └ 手太阳小肠经
                    十二经脉 ┤            ┌ 足太阴脾经
                              足三阴经 ┤ 足厥阴肝经
                                        └ 足少阴肾经
             经脉 ┤                       ┌ 足阳明胃经
                              足三阳经 ┤ 足少阳胆经
                                        └ 足太阳膀胱经
经络系统 ┤         奇经八脉：任脉、督脉、冲脉、带脉、阴跷脉、阳跷脉、阴维脉、阳维脉。
             │         十二经别：十二经脉别出的经脉。
                        ┌ 十五络脉
             络脉 ┤ 孙络
                        └ 浮络
```

图 6 - 1　经络系统的组成

（三）十二经脉

1. 十二经脉的命名　十二经脉的命名有三个要素：循行手或者足，分属于阴或者阳，内属于脏或者腑，因此十二经脉的命名是结合手足、阴阳、脏腑三个方面而定的。阳经内属于六腑，分为阳明、少阳、太阳；阴经内属于五脏（含心包），分为太阴、厥阴、少阴。根据脏属阴、腑属阳；内侧为阴、外侧为阳的原则，把各经所属脏腑结合循行于四肢的部位，命名出十二经脉的名称（表 6 - 1）。

表 6 - 1　十二经脉名称表

	阴经（属脏）	阳经（属腑）	循行部位（阴经行内侧、阳经行外侧）	
手	太阴肺经	阳明大肠经	上肢	前 缘
	厥阴心包经	少阳三焦经		中 线
	少阴心经	太阳小肠经		后 缘
足	太阴脾经	阳明胃经	下肢	前 缘
	厥阴肝经	少阳胆经		中 线
	少阴肾经	太阳膀胱经		后 缘

2. 十二经脉的走向、交接规律及分布规律

（1）走向　手三阴经从胸走手，手三阳经从手走头，足三阳经从头走足，足三阴经从足走腹（胸）。

（2）交接规律　阴经与阳经（表里经）在手足末端相交接，如手太阴肺经在食指端与手阳明大肠经相交接，手少阴心经在小指端与手太阳小肠经相交接，手厥阴心包经在无名指端与手少阳三焦经相交接，足阳明胃经在足大趾端与足太阴脾经相交接，足太阳膀胱经在足小趾端与足少阴肾经相交接，足少阳胆经在足大趾甲后丛毛处与足厥阴肝经相交接，阳经与阳经（同名经）在头面部相交接，如手足阳明都通于鼻翼旁，手足太阳均通于目内眦，手足少阳皆通于目外眦。阴经与阴经在胸部相交接，如足太阴脾与手少阴心相交接于心中、足少阴肾与手厥阴心包相交接于胸中、足厥阴肝与手太阴肺相交接于肺中等（图6-2）。

（3）分布规律　十二经脉在体表左右对称地分布于头面、躯干和四肢，纵贯全身。六阴经分布四肢内侧和胸腹，六阳经则分布于四肢外侧、头面和躯干。十二经脉在四肢的分布规律是：三阴经在上肢分别为手太阴肺经在前、手厥阴心包经在中、手少阴心经在后；在下肢分别为足太阴脾经在前、足厥阴肝经在中、足少阴肾经在后，其中足三阴经在足内踝8寸以下为厥阴在前、太阴在中、少阴在后，至足内踝8寸以上，太阴经交出于厥阴经之前。三阳经在上肢分别为手阳明大肠经在前、手少阳三焦经在中、手太阳小肠经在后；在下肢分别为足阳明胃经在前、足少阳胆经在中、足太阳膀胱经在后。十二经脉在躯干部的分布是：足少阴肾经在胸中线旁开2寸，腹中线旁开0.5寸处；足太阴脾经行于胸中

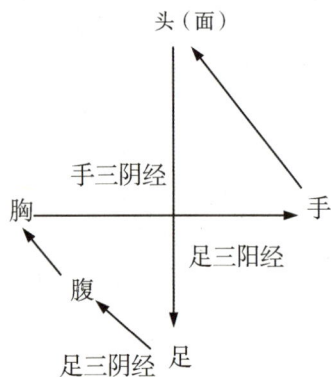

图6-2　十二经脉走向、交接规律示意图

线旁开6寸，腹中线旁开4寸处；足阳明胃经分布于胸中线旁开4寸，腹中线旁开2寸；足太阳膀胱经行于背部；足少阳胆经分布于身之侧面。十二经脉在头面部的分布是：阳明经循行于额、面部，少阳经循行于头的两侧部，太阳经循行于面颊、头顶及头后部。

3. 十二经脉的表里关系及流注次序

（1）表里关系　手足三阴经与三阳经，通过各自的经络相互沟通，组成六对表里关系，即"足太阳与足少阴为表里，足少阳与足厥阴为表里，足阳明与足太阴为表里，是足之阴阳也。手太阳与手少阴为表里，手少阳与手厥阴为表里，手阳明与手太阴为表里，是手之阴阳也"。相为表里的两经，分别循行于四肢内外侧的相对位置，并在四肢末端交接；又分别络属于相为表里的脏腑，从而构成了脏腑阴阳表里相合关系。十二经脉的表里关系，不仅由于相互表里的两经的衔接而加强了联系，而且由于相互络属于同一脏腑，因而使互为表里的一脏一腑在生理功能上互相配合，在病理上相互影响。在治疗上，相互表里的两经的腧穴经常交叉（表6-2）。

表6-2　十二经脉的表里关系

手	阴经	太阴肺经（前）	厥阴心包经（中）	少阴心经（后）
	阳经	阳明大肠经	少阳三焦经	太阳小肠经
足	阳经	阳明胃经（前）	少阳胆经（外）	太阳膀胱经（后）
	阴经	太阴脾经	厥阴肝经	少阴肾经

（2）流注次序　十二经脉的流注次序是从手太阴肺经开始，经大肠、胃、脾……阴阳相贯，首尾相接，逐经相传，到肝经为止，最后又回到肺经，从而构成了周而复始、环流不息的流注系统（图6-3）。

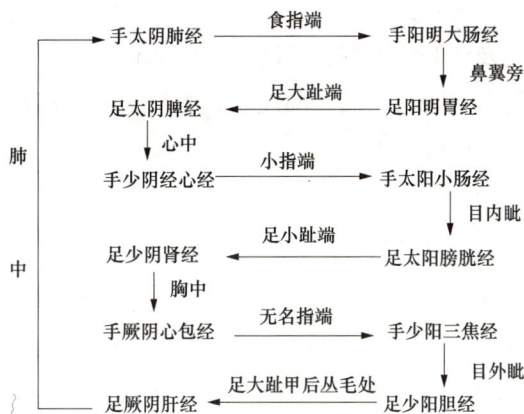

图 6-3 十二经脉的流注次序

二、经络的生理功能

（一）沟通上下内外，联络脏腑、肢节

经络具有沟通上下内外，联络脏腑、肢节的作用。如《灵枢·海论》篇说："夫十二经脉者，内属于腑脏，外络于肢节。"指出了经络能沟通表里，联络上下，将人体各部的组织器官联结成一个有机的整体。

（二）运行气血，濡养周身

经络具有运行气血，濡养周身的作用。《灵枢·本脏》篇说："经脉者，所以行气血而营阴阳，濡筋骨，利关节者也。"这就指明了经络具有运行气血、调节阴阳和濡养周身的作用。

（三）抗御外邪，保卫机体

由于经络能"行气血而营阴阳"，营气运行于脉中，卫气行于脉外，使营卫之气密布于周身，从而加强了机体的防御能力，起到抗御外邪，保卫机体的作用。

三、经络学说的临床应用

经络学说不仅可以说明人体的生理功能，而且在阐释病理变化，指导疾病的诊断与治疗方面，也具有非常重要的价值。

（一）阐释病理变化

经络在生理上能运行气血，濡养脏腑组织，在病理状态下，经络又是病邪传入的途径。

经络内属于脏腑，外布于肌表，当肌表受到病邪侵袭时，通过经络向里传变而波及脏腑。如外邪侵袭肌表，初见发热、恶寒、头身疼痛，由于肺外合皮毛，外邪循经内客于肺，继而出现咳嗽、胸闷、胸痛等肺的病证。此外内在脏腑与形体、官窍之间，通过经络相连，因而脏腑的病变也可通过经络的传导反映于外。例如足阳明胃经入上齿中，手阳明大肠经入下齿中，故胃肠积热可见齿龈肿痛等。脏腑之间病变的相互传变，也可用经络理论来解释。由于脏腑之间有经络相互联系，一脏的病变可以通过经络传到另一脏腑。如足少阴肾经"入肺""络心"，当肾水泛滥时，可以"射肺""凌心"。

（二）指导疾病的诊断

由于经络有一定的循行部位和脏腑络属，可以反映所属脏腑的病证。因而在临床上，就可以根据疾病所出现的症状，结合经络循行的部位及所联系的脏腑，作为临床诊断的依据。如胁部是肝经和胆经的循行之处，故胁痛，多病在肝胆。近年来，人们根据经络循行部位，或经气聚集的某些穴位上出现的疼痛、结节、条索状等反应物，以及皮肤的形态、温度等来诊断和治疗疾病。如肺脏有病，中府穴可有压痛；头痛，痛在前额者，多与阳明经有关；痛在两侧者，多与少阳经有关；痛在头顶及后项部者，多为太阳经病变；痛在巅顶者，多与厥阴经有关。

（三）指导疾病的治疗

经络被广泛用于指导临床各科疾病的治疗，是针灸、推拿及药物治疗的理论基础。针灸、推拿是以经络作为理论基础，用针灸、推拿等方式刺激腧穴，以达调理气血及脏腑功能、扶正祛邪的目的。如针灸中的"循经取穴法"，就是经络学说的具体应用。如胃病，常循经远取足三里穴；胁痛则取太冲等穴。中药治疗亦是通过经络这一渠道，使药达病所，以发挥其治疗作用。如麻黄入肺、膀胱经，故能发汗、平喘和利尿。金元四大家中的张从正、李东垣还根据经络学说，创立了"引经报使药"理论。药物的选择性治疗作用，是以经络为通道，通过经络的传输，到达病所而发挥治疗作用，如白芷、柴胡、羌活都可治头痛，但阳明经头痛选用白芷、少阳经头痛选用柴胡、太阳经头痛选用羌活。

第二节　腧　穴

一、腧穴的概念

腧穴是人体脏腑经络之气输注于体表的特殊部位，是疾病的反应点，也是针灸、按摩等施术的刺激点。"腧"通"输"，有转输、输注之含意；"穴"为孔隙之意。《黄帝内经》中腧穴又被称作"节""会""孔穴""气穴"等，《太平圣惠方》中称作"穴道"，《铜人腧穴针灸图经》通称为"腧穴"，《神灸经纶》则称为"穴位"，《灵枢·九针十二原》中说："神气之所游行出入也，非皮肉筋骨也。"

人体的腧穴与气血、经络、脏腑密切相关，腧穴分别归属于经络，经络分别归属于脏腑，因此腧穴、经络、脏腑之间形成了不可分割的联系。

二、腧穴的分类

人体的腧穴可分为十四经穴、经外奇穴、阿是穴三类。

（一）十四经穴

指分布于十二经脉和任、督二脉上的腧穴，简称"经穴"，十四经穴共有 361 个。这些腧穴有固定的位置和具体的名称，均可主治本经和所属脏腑的病证。十二正经所属腧穴是左右对称分布的"双穴"，任、督二脉所属腧穴为分布在人体前后正中线的"单穴"。

（二）经外奇穴

指既有具体的名称，也有明确的位置，但尚未归入十四经系统的腧穴，简称"奇穴"。这些腧穴主治作用常有一定的针对性，多数对某些病证有特殊疗效。

（三）阿是穴

指既无具体名称，又无固定位置，而是以病痛局部或与病痛有关的压痛点、反应点作为针灸施术部位的一类腧穴，即《灵枢·经筋》中所谓的"以痛为腧"。"阿是穴"多位于病变部位附近，偶尔也可在距离病变部位较远处。

三、腧穴的作用

（一）近治作用

所有腧穴均能治疗该穴所在部位及邻近组织、器官的局部病证，这是一切腧穴主治作用所具有的共同特点，即"腧穴所在，主治所及"。

（二）远治作用

在十四经腧穴中，尤其是十二经脉在四肢肘、膝以下的腧穴，不仅能治局部病证，而且还可治疗本经循行所及的远部的组织、器官、脏腑的病证，有的甚至具有影响全身的作用，这是十四经腧穴基本的主治作用规律，即"经络所通，主治所及"。

（三）特殊作用

临床上，针刺某些腧穴，对机体的不同状态可起着双向的良性调整作用。例如泄泻时，针刺天枢穴能止泻；便秘时，针刺天枢又能通便。心动过速时，针刺内关穴能减慢心率；心动过缓时，针刺内关穴又可使之恢复正常。腧穴的治疗作用还有相对的特异性，例如人中可急救，大椎可退热，至阴可矫正胎位等，均是其特殊的作用。

四、腧穴的定位方法

常用的腧穴定位方法有：体表解剖标志定位法、骨度分寸定位法、指寸定位法和简便取穴法。

（一）体表解剖标志定位法

又称"自然标志定位法"，是以人体解剖学的各种体表标志为依据确定腧穴位置的方法。分为固定标志和活动标志两种。

1. 固定标志　指不受人体活动影响而由人体骨节、肌肉形成的固定不移的标志。如五官、发际、指（趾）甲、肚脐、乳头、骨节的突起和凹陷等。如肚脐处取神阙，两眉中间取印堂等。

2. 活动标志　指人体各部位的皮肤、肌肉、肌腱、关节等随着活动而出现的空隙、凹陷、皱纹等，某些需采取相应动作、姿势才会出现的标志。如咀嚼肌隆起处取颊车。

（二）骨度分寸定位法

即以体表骨节为主要标志来折量全身各部位长度或宽度，定出分寸以定位腧穴的方法。该法为腧穴定位方法中较为准确的一种，不论男女老幼、高矮胖瘦，均可以此法取穴。常用的骨度分寸如下（表6-3，图6-4）。

表6-3　常用骨度分寸表

部位	起止点	骨度分寸	度量法	说明
头部	前发际至后发际正中	12寸	直量	眉心至前发际作3寸，大椎穴至后发际作3寸。如果前后发际不明，从眉心至大椎作18寸
	耳后两乳突之间	9寸	横量	用于量头部的横寸
胸腹部	两乳头之间	8寸	横量	胸腹部取穴的横寸，可根据两乳头之间的长度折量。女性可用左右缺盆穴之间的宽度来代替两乳头之间的横寸
	胸剑联合至脐中	8寸	直量	胸部与肋部取穴直寸，一般根据肋骨计算，每一根肋骨折作1寸6分
	脐中至耻骨联合上缘	5寸		
腰背部	肩胛骨内侧缘至后正中线	3寸	横量	背部腧穴根据棘突定穴。肩胛骨下角相当于第七胸椎，髂嵴相当于第4腰椎棘突

续表

部位	起止点	骨度分寸	度量法	说明
上肢部	腋前横纹（腋前皱襞）至肘横纹	9寸	直量	用于手三阴经、手三阳经的骨度分寸
	肘横纹至腕横纹	12寸		
下肢部	耻骨联合上缘至股骨内上髁上缘	18寸	直量	用于足三阴经的骨度分寸
	胫骨内侧髁下缘至内踝尖	13寸		
	股骨大转子至膝中	19寸	直量	①用于足三阳经的骨度分寸 ②臀横纹至膝中作14寸折量 ③膝中的水平线：前面相当于犊鼻穴、后面相当于委中穴
	腘横纹至外踝尖	16寸		
	外踝尖至足底	3寸		

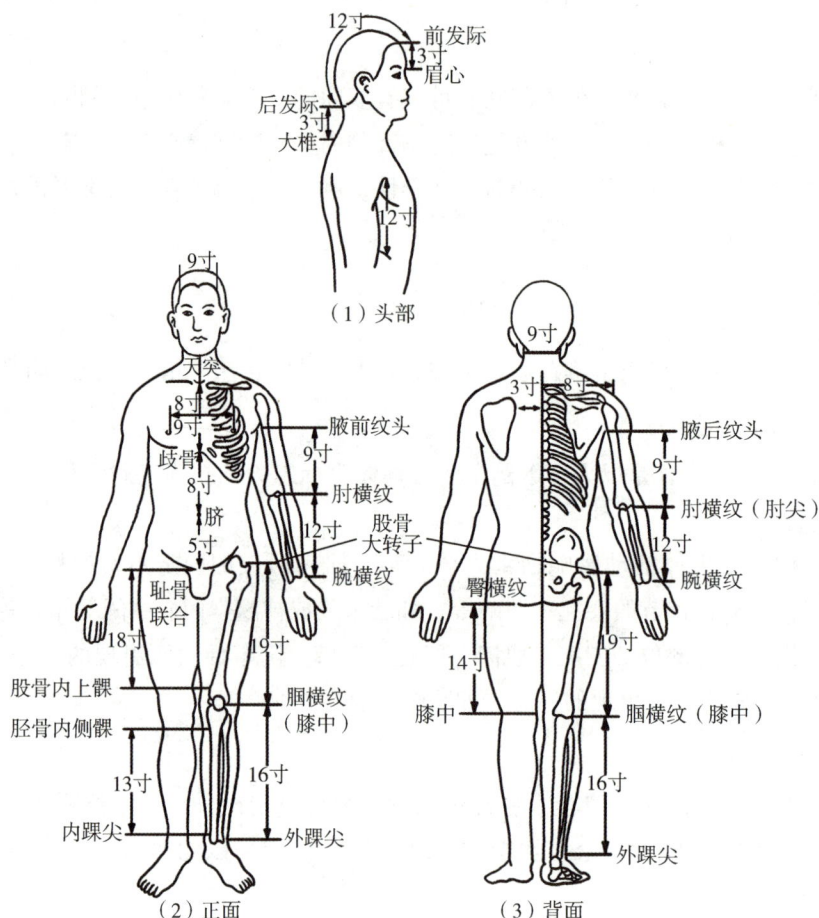

图6-4　常用骨度分寸示意图

（1）头部　（2）正面　（3）背面

（三）指寸定位法

指依据患者本人的手指折量分寸来取穴的方法。又称"手指同身寸取穴法"。常用的有以下3种（图6-5）。

1. 拇指同身寸　以患者拇指指关节宽度作为1寸。

2. 中指同身寸　以患者中指屈曲的中节桡侧两端纹头间的距离作为1寸。

3. 横指同身寸　令患者将示指、中指、无名指和

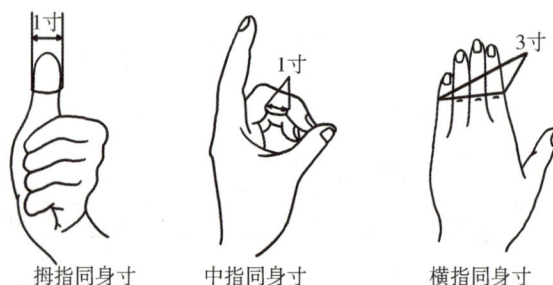

图6-5　指寸定位法

拇指同身寸　中指同身寸　横指同身寸

小指并拢，以中指中节横纹为标准，四指的宽度为3寸。

（四）简便取穴法

是一种临床上常用的取穴方法，如两耳尖连线中点取百会；直立垂手，中指指尖处取风市等。简便取穴法应以骨度分寸和体表标志为基础，否则易出现偏差。

五、常用腧穴

（一）十四经穴

1. 手太阴肺经　本经从胸走手，主要循行于手臂内侧，起于中府，止于少商，单侧11穴。主治喉、胸、肺部疾患引起的气喘、咳嗽、咳血、咽痛及经脉循行部位的其他病证。常用腧穴的定位、主治和操作方法如下（表6-4，图6-6）。

表6-4　手太阴肺经常用腧穴

穴位	定位	主治	操作
尺泽	微屈肘，在肘横纹上，肱二头肌腱桡侧凹陷处	咳嗽，气喘，咳血，潮热，咽喉肿痛，吐泻，肘臂挛痛	直刺0.5~1寸；或点刺出血，可灸
列缺	侧掌，桡骨茎突上方，腕横纹上1.5寸，或者以左右两手虎口交叉，一只手的示指按在另一只手的桡骨茎突上，示指指间所在位置便是	头痛，咳嗽，气喘，咽喉痛，项强，上肢不遂，口眼㖞斜	向上或向下斜刺0.3~05寸，可灸
少商	在拇指桡侧，距指甲根角旁约0.1寸	咽喉肿痛，失音，热病，昏迷，小儿惊风，指端麻木	浅刺0.1寸，或点刺出血，少灸

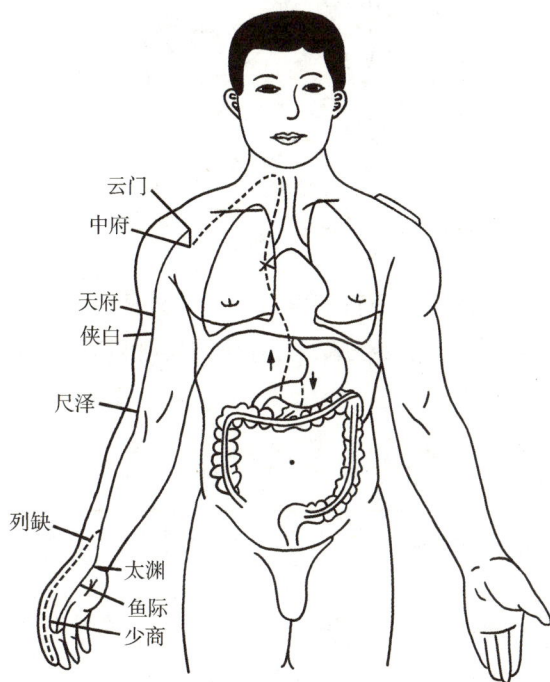

图6-6　手太阴肺经循行示意图

2. 手阳明大肠经　本经从手走头，主要循行于手臂外侧，起于商阳，止于迎香，单侧20穴。主治头面、五官、咽喉、热病、肠胃病及经脉循行部位的其他病证。常用腧穴的定位、主治和操作方法如下（表6-5，图6-7）。

表 6 - 5　手阳明大肠经常用腧穴

穴位	定位	主治	操作
合谷	在手背第 1、2 掌骨间，近第 2 掌骨桡侧的中点处	头痛，目痛，齿痛，咽喉肿痛，口眼㖞斜，痄腮，热病，小儿惊风，痛经，胃痛，腹痛，上肢不遂	直刺 0.5～1 寸，可灸
曲池	屈肘成直角，在肘横纹外侧端与肱骨外上髁连线的中点	发热，咽喉痛，目赤痛，眩晕，心悸，胸闷，上肢不遂，高血压	直刺 1～1.5 寸，可灸
迎香	鼻翼外缘中点旁，在鼻唇沟中	鼻塞，鼻渊，鼻衄，面瘫，胆道蛔虫	直刺 0.1～0.2 寸或向鼻孔斜刺 0.2～0.5 寸，不宜灸

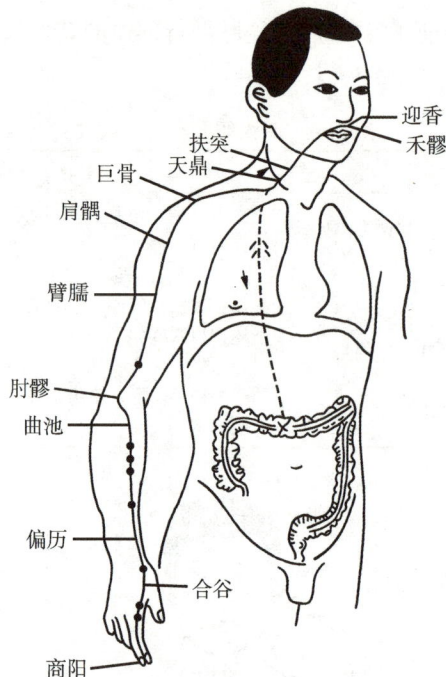

图 6 - 7　手阳明大肠经循行示意图

3. 足阳明胃经　本经从头走足，主要循行于胸腹及下肢外侧，起于承泣，止于厉兑，单侧 45 穴。主治胃肠病、头面五官病、热病、神志病及经脉循行部位的其他病证。常用腧穴的定位、主治和操作方法如下（表 6 - 6，图 6 - 8）

表 6 - 6　足阳明胃经常用腧穴

穴位	定位	主治	操作
四白	在面部，瞳孔直下，当眶下孔凹陷处	目赤肿痛，近视，胞睑下垂，三叉神经痛，头痛	直刺 0.3～0.5 寸，不可深刺，禁灸
地仓	面部口角外侧，目直视，上直对瞳孔	面瘫，齿痛，流涎，唇缓不收	直刺 0.2 寸，或向颊车方向斜刺 0.5～1 寸，可灸
颊车	下颌角前上方约一横指，咀嚼时咬肌隆起最高点处	齿痛，口眼㖞斜，颊肿，面肌抽搐，痄腮	直刺 0.3～0.5 寸，或向地仓斜刺 0.5～1 寸，可灸
下关	在耳前，颧弓下缘凹陷处，下颌骨髁状突前方，闭口取穴	耳聋，耳鸣，齿痛，面痛，下颌关节痛，口眼㖞斜	直刺 0.3～0.5 寸，可灸
天枢	平脐，脐中旁开 2 寸	腹胀，腹痛，泄泻，痢疾，便秘，月经不调，痛经	直刺 1～1.5 寸，可灸
犊鼻	屈膝，髌骨下缘，髌韧带外侧凹陷处	膝痛，关节屈伸不利	向后内斜刺，0.3～0.5 寸，可灸

续表

穴位	定位	主治	操作
足三里	小腿前外侧，犊鼻下3寸，胫骨前缘外一横指处（中指）	胃痛，呕吐，呃逆，腹胀，泄泻，痢疾，便秘，失眠、头晕，下肢痿痹，虚劳羸瘦	直刺1~2寸，可灸
丰隆	在外踝尖上8寸，胫骨前缘外二横指处（中指）	咳嗽，痰多，哮喘，眩晕，头痛，下肢痿痹，便秘	直刺1~1.5寸，可灸

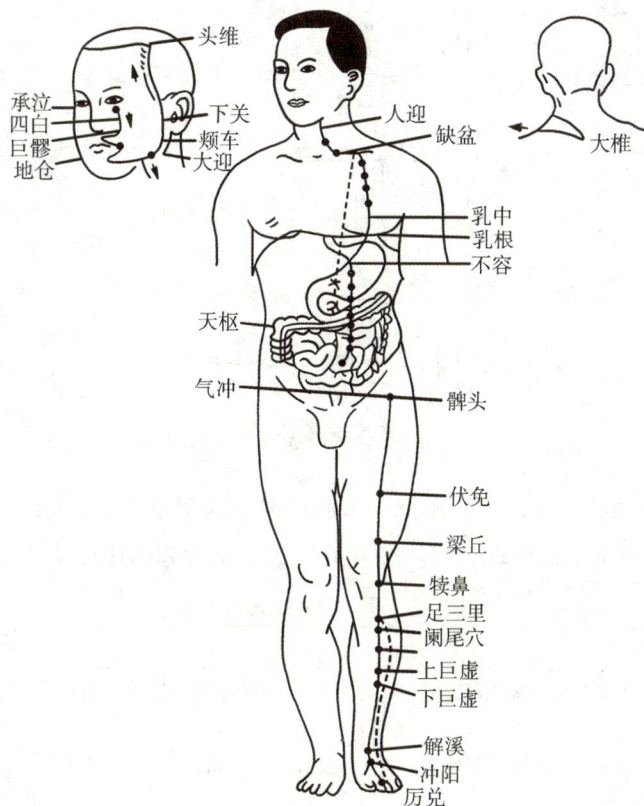

图6-8 足阳明胃经循行示意图

4. 足太阴脾经 本经从足走胸，主要循行于下肢内侧及腹部、胸部，起于隐白，止于大包，单侧21穴。主治脾胃病、妇科病、前阴病及经脉循行部位的其他病证。常用腧穴的定位、主治和操作方法如下（表6-7，图6-9）。

表6-7 足太阴脾经常用腧穴

穴位	定位	主治	操作
三阴交	在内踝尖上3寸，胫骨内侧缘后方	月经不调，痛经，崩漏，带下，闭经，阳痿，遗精，遗尿，水肿，失眠，湿疹，头痛，眩晕，腹胀，泄泻，下肢痿痹，阴虚诸症	直刺1~1.5寸，孕妇禁针，可灸
阴陵泉	位于小腿内侧，胫骨内侧髁后下方凹陷处	腹胀，腹痛，泄泻，水肿，小便不利或失禁，膝痛，黄疸	直刺1~1.5寸，可灸
血海	屈膝，在髌骨底内侧缘上2寸，股四头肌内侧头隆起处	月经不调，崩漏，痛经，闭经，皮肤瘙痒，荨麻疹，湿疹，膝关节痛	直刺0.5~1寸，可灸

图 6 - 9 足太阴脾经循行示意图

5. 手少阴心经 本经从胸走手，主要循行于上肢内侧，起于极泉，止于少冲。单侧 9 穴，主治心、胸、神志病及经脉循行部位的其他病证。常用腧穴的定位、主治和操作方法如下（表 6 - 8，图 6 - 10）。

表 6 - 8 手少阴心经常用腧穴

穴位	定位	主治	操作
通里	在腕掌横纹上 1 寸，尺侧腕屈肌腱的桡侧缘	心悸怔忡，失眠健忘，目眩，暴喑，腕臂痛	直刺 0.3 ~ 0.5 寸，可灸
神门	在腕掌横纹尺侧端，尺侧腕屈肌腱的桡侧凹陷处	失眠健忘，心痛，心烦，心悸怔忡，眩晕	直刺 0.3 ~ 0.5 寸，可灸
少冲	小指末节桡侧，指甲角侧上方 0.1 寸	心悸，心痛，热病，昏迷	浅刺 0.1 寸，或点刺放血，可灸

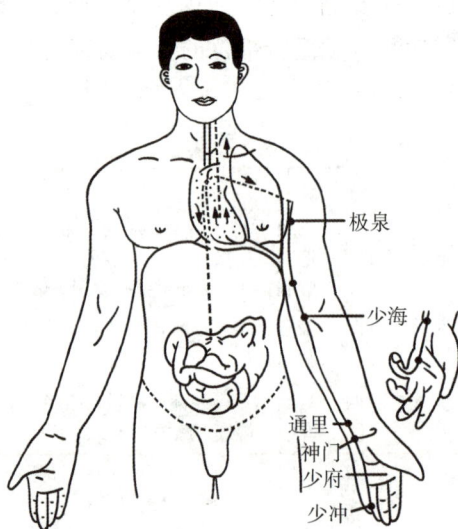

图 6 - 10 手少阴心经循行示意图

6. 手太阳小肠经 本经从手走头，主要循行于上肢外侧，起于少泽，止于听宫，单侧19穴。主治头面、五官疾病，热病及经脉循行部位的其他病证。常用腧穴的定位、主治和操作方法如下（表6-9，图6-11）。

表6-9 手太阳小肠经常用腧穴

穴位	定位	主治	操作
少泽	在小指尺侧指甲角旁约0.1寸	头痛，热病，乳痈，乳少，咽喉肿痛，昏厥	浅刺0.1寸或点刺放血，可灸
后溪	微握拳，在手掌第5掌指关节后的远侧，掌横纹头赤白肉际处	头项强痛，急性腰扭伤，落枕，咽喉肿痛，癫病	直刺，0.5～1寸，可灸
听宫	在耳屏前，下颌骨髁状突的后方，张口时呈凹陷处	耳聋，耳鸣，中耳炎，齿痛，下颌关节肿痛	张口直刺0.5～1寸，可灸

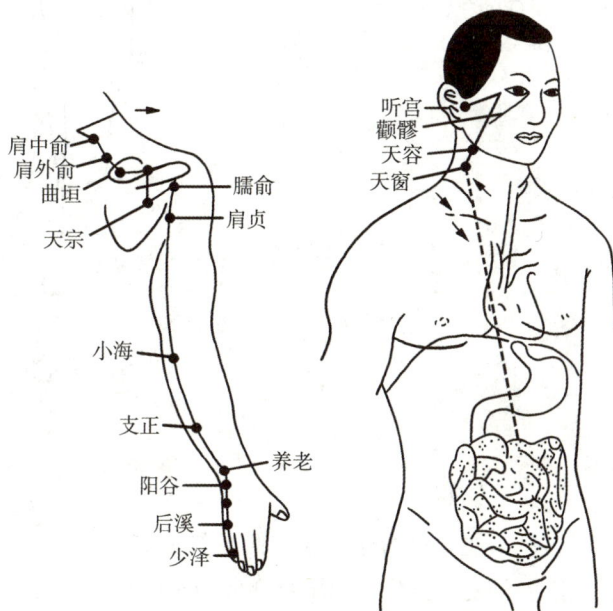

图6-11 手太阳小肠经循行示意图

7. 足太阳膀胱经 本经从头走足，主要循行于背腰部及下肢后侧，起于睛明，止至阴，单侧67穴。主治头项、背腰部疾病，下肢疾病，神志病及与脏腑功能有关的疾病和经脉循行部位的其他病证。常用腧穴的定位、主治和操作方法如下（表6-10，图6-12）。

表6-10 足太阳膀胱经常用腧穴

穴位	定位	主治	操作
攒竹	眉头凹陷中，眶上切迹处	头痛，眉棱骨痛，视物不明，迎风流泪，近视，眼睑跳动	平刺0.5～0.8寸，禁灸
肾俞	第2腰椎棘突下，旁开1.5寸	遗精，阳痿，遗尿，月经不调，带下，腰痛，头晕，耳聋，耳鸣，气喘，水肿	直刺0.5～1寸，宜灸
委中	当股二头肌腱与半腱肌肌腱中间，腘窝横纹中点处	腰痛，下肢痿痹，坐骨神经痛，吐泻，遗尿，中暑	直刺1～1.5寸，或用三棱针点刺放血
承山	足跟上提时，在腓肠肌两肌腹之间凹陷的顶端	腓肠肌痉挛，腰腿痛，坐骨神经痛，下肢不遂	直刺1～2寸，可灸
昆仑	在外踝后，外踝尖与跟腱间的凹陷中	头痛，项强，眩晕，腰背痛，足跟痛，难产	直刺，0.5～0.8寸，孕妇禁针，可灸
至阴	足小趾外侧，距趾甲角旁0.1寸	胎位不正，难产，头痛，目痛	浅刺0.1寸，可灸，胎位不正用灸法

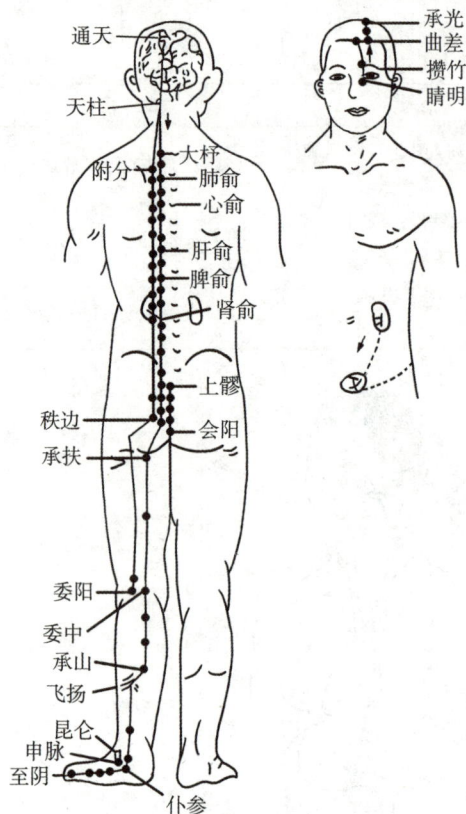

图 6 - 12 足太阳膀胱经循行示意图

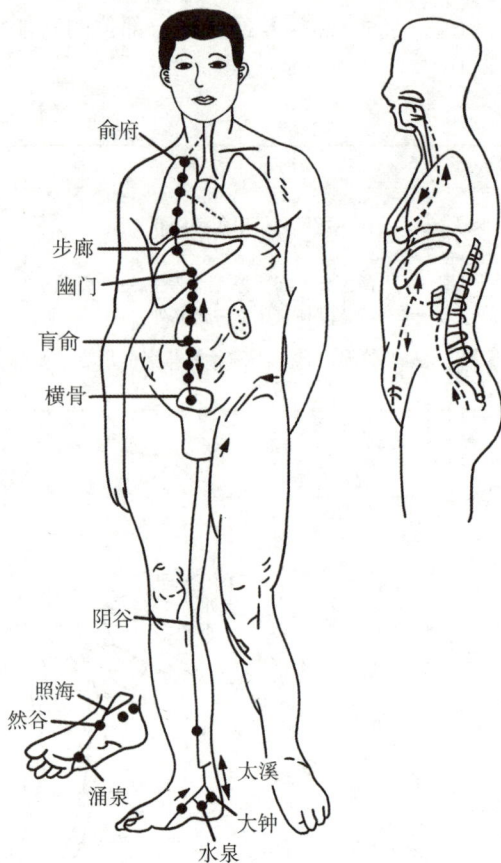

图 6 - 13 足少阴肾经循行示意图

8. 足少阴肾经 本经从足走胸，主要循行于下肢内侧及胸腹部，起于涌泉，止于俞府，单侧 27 穴。主治泌尿生殖疾患，肾、心、肺、咽喉疾病及经脉循行部位的其他病证。常用腧穴的定位、主治和操作方法如下（表 6 - 11，图 6 - 13）。

表 6 - 11 足少阴肾经常用腧穴

穴位	定位	主治	操作
涌泉	足底部前 1/3 处，卷足时凹陷中	眩晕，头痛，昏厥，小儿惊风，癫病	直刺 0.5～1 寸，可灸
太溪	在内踝后，内踝尖与跟腱之间中点处	头晕，咽喉肿痛，咳嗽，气喘，耳鸣耳聋，失眠健忘，遗精，阳痿，月经不调，齿病，足跟痛	直刺 0.5～1 寸，可灸
照海	在内踝下缘凹陷中	失眠，月经不调，痛经，带下，癃闭，咽喉干痛	直刺 0.5～0.8 寸，可灸

9. 手厥阴心包经 本经从胸走手，主要循行于上肢内侧，起于天池，止于中冲，单侧 9 穴。主治心、胸、胃、神志病及经脉循行部位的其他病证。常用腧穴的定位、主治和操作方法如下（表 6 - 12，图 6 - 14）。

表 6 - 12 手厥阴心包经常用腧穴

穴位	定位	主治	操作
曲泽	在肘横纹上，肱二头肌腱尺侧凹陷中	心悸，心痛，胃痛，呕吐，热病，肘臂痛	直刺 0.5～1 寸或点刺出血，少灸
间使	腕横纹上 3 寸，掌长肌腱与桡侧腕屈肌腱之间	心悸，心痛，胃痛，呕吐，热病	直刺 0.5～1 寸，可灸

续表

穴位	定位	主治	操作
内关	腕横纹上 2 寸，掌长肌腱与桡侧腕屈肌腱之间	心悸，心痛，胃痛，呕吐，呃逆，恶心，失眠，眩晕，郁证，中风偏瘫	直刺 0.5～1 寸，可灸
劳宫	在掌心，当第 2、3 掌骨间偏第 3 掌骨，握拳屈指时中指尖处	心悸，心痛，中风，癫痫，发热无汗，口舌生疮，口臭	直刺 0.3～0.5 寸，可灸

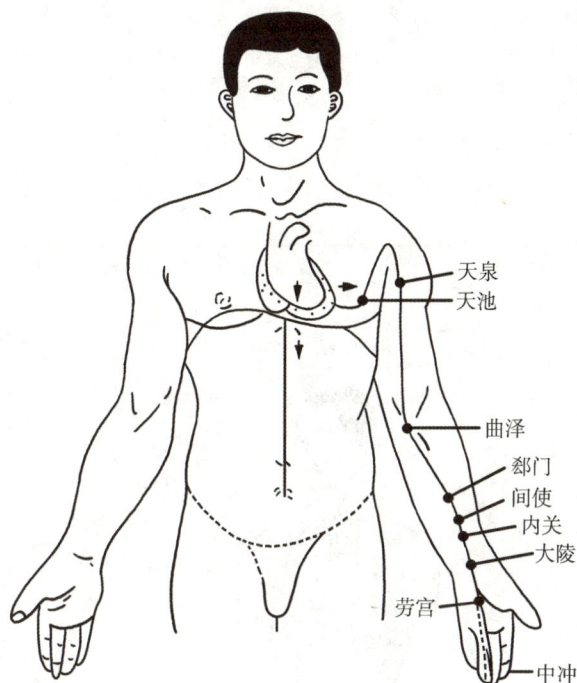

图 6-14　手厥阴心包经循行示意图

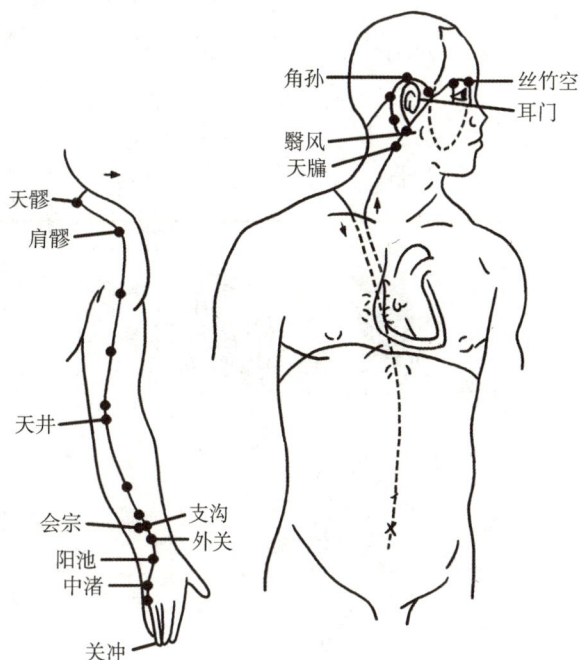

图 6-15　手少阳三焦经循行示意图

10. 手少阳三焦经　本经从手走头，主要循行于上肢外侧及头颈部，起于关冲，止于丝竹空，单侧23穴。主治头面五官疾病、胸胁病、热病及经脉循行部位的其他病证。常用腧穴的定位、主治和操作方法如下（表6-13，图6-15）。

表 6-13　手少阳三焦经常用腧穴

穴位	定位	主治	操作
外关	腕背横纹上 2 寸，尺骨与桡骨之间	偏头痛，胸胁痛，耳鸣耳聋，上肢痿痹，发热	直刺 0.5～1 寸，可灸
肩髎	肩峰后下方，上臂外展时，肩髃后约 1 寸凹陷处	上肢不遂，肩关节周围炎	直刺 1～1.5 寸，可灸
翳风	在耳垂后方，下颌角与乳突间的凹陷处	耳聋，耳鸣，面瘫，齿痛	直刺 0.5～1 寸，可灸
丝竹空	眉梢外端凹陷处	面瘫，头痛，目眩，目赤肿痛	平刺 0.3～0.5 寸，禁灸

11. 足少阳胆经 本经从头走足，主要循行于头侧、胸胁、下肢外侧，起于瞳子髎，止于足窍阴，单侧44穴。主治头面五官疾病、热病、肝胆病、神志病及经脉循行部位的其他病证。常用腧穴的定位、主治和操作方法如下（表6-14，图6-16）。

表6-14 足少阳胆经常用腧穴

穴位	定位	主治	操作
瞳子髎	目外眦旁，眶骨外缘凹陷中	头痛，目赤肿痛，迎风流泪，视力衰退，近视	平刺0.3~0.5寸，禁灸
风池	在枕骨下，后发际正中上1寸旁开，胸锁乳突肌与斜方肌上端之间的凹陷处	头痛，眩晕，中风，目赤肿痛，颈项强痛，耳鸣，口眼㖞斜，近视	向鼻尖方向斜刺0.5~1寸，可灸
肩井	大椎与肩峰端连线中点处	颈项痛，肩背痛，乳痈，乳汁不下，肩关节周围炎，上肢不遂	直刺0.3~0.5寸，深部为肺尖，不可深刺，少灸
环跳	侧卧屈股，当股骨大转子高点与骶管裂孔连线的外1/3与内2/3交点处	腰腿痛，下肢痿痹，坐骨神经痛	直刺2~3寸，少灸
阳陵泉	小腿外侧，腓骨小头前下方凹陷中	口苦，呕吐，胸胁痛，黄疸，下肢痿痹，膝痛	直刺1~1.5寸，可灸

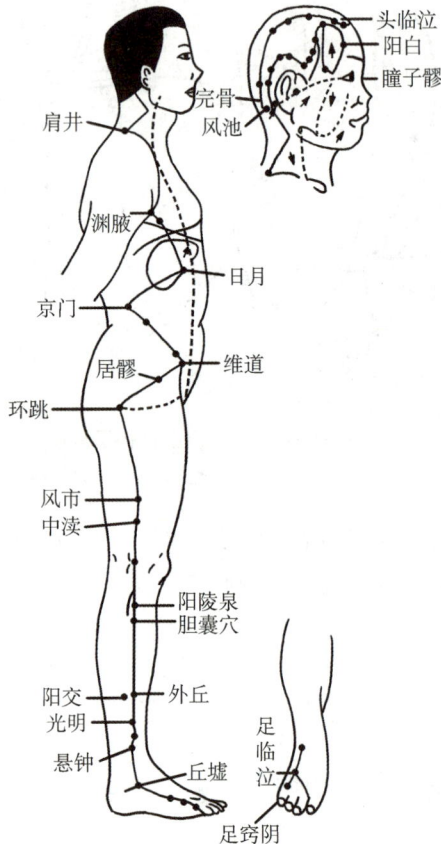

图6-16 足少阳胆经循行示意图

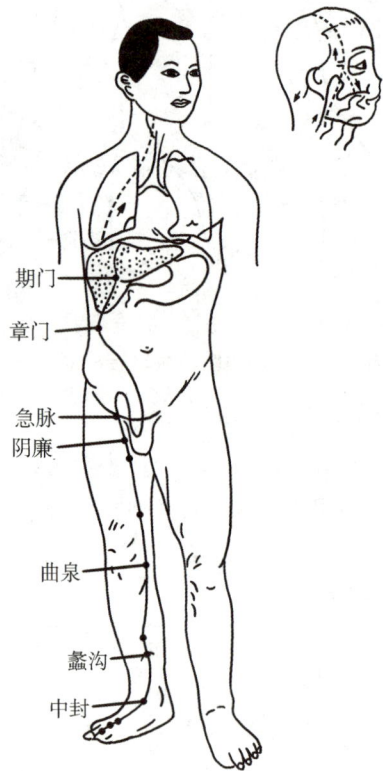

图6-17 足厥阴肝经循行示意图

12. 足厥阴肝经 本经从足走胸，主要循行于下肢内侧及胁肋部，起于大敦，止于期门，单侧14穴。主治肝胆病、脾胃病、妇科病、前阴病及经脉循行部位的其他病证。常用腧穴的定位、主治和操作方法如下（表6-15，图6-17）。

表 6-15 足厥阴肝经常用腧穴

穴位	定位	主治	操作
行间	在足第1、2趾间趾蹼缘的后方赤白肉际处	头痛，眩晕，目赤肿痛，口㖞，月经不调，崩漏，遗尿，耳聋，耳鸣	直刺或斜刺0.3~0.5寸，可灸
太冲	在足背，第1、2跖骨结合部前方凹陷处	头痛，眩晕，目赤肿痛，面瘫，中风，小儿惊风，月经不调，痛经，崩漏，下肢痿痹，耳聋，耳鸣	直刺0.5~0.8寸，可灸

13. 任脉 本经主要循行于胸腹部正中线，起于会阴，止于承浆，共24穴。主治头面、胸腹局部病证及相应的内脏疾病。常用腧穴的定位、主治和操作方法如下（表6-16，图6-18）。

表 6-16 任脉常用腧穴

穴位	定位	主治	操作
关元	在前正中线上，脐下3寸	月经不调，痛经，崩漏，遗精，遗尿，泄泻，完谷不化，疝气，脱肛，中风脱证，乏力，虚劳羸瘦	直刺1~1.5寸，宜灸
气海	在前正中线上，脐下1.5寸	中风脱证，虚劳羸瘦，遗尿，脱肛，遗精，阳痿，月经不调，痛经，闭经，崩漏，带下，阴挺，腹痛，疝气，完谷不化，乏力	直刺1~1.5寸，宜灸
神阙	脐窝中央	腹痛，腹胀，泄泻，脱肛，水肿	禁针，可灸
中脘	在前正中线上，脐上4寸	胃痛，呕吐，吞酸，腹胀，泄泻	直刺1~1.5寸，可灸
膻中	在前正中线上，平第4肋间隙，两乳头连线的中点	胸闷，气喘，气短，咳嗽，呃逆，呕吐，乳少，乳痈，噎膈	平刺0.3~0.5寸，可灸
承浆	在颏唇沟的正中凹陷处	口疮，面瘫，流涎	斜刺0.3~0.5寸，少灸

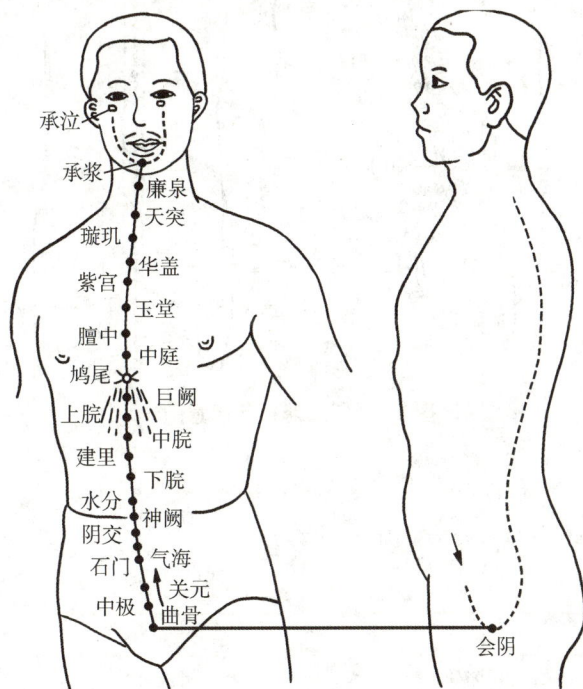

图 6-18 任脉循行示意图

14. 督脉 本经主要循行于腰背部正中线，起于长强，止于龈交，共29穴。主治神志病、热病、腰背头项部病证及相应的内脏疾病。常用腧穴的定位、主治和操作方法如下（表6-17，图6-19）。

表 6 – 17　督脉常用腧穴

穴位	定位	主治	操作
腰阳关	后正中线上，在第4腰椎棘突下凹陷中	下肢痿痹，腰痛，阳痿，遗精，月经不调	向上斜刺0.5~0.8寸，宜灸
命门	后正中线上，在第2腰椎棘突下凹陷中	腰痛，阳痿，遗精，月经不调，痛经，闭经，遗尿，腹泻	向上斜刺0.5~0.8寸，宜灸
大椎	后正中线上，在第7颈椎棘突下凹陷中	热病，骨蒸潮热，感冒，咳嗽，头项强痛，荨麻疹，风疹	向上斜刺0.5~1寸或点刺放血，可灸
百会	头正中线上，前发际正中直上5寸，约两侧耳尖连线中点	眩晕，头痛，脑卒中失语，失眠，健忘，脱肛，阴挺，胃下垂	平刺0.5~1寸，升阳益气用灸法
印堂	鼻尖直上，两眉头连线中点	头痛，眩晕，面瘫，鼻渊	平刺0.3~0.5寸或点刺出血
素髎	鼻尖正中	昏迷，鼻衄，惊厥	向上斜刺0.3~0.5寸或点刺出血
水沟	人中沟的上1/3与下2/3交点处	晕厥，昏迷，口眼㖞斜，狂痫，小儿惊风	向上斜刺0.3~0.5寸或用指甲掐按

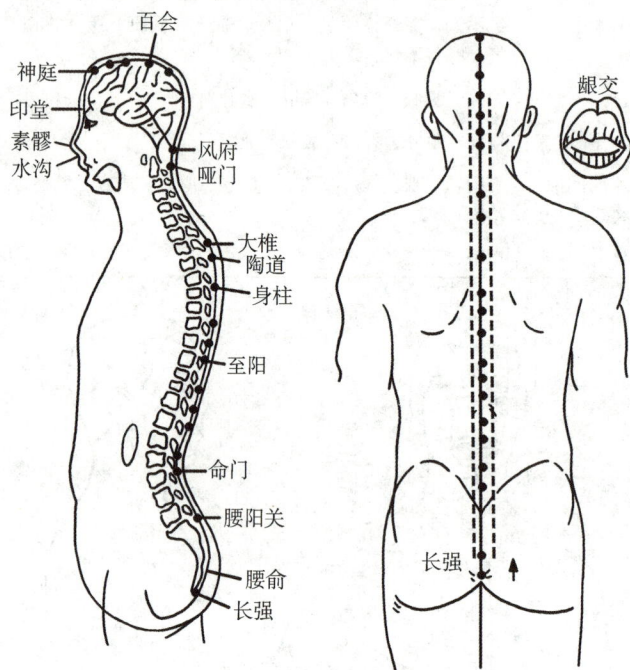

图 6 – 19　督脉循行示意图

（二）经外奇穴

常用经外奇穴的定位、主治和操作方法如下（表6–18）。

表 6 – 18　经外奇穴

穴位	定位	主治	操作
太阳	眉梢与目外眦中点，向后约1寸凹陷处	头痛，面瘫，齿痛，目疾	直刺或斜刺0.3~0.5寸
四神聪	百会穴前后左右各1寸处，共4个穴	头痛，眩晕，失眠，健忘，中风	平刺0.3~0.5寸，可灸
夹脊	第1胸椎至第5腰椎棘突下旁开0.5寸，左右共34穴	胸1~5夹脊穴治疗胸、心、肺及上肢病证，胸6~12夹脊穴治疗脾胃肝胆病证，腰1~5夹脊穴治疗腰骶、小腹及下肢病证	直刺0.3~0.5寸、斜刺0.5~0.8寸，或皮肤针叩刺，可灸

续表

穴位	定位	主治	操作
四缝	在第2至第5指掌面,近掌端指关节横纹的中央,左右共8穴	小儿疳积,百日咳,营养不良	点刺出血,或挤出少量黄白色黏液
腰痛点	在手背,第2、3掌骨及第4、5掌骨之间,当腕横纹与掌指关节中点处,左右共4穴	急性腰扭伤	直刺0.3～0.5寸

目标检测

答案解析

一、选择题

1. 经络最主要的组成部分是（　　）
   A. 十二经脉　　　　　　　B. 奇经八脉　　　　　　　C. 十二经筋
   D. 十二皮部　　　　　　　E. 络脉

2. 表里经相交位置是在（　　）
   A. 手足末端　　　　　　　B. 胸腹　　　　　　　　　C. 四肢
   D. 头面　　　　　　　　　E. 腰背

3. 阳经与阳经相交位置是在（　　）
   A. 四肢末端　　　　　　　B. 胸腹　　　　　　　　　C. 颈部
   D. 头面　　　　　　　　　E. 腰背

4. 骨度分寸中,腘横纹到外踝尖为（　　）寸
   A. 16寸　　　　　　　　　B. 18寸　　　　　　　　　C. 13寸
   D. 19寸　　　　　　　　　E. 12寸

5. 骨度分寸中,两乳头之间的是（　　）寸
   A. 8寸　　　　　　　　　　B. 9寸　　　　　　　　　　C. 5寸
   D. 13寸　　　　　　　　　　E. 12寸

（张娟　任旭）

书网融合……

本章小结　　　　　　微课　　　　　　题库

第二篇　中医护理程序

第七章　四诊与病情观察

PPT

◎ 学习目标

1. 通过本章学习，重点把握望诊、闻诊、问诊、切诊的内容与原理；正常舌象的表现；望神的意义。

2. 学会运用所学知识，进行病情资料的收集，对患者病情进行观察，掌握病人病情的发展、变化和转归，对病情作出综合判断。具有关心、尊重患者，与患者换位思考的意识。

≫ 情境导入

情境描述　马先生，63岁，1个月前以"心绞痛"住院治疗。汗多，心前区时常闷痛，伴有左手臂麻木感。今日突感心悸，胸痛彻背，呼吸困难，口唇青紫，舌暗，舌下络脉粗大。

讨论　1. 患者为什么会出现口唇青紫，舌暗？

　　　　2. 主要从哪些方面对病人进行病情观察？

"四诊"，包括望、闻、问、切四个方面，是中医诊察疾病了解病情的基本方法。临床必须将它们有机结合，做到"四诊合参"，才能全面系统地了解病情，作出正确的判断。

第一节　望　诊

望诊是运用视觉对患者的全身、局部及其分泌物、排泄物的变化进行观察，来了解病情的诊察方法。主要内容包括望诊注意事项、望全身、望局部、望舌和望小儿指纹。

一、望诊注意事项

望诊注意事项（图7-1）。

二、望全身情况

（一）望神

中医学里的神是生命活动的总称，分广义和狭义。广义之神，是整个人体生命活动的外在表现；狭义之神，指人的精神状态、神志活动。望神是通过观察人体生命活动的整体表现来判断病情的

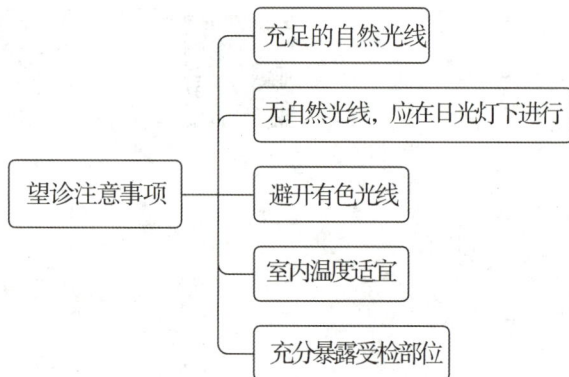

```
                    ┌─ 充足的自然光线
                    │
                    ├─ 无自然光线，应在日光灯下进行
                    │
        望诊注意事项 ─┼─ 避开有色光线
                    │
                    ├─ 室内温度适宜
                    │
                    └─ 充分暴露受检部位
```

图7-1　望诊注意事项

方法。

1. 得神　目光明亮、神志清醒、语言清晰、面色荣润、表情自然、反应灵敏、动作灵活、呼吸平稳、肌肉不削。是正气充足，身体健康的表现。

2. 少神　精神不振、健忘、嗜睡、声低懒言、倦怠无力、动作迟缓，是精气轻损的一种表现，多见于体质虚弱或病轻、恢复期的患者。

3. 失神　目光晦暗、瞳神呆滞、精神萎靡、反应迟钝、语言低弱或不清、动作迟缓，为病情较重；神志昏迷、言语失伦、呼吸异常，或循衣摸床、撮空理线，或卒倒而目闭口开、手撒的患者，多预后不良。

4. 假神　病情危重忽见好转，或久病重病之人，本已失神，突然精神转佳，目光转亮，语言不休，想见亲人；原来面色晦暗，突然颧赤如妆；或原本毫无食欲，突然食欲增加，均为假神之象。常比喻为"回光返照"或"残灯复明"。

（二）望色

观察皮肤色泽变化的诊断方法，包括望常色和望病色，以面部色泽观察为主。

1. 常色　指正常人的面部色泽。中国人的面色多表现为红黄隐隐，明润含蓄。红黄隐隐指皮肤黄里透红、红黄之间没有明确的界限。明润含蓄指皮肤光明润泽、精彩内含而不显露。

2. 病色　是指人体在疾病状态时的异常面部色泽。

（1）青色　主寒证、痛证、瘀血证和惊风证。青为寒凝气滞，经脉瘀阻的面色。若是阴寒内盛，心腹疼痛，可见面色苍白而青；若心气不足，推动血液运行无力，可见面色青灰；口唇青紫，多为气虚血瘀所致；小儿若见高热，同时伴有面部青紫，尤以鼻柱明显，常是惊风的先兆。

（2）赤色　主热证。满面通红，多属于外感发热，或脏腑阳盛的实热证；仅见两颧潮红，则多属于阴虚而阳亢的虚热证；如久病或是重病而面色苍白却时而泛红如妆，多为戴阳证，是虚阳上越的危重证候。

（3）黄色　主脾虚证、湿证。面色淡黄，枯槁无泽，称为萎黄。多属脾胃气虚，营血不能上荣之故。如面、目、身俱黄，其中黄而鲜明如橘子色者为"阳黄"，多为湿热熏蒸；黄而晦暗如烟熏者为"阴黄"，多属寒湿阻滞；小儿面黄肿或青黄或乍黄乍白，腹大青筋，为疳积。

（4）白色　主虚证、寒证、失血、夺气。白色为气血不荣之候，阳气虚衰，气血运行迟滞，或耗气失血，而致气血不充；若寒凝血涩，经脉收缩，也可导致面呈白色；白而虚浮，或苍白或晦滞，多为阳虚；急性病突然面色苍白，伴冷汗淋漓，多为阳气暴脱的证候；淡白，多为气虚，白而无华，或黄白如鸡皮者，为血虚或夺血；里寒证剧烈腹痛或战栗时，亦可见面色苍白。

（5）黑色　主肾虚证、寒证、水饮、瘀血。颧与面黑为肾病，面黑而干焦，多为肾精久耗，虚火灼阴；黑而浅淡者，为肾病水寒；凡黑而暗淡者，不论病之新久，总属阳气不振；眼眶周围发黑，往往是肾虚或有水饮，或为寒湿下注之带下；若面色黧黑，而肌肤甲错，为有瘀血。

（三）望形体

主要观察患者形体的强、弱、胖、瘦等情况。形体壮实，肌肉充实，皮肤润泽，说明内脏坚实，气血旺盛，是体质强壮的表现。形体衰弱，肌肉消瘦，皮肤干涩，说明内脏虚弱，气血衰少，是体质虚弱的表现。若形体肥胖而肌肉松软，气短乏力，多属阳气不足，脾虚有痰湿，故有"肥人多湿"之说。形瘦色苍，肌肉瘦削，皮肤干燥，多属阴血不足或阴虚有火，故有"瘦人多火"之说。若骨瘦如柴，肌肉干瘪，是脏腑精气衰竭之象。

（四）望姿态

主要观察患者的动静姿态与疾病有关的体位变化及肢体的异常动作。正常人能随意运动而动作协调，体态自然。疾病时，不同的疾病产生不同的病态。一般来讲，喜动者属阳证，喜静者属阴证，临床表现可见如下。

1. 患者的卧位　如卧时身体能转侧，面常向外，多为阳、热、实证。卧时身重不能转侧，面常向里，多为阴、寒、虚证。仰面伸足，常揭衣被，不欲近火，为热证。蜷缩成团喜加衣被或近火取暖，为寒证。

2. 患者的坐位　患者坐位仰首而喘，呼吸困难，痰涎壅盛，是肺实证。坐而俯首，气短不足以息，多是肺虚或肾不纳气证。坐卧不宁，为烦躁不安或腹满胀痛。

3. 患者异常动作　如患者眼睑、口唇、手指、足趾不时颤动，多是急性热病，动风的先兆。四肢抽搐，多见风病（痫证、破伤风、小儿急慢惊风、狂犬病）。抽而有力为实证，抽而无力为虚证。患者项背强直、四肢抽搐、角弓反张，为肝风内动，热极生风。若弯腰曲背、转动艰难，多是腰腿痛。突然以手护心、面色苍白、不敢行动，多是心绞痛。

三、望局部情况

（一）望头颈与头发

望头颈与头发，主要是望头形、囟门和头发的色泽变化。

1. 望头颈　小儿头形过大或过小，伴有智力发育不全者，多属先天不足，肾精亏损。小儿囟门下陷者，多为津液损伤，脑髓不足，多属虚证。囟门高突者，多为痰湿内蕴或火邪上攻，多属实热证。囟门迟闭者，多属肾精不足。

2. 望头发　发黑浓密润泽，为肾气盛精血充足的表现；如发稀疏易落，或干枯不荣，多为肾气亏虚，精血不足；若是突然出现片状脱发，多属血虚受风，或痰瘀阻滞，气血不荣；青壮年头发稀疏易落，有眩晕、健忘、腰膝酸软表现者，常属于肾虚，或属于血热；有头皮发痒，多屑、多脂表现者，为血热化燥和湿热生风所致。脱屑堆叠，脱屑处皮肤潮红，搔之有血渍，头皮瘙痒，为风热化燥；头皮脱落，细薄油腻，皮屑黏着发间，为湿热生风；青年白发，伴有肾虚症状者属肾虚。伴有失眠健忘症状者，为劳神伤血所致。小儿发结如穗，枯黄无泽，多见于疳积病。

（二）望五官

望五官是对眼、耳、鼻、口、唇、齿龈、咽喉等头部器官的望诊。

1. 望目　五脏六腑精气皆上注于目，其中目眦血络属心，白睛属肺，黑睛属肝，瞳子属肾，眼胞属脾。

（1）望目色　全目赤肿，多属肝经风热；眼胞颜色晦暗，为肾虚；上眼胞肿胀红赤，多是脾经风热；眼胞皮红湿烂，多是脾火挟湿；目眦红赤为心火，淡白为气血亏虚。

（2）望目形态　目胞浮肿，为水肿的表现，但健康人低枕睡眠后一时性眼胞微肿，不属于病态。眼窝凹陷，多是津液所伤或气血不足，可见吐泻伤津或气血虚弱的患者。若眼球突出兼颈前微肿，急躁易怒为瘿病，多为肝郁化火、痰气壅阻所致。

（3）望目动态　正常人瞳孔圆形，双侧等大，直径 3～4mm，对光反应灵敏，眼球运动随意灵活，其异常改变主要有以下几种。

瞳孔缩小：多因肝胆火炽所致或药物中毒；如见瞳孔散大，多为精气衰竭。

瞪目直视：患者两目固定前视，若见于神志昏迷患者，为脏腑精气将绝，属病危之候。

昏睡露睛：多属脾胃虚弱，可见于吐泻伤津和慢惊风的患者。

胞睑下垂：又称睑废，双睑下垂者，多为先天不足、脾肾亏虚。单睑下垂者，多因脾气虚衰或外伤所致。

2. 望耳　肾开窍于耳，望耳主要观察耳的色泽、形态及耳道内分泌物的情况。

（1）色泽变化　正常人耳郭色泽红润，为气血充足的表现；色青黑而痛者，主肾水不足或肾水寒极生火；纯黑是肾气将绝，或见于肾病实证；浅黑为肾病虚证，如耳轮干枯焦黑，多是肾精亏耗、精不上荣所致，属危证；色红主热积痰聚；色红赤者，为肝胆湿热及热毒上蒸。

（2）形态变化　正常人耳厚大是形盛，为肾气足的表现；耳薄小是肾气亏；耳轮甲错，为久病血瘀或有肠痈。

（3）耳道分泌物　耳道内有脓液，多为肝胆湿热或肾阴虚而虚火上攻。

3. 望鼻　鼻为肺窍，是肺气出入的门户。望鼻应注意观察色泽、形态的变化。望鼻不仅可以诊察肺和脾胃的病变，而且还可以判断脏腑的虚实、胃气的盛衰、病情的轻重和预后。

（1）望色泽　正常人鼻色明润，鼻黏膜淡红润泽；鼻端色赤，多属肺、脾蕴热。鼻头赤主肺脾实热。鼻头微红主脾经虚热。鼻端色青，多见于阴寒腹痛患者。鼻端色微黑，常是肾虚寒水内停之象。

（2）望形态　鼻红肿生疮，多属胃热或血热；小儿鼻窍糜烂多见于疳积；酒渣鼻，鼻端生红色粉刺，多因肺蕴热所致；鼻柱溃陷，见于梅毒；鼻翼煽动，多见于肺热和哮喘患者。

4. 望唇、齿、龈　望口唇的异常变化可以诊察脾胃的病变，其主要观察其色、形、润燥的变化。

（1）望唇色　正常人的唇色泽明润，是脏腑功能旺盛、胃气充足、气血调和的表现；外感患者唇色红润，提示没有内热；唇色淡白，为血虚和失血，可见于大出血的患者；唇色淡白如纸，唇四周绕起白晕为亡血之候；唇色深红，为实证、热证；深红而干，属热盛伤津；樱桃红唇色者，多见于煤气中毒；唇色青紫，常为寒凝血瘀；唇色青黑，多为寒盛、痛极。

（2）望唇形　口唇干枯皲裂，多见于外感燥邪，亦可见于热炽津伤。口角流涎，多属脾虚湿盛或胃中有热，或见于虫积。若见口唇糜烂，多由脾胃蕴热上蒸所致，如见口歪斜则为中风。

（3）望口唇润泽　口唇干燥焦裂或裂开出血，多见于外感燥热之证或脾经有热。口中唾液分泌量多，津津不止，频频唾吐，多因脾肾阳虚，水液不化而上逆所致。

牙齿干燥，多是胃热炽盛、津液大伤。齿燥如枯骨，多为肾精枯竭；牙龈红肿者，多属胃火上炎；牙龈出血而红肿者，为胃火伤络。

5. 望咽喉　正常情况下，咽喉部色淡红润泽，不痛不肿，主要反映肺、胃的情况。

（1）红肿　咽喉部位红赤，主肺胃郁热；色深红多主火毒壅盛搏结于咽喉，为实热证；红而娇嫩主肺肾阴虚火旺；其色红而暗滞，漫肿，多主痰浊凝滞，气滞血瘀。

（2）腐烂成脓　咽喉黏膜腐烂分散浅表，周围色红微肿，为热毒上攻；溃烂连片，主火毒壅盛，熏灼肌膜，溃烂微肿，其色赤黄，口秽，腹满便结，苔黄厚，主胃肠积热，上蒸咽喉。

（3）假膜　咽喉溃烂，表面覆盖一层黄白或灰白膜，假膜松厚，易拭去者，病情较轻；假膜坚韧，不易拭去，重剥出血，很快复生者，称为白喉，病情较重。

6. 望皮肤　皮肤居一身之表，为机体御邪之屏障，内合于肺，为气血所荣。脏腑病变可通过经络反映于肌表皮肤。望皮肤，应注意形态色泽的变化及斑疹的鉴别。

（1）皮肤形色变化　皮肤突变白色，状如斑点，无痛痒感，自面及颈项，日久延及全身，属"白癜风"。皮肤大片红肿色赤如丹者，多为实热火毒之气所致；皮肤面目皆黄，是为黄疸。

（2）斑疹　斑和疹是全身性疾病反映于皮肤的一种证候表现。平铺于皮下，摸之不碍手者，谓之斑。色红疹点小如粟，高出于皮肤，摸之碍手（亦有不高出皮肤）谓之疹。望斑疹主要观察其色泽与形态的变化。

斑疹的色泽：以鲜活润泽为顺。若深红如鸡冠色，多为热毒炽盛；色紫暗者，多为热毒盛极，阴液大伤。色淡红或晦暗，并见四肢冰凉，脉细弱者，为正气不足或阳气衰微之象。

斑疹的形态：一般以分布均匀，稀疏者为邪浅病情轻；稠密，或根部紧束有脚，为热毒深重之象；疏密不匀，或先后不齐，或见即隐，多是邪气内陷之候。

四、望舌

望舌，又称舌诊，是望诊的重要组成部分。为中医诊断疾病的重要依据之一，主要是观察舌质与舌苔的变化。舌质，是舌的肌肉脉络组织，又称舌体。望舌质包括望舌色、舌神、舌形、舌态等方面的变化，以候脏腑之虚实、气血之盛衰；舌苔，是舌面上附着的苔状物，由胃气所生，望舌苔包括望苔色和苔质两方面的内容，以测病邪的深浅，邪正的消长。

正常的舌象：舌体柔软，运动灵活自如，舌色淡红润泽、不胖不瘦，舌苔均匀。临床上常描述为"淡红舌、薄白苔"。

舌与脏腑的关系：舌为心之苗，又为脾之外候，由于舌通过经络直接或间接地联系于许多脏腑，所以脏腑的精气可上达于舌，同时脏腑的病变亦可从舌象变化反映出来。舌尖反映心肺的病变，舌边反映肝胆的病变，舌中反映脾胃的病变，舌根反映肾的病变（图 7-2）。

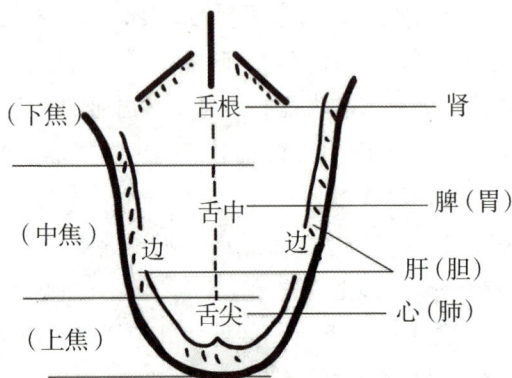

图 7-2 舌诊脏腑分属图

望舌的注意事项如下。

1. 光线 望舌时需要充足的自然光线，并且尽可能使光线直射于口内。

2. 伸舌姿势 伸舌时要求患者自然地将舌伸出口外，充分暴露舌体，舌尖略向下，舌面向两侧展平，不要蜷缩，也不要过分用力外伸。

3. 染苔 某些食物或药物，可使舌苔染上颜色，称之为"染苔"。如乌梅等能将舌苔染黑；维生素等药物可将舌苔染黄；吸烟可将舌苔染灰等。临床如见到舌苔突然变化或是舌苔与病情不符时，应注意询问其饮食及服药情况，以防染苔造成假象。

（一）望舌质

包括望舌色、望舌形、望舌态等方面内容。

1. 望舌色 主要是观察舌质颜色的异常变化。

（1）淡白舌 较正常舌色浅淡为淡白舌。主虚证、寒证。如舌淡白不泽或舌体瘦薄，则属气血虚。舌淡白少津，多属阳虚津亏。若淡白湿润，舌体胖嫩，多属虚寒证。

（2）红舌 舌色较正常深的，甚至呈鲜红色，为红舌。主热证，有虚实之分。若舌色鲜红起芒刺或兼黄厚苔，多属实热证；舌色鲜红少苔或裂纹或舌红无苔，则属虚热证；舌尖红者为心火亢盛；舌边红者，为肝胆火旺。

（3）绛舌 舌色深红为绛舌。绛舌主病有外感和内伤之分，外感热病见绛舌，为邪热已深入营血。

内伤杂病见绛舌少苔、无苔或有裂纹，多属阴虚火旺，常见于久病、重病之人；若舌色绛红，舌面光如镜面，为胃津消亡；舌色绛红而干枯者，为肾阴枯涸。

（4）紫舌　舌质色紫为紫舌。主热证、寒证、瘀血证。舌绛紫干枯少津，为热盛伤津、气血壅滞。舌淡紫或青紫湿润者，多为寒凝血瘀，舌面或舌边见紫色斑点、斑块，称瘀点或瘀斑，为血瘀证。

2. 望舌形　舌形是指舌质的形状。

（1）胖大舌　较正常舌体胖大为胖大舌，有胖嫩肿胀之分。嫩舌多兼虚胖，称胖嫩舌；只胖不嫩者，称肿胀舌；若舌体胖嫩，色淡，多因脾肾阳虚、津液不化、水饮痰湿阻滞所致；如舌体肿胀满口，色深红，多属心脾热盛。

（2）瘦薄舌　舌体瘦小而薄，为瘦薄舌。瘦薄而色淡者，多是气血两虚；瘦薄而色红绛且干者，多因阴虚火旺、津液耗伤所致。

（3）裂纹舌　舌面上有各种明显的裂纹，为裂纹舌。若舌质红绛而有裂纹，多属热盛津伤；舌色淡白而有裂纹，多为气血不足。

（4）齿痕舌　舌体边缘有牙齿的痕迹，为齿痕舌。多由舌体胖大而受齿缘压迫所致，故齿痕舌常和胖大舌同见，多属脾虚。若舌质淡白而湿润，多为脾虚而寒湿壅盛。

（5）芒刺舌　舌乳头增生、肥大、高起如刺，为芒刺舌。芒刺干燥，多属热邪亢盛，且热愈盛则芒刺愈多。根据芒刺所生部位，可分辨邪热所在脏腑，如舌尖有芒刺，多属心火亢盛；舌边有芒刺，多属肝胆火盛；舌中有芒刺，多属胃肠热盛。

3. 望舌态　舌态是指舌体的动态。

（1）强硬舌　舌体失去柔和，屈伸不利，或不能转动者，为强硬舌。多因热邪亢盛灼伤阴津，舌脉失养或痰浊内闭所致。如舌红而强硬，兼神志不清，多属热扰心神；舌色红干而强硬，多主热盛伤津，如舌强不语，口眼歪斜，常为中风之先兆。

（2）痿软舌　舌体软弱，伸卷无力，转动不便，称为痿软舌。多因气血虚极、阴液亏耗、筋脉失养所致。久病舌淡而痿，为气血俱虚；舌绛而痿，为阴亏已极；新病舌干红而痿者，则为热灼阴伤。

（3）颤抖舌　舌体不自主地颤动、动摇不定者称为颤抖舌。多因阴血亏虚，筋脉失养，舌脉挛急，或因邪热亢盛，燔灼肝经，筋脉拘急所致。如舌质淡白而颤抖者，属血虚生风；舌红绛而颤抖者，为热极生风。

（4）吐弄舌　舌伸长，吐露出口外者为吐舌。舌时时微出口外，立即收回口内，或舌舐口唇上下或口角左右，称为弄舌。吐舌和弄舌两者都是心脾有热，吐舌可见于疫毒攻心或是正气已绝；弄舌多为动风先兆，或是小儿智能发育不良。

（5）歪斜舌　舌体偏斜于一侧，称为歪斜舌，多是中风或中风先兆。

（6）短缩舌　舌体紧缩不能伸长，为短缩舌，多是病情危重的反映；若舌淡或青而湿润短缩，多属寒凝筋脉；舌胖而短缩，属痰湿内阻；舌红绛干而短缩，多属于热病伤阴。

（二）望舌苔

包括望苔色和望苔质两个方面。

1. 望苔色　苔色的变化有白苔、黄苔、灰苔、黑苔几种。

（1）白苔　常见于表证、寒证。苔白薄者，多为表证；苔白厚者，多为寒证；若舌上满布白苔，有如白粉堆积在舌上，扪之不燥，为"积粉苔"，由于外感秽浊邪气，毒热内盛所致，常见于瘟疫，亦见于内痈。

（2）黄苔　主热证、里证。淡黄为热轻，深黄为热重；焦黄为热结。黄苔又主里证，是表邪入里化热；黄苔又常与红绛舌并见，若舌胖嫩而见苔黄滑润者，则应考虑阳虚水湿不化。

（3）灰苔　浅黑色的舌苔，主里热证、寒湿证。灰色为浅黑色，可发展为黑苔，故灰黑苔常同时并见。苔灰而干燥，热甚伤津，为外感热病；苔灰而润，为痰饮内停，或为寒湿内阻。

（4）黑苔　黑苔多由灰苔或黄苔发展而来，常见于疾病的严重阶段，主里热极证、寒盛证。若焦黑而燥裂，甚则生芒刺，多为热极伤津；苔黑而润滑，则多属阳虚寒盛。

2. 望苔质　主要观察舌苔的薄厚、润燥、腻腐、剥落等变化。

（1）薄、厚苔　疾病初起，病邪在表。病情较轻者，舌苔多薄；而病邪传里，病情较重，或内有饮食痰湿积滞者，则舌苔多厚；舌苔由薄转厚，表示病情由轻转重；舌苔由厚变薄，病情由重变轻。

（2）润、燥苔　苔面干燥，是津液不能上承所致，多见于热盛津伤或阴液亏耗的病证。但也有因阳气虚，不能化津液上润而苔燥者。苔面有过多水分，多是水湿内停之证；舌苔由燥转润，表示病情好转；由润变燥，则表明津液已伤，热邪加重或是邪从热化。

（3）腻、腐苔　苔质颗粒细腻致密，黏滑不易刮去，如涂油彩，为腻苔。苔质颗粒粗大、疏松而厚，形如豆腐渣堆积舌面，刮之易去，为腐苔。腻苔多见于湿浊、痰饮、食积等阳气被阴邪所抑的病变，如痰饮、湿温等病证。腐苔多由阳热有余、蒸腾胃中腐浊邪气上升而成，常见于食积、痰浊等证。

（4）剥（落）苔　若舌苔骤然退去，不再复生，以致舌面光洁如镜，即为光剥舌，又叫镜面舌，是胃阴枯竭、胃气大伤的表现。若是舌苔剥落不全，剥落处光滑无苔，称为花剥苔，也属胃的气阴两伤之证；若花剥而兼有腻苔者，说明痰浊未化，正气已伤，病情较为复杂。

在一般情况下，舌质与舌苔的变化是统一的，其主病往往是两者的综合。例如，内有实热，则多见苔黄舌红而干；病属于虚寒，则多见苔白舌淡而润。但在疾病的发展过程中，也常有舌质与舌苔变化不一致的情况。由于舌质和舌苔从不同的方面反映着病情，所以临床中辨别病证时，要综合分析。

（三）舌诊的临床意义

1. 判断正气的盛衰　脏腑气血之盛衰，可在舌上反映出来。如舌质红润，为气血旺盛；舌质淡白，为气血虚衰；苔薄白而润，是胃气旺盛；舌光而无苔，为胃气衰败或是胃阴大伤。

2. 分辨病位的深浅　在外感病中，舌苔的厚薄，常可反映病位的深浅。如舌苔薄，为疾病的初期，病位尚浅；苔厚，则为病邪渐入里，表示病位较深等。

3. 区别病邪的性质　不同性质的病邪，在舌象上能反映出不同的变化。如黄苔多是热；白苔多是寒；舌质有瘀点或瘀斑者，则是瘀血的表现。

4. 推断病势的进退　舌苔变化反映着正邪的消长与病位的深浅。所以观察舌苔可以推断病势的进退，这在急性热病中尤有其特殊的意义。如舌苔由白转黄、变黑，多是病邪由表入里，由轻变重，由寒化热；若舌苔由燥转润由厚变薄，往往津液复生，是病邪渐退、疾病向愈的表现。

五、望小儿指纹

小儿指纹是浮露于两手示指掌侧前缘的脉络，是手太阴肺经的一个分支，适用于3岁以内的幼儿。因小儿寸口脉短小，又常哭闹，易影响切脉的准确性，而示指脉络暴露，易于诊察，可弥补小儿脉诊的不足。

示指第一节为风关，第二节为气关，第三节为命关。正常指纹为红黄隐隐，隐现于示指风关之内。望小儿指纹主要观察其纹位、纹色、纹形三方面的变化。其临床意义可概括为浮沉分表里，红紫辨寒热，淡滞定虚实，三关测轻重。即指纹浮显者多表证；指纹深沉者多里证；红紫多热证；青色主惊风或疼痛；淡白多虚证；色浓滞多实证。若指纹突破风关，显至气关，甚至命关，表明病情逐渐加重；若直达指端称为"透

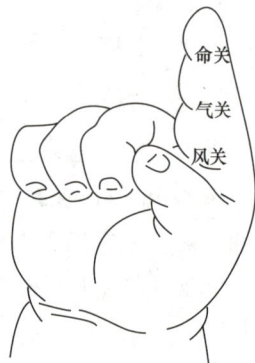

图7-3　小儿指纹三关示意图

关射甲"，为病情危象。指纹对小儿疾病的诊断有一定的帮助，但仍需结合其他诊法做出综合诊断（图7-3）。

💡 **素质提升**

望小儿指纹在护理中的意义

儿童是民族的未来与希望，儿童的健康成长关乎中华民族的前途命运。因此在中医护理工作中不仅要具备扎实的基础知识，而且要结合中医诊法，综合了解患儿的病情信息，针对性进行护理，帮助患儿尽快恢复健康。《针灸大成》中有"夫小儿初生……必辨虎口色脉，方可察病之的要"；清《幼幼集成》记载"初起风关证未央，气关纹现急须防，乍临命位诚危急，射甲通关病势彰"。解剖学研究发现，小儿食指指纹和其余四指静脉相比，粗而浅表最便于肉眼观察。可见在中医儿科护理工作中，望小儿指纹诊法是一项重要的诊查方法。望小儿指纹诊法获得的信息可作为重要病情观测指标，结合其他临床指征，来判断患儿病情的预后与转归。

第二节　闻　诊

闻诊是通过听声音和嗅气味来诊断疾病的方法。听声音是应用听觉来诊察患者声音变化的一种诊断方法。如听患者的语音、呼吸、咳嗽、呃逆、嗳气、太息等各种声响；嗅气味是通过嗅觉诊察患者体内发出的异常气味以及排出物和病室的气味来诊察疾病的一种方法。

一、听声音

（一）语声

通过听患者声音以及语言的变化可以了解病情。

1. 语音强弱　一般来说，语声高亢洪亮，多言而躁动的，属实证、热证；语声低微无力，少言而沉静的，属虚证、寒证；若发不出音，称为"失音"。亦有虚实之分，见于外感风寒、风热或病后又伤于饮食，多属实证；见于内伤，肺肾阴虚，津液不能上承，表现为慢性或反复发作的，多属虚证；语音重浊，常见于外感，亦见于湿浊阻滞，为肺气不宣、气道不畅所致；其他如呻吟、惊呼等，常与痛、胀有关。

2. 语言错乱　多属于心的病变。若神志不清，胡言乱语，声高有力者，称谵语，常见于热扰心神的实证；神志不清，语言重复，时断时续，声音低弱者，称郑声，属于心气大伤、精神散乱的虚证；语言错乱，语后自知，不能自主者，称错语，虚证多为心脾两虚，实证多为心神被遏；若是语言粗鲁，狂妄叫骂，丧失理智者称狂言，常见于狂证，是痰火扰心所致；喃喃自语，见人便止者，称独语，常见于癫证，多是心气虚、精不养神的表现。

（二）呼吸

呼吸音变化与肺功能失常密切相关。

1. 气微与气粗　呼吸微弱，多是肺肾之气不足，属于内伤虚损；呼吸有力，声高气粗，多是邪热内盛，气道不利，属实热证。

2. 哮与喘　呼吸困难，短促急迫甚至鼻翼煽动，或张口抬肩不能平卧者称为喘；喘气时喉中有哮鸣音者称为哮。喘有虚实之分，若喘息气粗，声高息涌，唯以呼出为快的，属实喘，常因肺有实邪、气机不利所致。若喘声低微息短，呼多吸少，气不得续者，属虚喘，乃肺肾气虚、摄纳无力之故。

3. 少气 呼吸微弱，气少不足以息者，称为"少气"，多因气虚所致。

（三）咳嗽

咳嗽是肺失宣肃、气逆而上的一种症状。有声无痰谓之咳，有痰无声谓之嗽。

诊察咳嗽，首先应注意咳声和痰的色、质、量的变化，其次要对发病时间、病史及兼症等方面进行分辨，以鉴别病证的寒热虚实性质。一般来说，咳声重浊，多属实证；咳声低微气弱，多属虚证。若是干咳无痰或痰少而黏，不易咳出，多因燥邪伤肺或是阴虚肺燥所致。咳声短促呈阵发性、痉挛性、连声不断，咳声终止时有鹭鸶鸟叫样回声，并反复发作者，称为"顿咳"，其病程长而缠绵难愈，故又称百日咳。多因风邪与痰热搏结，阻遏气道所致，常见于小儿。咳声如犬吠伴有语声嘶哑，吸气困难，多因肺肾阴虚、火毒攻喉、闭塞气道所致，多见于白喉。

（四）呃逆、嗳气

呃逆，俗称"打嗝"，呃声高亢而短，响亮亦有力，多属实热；呃声低沉而长，气弱无力，多属虚寒。日常的打呃，呃声不高不低，无其他不适多为食后偶然触犯风寒，或因咽食急促所致，不属病态。若久病胃气衰败，出现呃逆，声低无力属危证。

嗳气，俗称"打饱嗝"，多见于饱食后，可由宿食不化、肝胃不和、胃虚气逆等原因引起；食后嗳出酸腐气味，多为宿食停滞或消化不良所致；无酸腐气味的，多为肝胃不和或胃虚气逆所致。

（五）太息

太息又称"叹息"，是指情志抑郁、胸闷不畅时发出的长吁或短叹声，太息之后自觉宽舒，是情志不遂、肝气郁结之象。

二、嗅气味

（一）病体气味

嗅患者自身发出的气味，可以了解病情。

1. 口气 口气臭秽，多属胃热或消化不良，也可见于龋齿、口腔不洁等。口气酸馊则多为胃有宿食；口气腐臭，多为内痈。

2. 汗气 汗出腥膻，是风湿热邪久蕴皮肤，津液受到熏蒸所致；汗出臭秽，为暑热火毒炽盛之证。

3. 二便 大便酸臭难闻，为肠有郁热。大便溏泄而腥，为脾胃虚寒；大便泄泻臭如败卵，矢气酸臭者，多为消化不良，宿食停滞。小便黄赤浑浊，有臊臭味者，多为膀胱湿热；尿甜并有烂苹果样气味者，为消渴证。

4. 痰、涕 若患者咳吐浊痰脓血，腥臭异常者，属肺痈；热毒壅肺所致咳痰黄稠味腥者，为肺热炽盛所致；咳吐痰涎清稀味咸，无特异气味，属寒证。鼻流浊涕腥臭如鱼脑者，为鼻渊。

5. 经、带、恶露 月经臭秽属热证；月经气腥属寒证。带下黄稠而臭秽，为湿热带下；带下色白清稀而腥臭者为寒湿。产后恶露臭秽者为湿热下注。

6. 呕吐物 嗅呕吐物之气味，可以辨别病证的寒热性质。呕吐物清稀无臭味者，多属胃寒；气味酸臭秽浊者，多属胃热；呕吐脓血而腥臭者为内有溃疡。

（二）病室气味

病室气味是由病体本身或排出物所散发的，气味从病体发展到充斥病室，说明病情严重。临床上通过嗅病室气味，可推断病情及诊断特殊疾病。如病室有腥味，多为失血；病室有腐臭气，病者多患溃腐疮疡；病室尸臭，多为脏腑衰败，病情危笃；病室尿臊气，多见于肾衰；病室有烂苹果样气味，多为消渴；危重病证病室有蒜臭味，多见于有机磷中毒。

第三节　问　诊

　　问诊是通过询问患者或患者家属，以了解疾病的发生、发展、治疗经过和目前自觉症状及既往史的一种方法。

　　问诊的主要内容，可概括为一般内容和现在症状两个方面。一般内容包括主诉、既往史、生活史和家庭史等。现在症状，是指患者就诊时感到的痛苦和不适以及与其病情相关的全身情况。问诊内容涉及范围广泛，既要有重点，又应全面了解。

一、问寒热

　　问寒热是指询问患者怕冷或发热的感觉。恶寒是患者的主观感觉，凡患者感觉怕冷，甚则加衣被、近火取暖，仍觉寒冷的，称为恶寒；若虽怕冷，但加衣被或近火取暖而有所缓解者，则称为畏寒。发热除指体温高于正常者外，还包括患者自觉全身或某一局部发热的主观感觉。寒热的表现形式有恶寒发热、但寒不热、但热不寒和寒热往来四种。

（一）恶寒发热

　　疾病初起，恶寒与发热同时并见，多属外感表证，外邪侵袭肌表，肌腠失煦则恶寒，卫阳失宣则发热。

1. 表寒证　恶寒重发热轻，即患者恶寒感觉明显，只有轻微的发热，是外感风寒的特征。

2. 表热证　恶寒轻发热重，即患者发热感觉明显，同时又感怕冷，是外感风热的特征。

3. 伤风证　发热轻而恶风汗出，即患者有轻微的发热与恶风，是伤风的特征。

（二）但寒不热

　　在疾病过程中，患者唯感畏寒而不发热，常兼有面色苍白、肢冷蜷卧等，多属里虚寒证，多因阳气虚于内，不能温煦肌表所致。慢性病日久不愈，体弱畏寒，脉沉迟无力，属虚寒证，是久病阳气虚衰，不能温煦肌表所致；突然发病，体质强壮，畏寒，脉实有力属实寒证，是因寒邪直中脏腑，损伤脾胃之阳所致，可见病变部位冷痛。

（三）但热不寒

　　患者发热较高而不伴恶寒，无怕冷的感觉，多属里热证。根据发热的轻重可分为以下 3 种情况：

　　1. 壮热　患者高热（体温 39℃ 以上）不退，不恶寒，仅见恶热，称为壮热。多为表邪入里化热，或阳热炽盛所致，兼见汗大出、大渴、脉洪大等为"阳明病证"的里实热证。

　　2. 潮热　发热如潮汐有定时，按时而发或按时而热更甚的（一般多在下午）即为潮热，临床常见有 3 种情况。

　　（1）阴虚潮热　每当午后或入夜即发热，且以五心烦热为特征，甚至有热自深层向外透发的感觉，故又称为"骨蒸潮热"。

　　（2）湿温潮热　以午后热甚，身热不扬，兼见头身困重等为特征。

　　（3）阳明潮热　热势较高，日晡热甚，故又称"日晡潮热"，日晡指申时，即下午 3~5 时，此为阳明经气最旺之时，故兼有口渴饮冷、腹满而痛、大便秘结，因热邪结于阳明大肠所致。

　　3. 低热　指发热日期较长，而热度仅较正常体温稍高（一般不超过 38℃），或患者自觉发热而体温并不高者，可见于一些内伤病和温热病的后期，临床亦可见到气虚发热和小儿夏季热。

（四）寒热往来

恶寒与发热交替而作，称为寒热往来。是半表半里证的特征，是正邪斗争，互为进退的表现。常兼有口苦、咽干、胁满等症状。若寒战与壮热交替，发有定时，一日一次或二三日一次者，则为疟疾。

二、问汗

汗是阳气蒸化津液，从腠理达于体表而成。问汗可辨邪正盛衰、腠理疏密和气血盛亏。问汗主要诊察汗出有无、汗出时间、性质和汗量、汗出部位等。

（一）汗出有无

在疾病过程中，特别对于外感病，必须问清汗出的有无，用来分辨外感病邪的性质。如表实证，多见无汗，发热恶寒；表虚证，多见有汗，发热恶风；里热证，多见汗出，身热而口渴。

（二）汗出时间

患者经常日间汗出不止，活动后更甚，称为自汗，多见于气虚证或阳虚证，常伴有气短乏力、怕冷等。患者入睡后则汗出，醒后则汗止，谓之盗汗，多见于阴虚内热证，常兼有潮热、颧红等。

（三）特殊汗出

1. 大汗　即汗出量多，临床上有虚实之分。患者大热，汗出不已，量多，兼见面赤、口大渴、脉洪大，为实热证；患者冷汗淋漓，兼见面色苍白、四肢厥冷、脉微欲绝者，为亡阳证，常见于重病之人。

2. 绝汗　是指病情在危重的情况下，汗出不止，如油如珠，每可导致亡阳或亡阴，故又称"脱汗"。

3. 战汗　先见全身战栗，几经挣扎，继而汗出的为战汗，是正邪相争，病变发展的转折点。如汗出热退，脉静身凉，是邪去正安的好转之象；若汗出而烦躁不安，脉来疾急，为邪胜正衰的危候。

（四）汗出部位

不同部位的汗出，其临床意义不同。

1. 头汗　汗出仅限于头部，多由上焦邪热或是中焦湿热郁蒸所致。

2. 半身汗　半侧身体出汗，或见于左侧，或见于右侧，或见于上半身，或见于下半身，皆为风痰或风湿之邪阻滞经脉，营卫不能流通，气血运行失常，阴阳不调所致。

三、问疼痛

疼痛，是临床上最常见的一种自觉症状之一，可发生在机体的各个部位。发病原因可概括为气滞血瘀阻滞所形成的"不通则痛"的实证和气血不足或精血亏虚、气血不能正常运行，导致脏腑经络失养所形成的"不荣则痛"的虚证。

问疼痛，应询问疼痛的部位、性质、程度、持续时间及喜恶等。

（一）疼痛的部位

问疼痛的部位，有利于了解病位所在。

1. 头痛　头为诸阳之会，手足三阳经均直接循于头面，厥阴经上达巅顶，五脏六腑的经气皆上注于头，所以外感六淫、内伤七情均可导致头痛。根据头痛的不同性质辨别虚实：发病急、病程短、头痛剧、痛无休止者，多属外感头痛的实证。多是由于外感六淫邪气，或者痰浊、瘀血阻滞清窍。发病缓慢、病程长、头痛较缓、时痛时止者，多属内伤头痛的虚证。多是由于气血津液亏虚，不能荣养于头，使脑海空虚而痛。

2. 胸痛 指胸部正中或偏侧疼痛，多为心肺病变。在询问时，应首先注意辨别胸痛的性质、部位和兼症。胸闷痛而痞满者，多为痰饮；胸胀痛而走窜，多为气滞；而咳吐脓血者，多见于肺痈；胸痛喘促而伴有发热、咳吐铁锈色痰者，多属肺热；潮热、盗汗者，多属肺痨；胸痛彻背，背痛彻心者，多属胸痹。

3. 胁痛 是指胁部的一侧或两侧疼痛。胁为肝胆二经分布的部位，所以胁痛多与肝胆病变密切相关。肝气不舒、肝火郁滞、肝胆湿热、气滞血瘀以及悬饮等病变，都可以引起胁痛。

4. 脘痛 胃脘冷痛剧烈，得热痛减，多为寒邪犯胃；胃脘灼热疼痛，消谷善饥、口臭便秘者，多属胃火炽盛；胃脘隐痛、喜暖喜按、呕吐清水者，多属虚寒；胃脘刺痛，多为胃中血瘀。

5. 腹痛 寒凝、热结、气滞、食滞、虫积、血瘀等引起的腹痛多为实证；气虚、血虚、阳虚等引起的腹痛，属虚证。

6. 腰痛 指腰脊正中或腰部两侧的疼痛。患者腰脊或腰骶部绵绵作痛，腰酸无力者属肾虚腰痛；患者腰部冷痛沉重，阴雨天疼痛加重者，多属寒湿腰痛；患者腰痛如针刺痛处固定不移、拒按、不能转侧者，多因外伤血瘀所致。

7. 四肢痛 四肢疼痛，或在关节，或在肌肉，或在经络，多由风寒湿邪的侵袭，阻碍气血运行所引起，常见于痹证；也有因脾胃虚损，水谷精气不能运于四肢而发作者，疼痛独见于足跟，甚则掣及腰背者，多属肾虚。

8. 身痛 患者全身骨节疼痛，多见于外感风寒表证；若久病周身疼痛，或妇女产后周身疼痛，多因营血不足、气血不和；若患者头身困重脘闷、纳呆便溏者，为感受湿邪；若患者身重嗜卧、少气懒言、倦怠乏力者，多为脾虚。

（二）疼痛的性质

问疼痛性质，可以了解病因、病性。

1. 胀痛 属气滞，以胁肋部、胸脘及腹部为多见。胸胁胀痛，为肝郁气滞；胃脘胀痛，为中焦气滞；头部胀痛，多见于肝阳上亢或肝火上炎。

2. 刺痛 刺痛即疼痛如针刺，属瘀血。痛处固定不移，拒按，以胸胁、少腹、胃脘部出现为多。

3. 绞痛 痛如刀绞、痛势剧烈，多因有形之实邪闭阻气机所致。如心血瘀阻引起的真心痛、蛔虫上窜引起的脘腹绞痛、结石阻塞尿路引起的小腹绞痛。

4. 灼痛 痛有灼热感而喜冷恶热为灼痛。常见于两胁或脘部，多因火邪窜络，或阴虚阳亢所致。

5. 冷痛 痛有冷感而喜暖，常见于头、腰、脘腹部，多因寒邪阻滞、凝结不通或阳气不足，脏腑经络失于温养所致。

6. 隐痛 疼痛不剧、绵绵不止，持续时间较长，属虚证，多见于头、脘、腹、腰部等处。多因精血不足，经脉失养，气血运行缓慢所致。

7. 空痛 指疼痛有空虚感，常见于头部及小腹部，多因精血亏虚所致。

8. 窜痛 指痛处游走不定，痛在胸胁脘腹等部位，多为气滞所致。痛在肢体关节而游走不定，称为游走痛，多见于风湿痹证。

9. 重痛 疼痛并有沉重的感觉为重痛。多见于头部、四肢及腰部，常因湿邪困阻、影响气血运行所致。

四、问睡眠

睡眠与人体卫气的循环和阴阳的盛衰有密切关系，睡眠失常主要有失眠和嗜睡两种变化。

（一）失眠

失眠又称"不寐"，是以经常不易入睡，或睡而易醒不能再睡，睡着时间太短，或时时惊醒，甚至彻夜不眠为证候特征。且常伴有多梦。正常人睡眠时间长短有个体差异，且与年龄大小相关，不能单凭睡眠时间的长短判断是否失眠。

失眠为阳盛阴虚、阳不入阴、神不守舍的表现。其病机虚者多属阴虚火旺、心肝血虚及心胆气虚。其实者多为邪气干扰，导致心神不宁，常见邪气有心火、肝火、痰热、食积、瘀血等。

（二）嗜睡

嗜睡又称多眠，以不论昼夜，时时欲睡，呼之即醒，醒之欲寐为证候特征。多因机体阴盛阳虚或湿困脾阳所致，还可见于温病热入心包。临床有以下几种。

（1）大病之后嗜睡　大病之后嗜睡伴有精神疲乏者，是正气未复的表现。

（2）困倦嗜睡　困倦嗜睡兼有头昏目沉、胸闷脘痞、四肢困重者，为痰湿困脾、清阳不升所致。

（3）饭后嗜睡　饭后嗜睡伴有神疲倦怠、食少纳差者，多为中气不足、脾失健运所致。

（4）患者极度衰惫嗜睡　患者极度衰惫嗜睡伴有神识朦胧、困倦易睡、肢冷脉微者，多属心肾阳衰。多可见于伤寒病后期的重症患者。是因心阳肾阳衰微，阴寒内盛，功能衰减所致。

五、问饮食口味

问饮食情况，可了解脾胃的盛衰；问口味的变异，可知脏腑的虚实。

（一）口渴与饮水

口渴多饮，常见于热证；大渴喜冷饮，为热盛伤津；渴喜热饮，饮量不多或口渴欲饮，水入即吐，小便不利，多为痰饮内停；口渴而不多饮，多属热入营血；口干，但欲漱水不欲咽，可见于瘀血；多饮伴有小便量多，多见于消渴。

（二）食欲与食量

食欲减退或不欲食，胃纳呆滞，多是脾胃功能失常的表现。若食少见于久病患者，兼有面色萎黄、形体消瘦、神疲倦怠等，属脾胃虚弱；若食少伴有胸闷、腹胀、肢体困重、舌苔厚腻者，则多见于脾虚水湿不运。若是厌恶食物，多见于伤食；妇女怀孕，亦可有厌食的反应。厌油腻厚味，多见于肝胆脾胃湿热的病证。食欲过于旺盛，食后不久即感饥饿者，为消谷善饥；食欲旺盛而身体反见消瘦者，为胃火炽盛或消渴；有饥饿感，不欲食，或是进食不多，称为饥不欲食，多是由于胃阴不足、虚火上扰所致。

（三）口味

口苦，多热证，常见于肝胆实热；口甜而腻，多属脾胃湿热；口中泛酸，多为肝胃蕴热；口中酸馊，多为食积内停；口淡乏味常见于脾虚不运。

六、问二便

问二便，主要询问排便的次数、性状、时间、量的多少及排便的感觉和伴随症状等。

（一）小便

尿量增多，是肾气虚弱，固摄无权；尿量减少，既可因津液亏耗，化源不足，又可因水湿内停、气化不利。小便不畅，点滴而出为癃；小便不通，点滴不出为闭；统称为"癃闭"，癃闭多属实证。小便时尿道疼痛，伴有急迫、艰涩、灼热感，多为湿热下注的淋证。小便后自觉空痛，多属肾气虚衰；尿后余沥不尽，多属肾气不固；不自主排尿，或不能控制的尿滴沥，称为"尿失禁"，多属肾气不固；睡中不自主排尿为遗尿，多属肾气不足。

（二）大便

便秘多是热结肠道，或津亏液少，或气液两亏；大便稀软不成形，甚至呈水样，便次增多，间隔时间相对缩短，称为溏泄或泄泻，常见于脾失健运，小肠不能分清别浊；大便先干后溏，多属脾胃虚弱；大便时干时稀，多为肝郁脾虚、肝脾不和；水粪夹杂，下利清谷或五更泄泻，多为脾肾阳虚、寒湿内盛；泻下黄糜，多属大肠湿热；大便夹有不消化食物，酸腐臭秽，多是伤食积滞；老年人大便不干不稀，排便困难者，多属气虚；排便时肛门有灼热感者，多为热迫直肠；大便滑脱不禁，肛门有下坠感甚或脱肛的，多见于脾虚下陷；久泻里急后重，多见于痢疾；大便溏泄不爽，多为肝失疏泄的表现；便色黑如柏油，多属出血；腹痛则泻，泻后痛减者多为伤食，泻后痛不减者多为肝郁脾虚。

七、问经带

（一）月经

询问月经的周期、行经天数、经量、经色、经质及其兼症，并应询问月经初潮与停经的年龄。

1. 经期异常 月经正常周期一般为 28 天左右，持续时间为 3~5 天。若经期提前八九天以上者，为月经先期，多为血热迫血妄行，或气虚不能摄血，亦可因肝郁或血瘀所致；若周期经常延后八九天以上者，为月经后期，多因血虚任脉不充或寒凝、气滞所致；若月经或前或后，为经行无定期，称经期错乱，多为肝气郁滞、气机不畅，或因脾肾虚损，或因瘀血阻滞所致；有极少数妇女，终生不见月经，但能正常生育者，称为暗经，属于生理变异，不作病论。

2. 经量异常 月经量多，多因血热、冲任受损，或气虚不能摄血，或瘀血、异物内阻等所致。不在经期，忽然大量出血，或持续淋漓不断出血者，统称崩漏。来势急，血量多者为崩；来势缓，淋漓不断者为漏。多因血热迫血妄行，气虚不能摄血，阴虚而虚热内扰，瘀阻胞宫等所致。月经量少，多因血虚而血海空虚，或因寒凝、血瘀、痰湿阻滞所致。在行经年龄若停经 3 个月以上（妊娠除外）者，称为闭经，多由于气虚血少、血海空虚，或血脉不通，或血寒凝滞等所致。

3. 经色、经质异常 正常月经的颜色是正红，质地不稀不稠，不夹血块。若经色淡红质稀，多为血少不足，属虚证；经色深红质稠，属血热内炽，为实证。若经色紫暗有块乃寒凝血滞，或为血瘀。

4. 行经腹痛 经行时腰部疼痛，甚至剧痛不能忍受，并随月经周期持续发作，称经行腹痛，简称"痛经"。经前或经期小腹胀痛或刺痛，多属气滞或血瘀；小腹冷痛，遇暖则缓者，多属寒凝或阳虚，行经后小腹隐痛、腰酸痛者，乃气血亏虚、胞脉失养所致。

（二）带下

正常情况下，妇女阴道内乳白色、无臭的分泌物，有滋润阴道的作用。若分泌物过多或缠绵不绝，即为带下病。带下色白量多、质清稀、无臭气者，称为白带，多属脾肾阳虚，寒湿下注；带下色黄量多，质黏稠且臭秽者，为黄带，多属湿热下注；带下色红黏稠，或赤白相间，微臭者为赤带，多属肝经郁热；若经绝期后见赤带，且淋漓不断者，以肿瘤多见。

八、问小儿

问小儿病，除一般问诊有关内容外，还要询问出生前后（包括孕育期和产乳期）的情况。是否患过麻疹、水痘，有无高热惊厥史，预防接种史，传染病者接触史，喂养方法，走路、学语迟早，以及父母健康情况，有无先天遗传的疾病等。小儿夜啼，多为热证；小儿睡中惊呼，多为心虚胆怯。

第四节　切　诊

切诊，包括脉诊和按诊两个部分。切脉又称脉诊，主要切按患者的脉搏；按诊是对患者体表的某些部位，如肌肤、手足、胸腹、腧穴的触按，二者都是医者运用指端的触觉在患者机体的一定部位进行触、摸、按、压以了解病情的一种诊察方法。

一、脉诊

脉诊，又称"切诊""候脉""把脉"，是医者运用手指的触觉切按患者脉搏、探测脉象，借以了解病情、辨别病证的诊察方法，是四诊的重要组成部分。

（一）脉诊的部位

脉诊的常用部位是手腕部的寸口脉，即切按患者桡动脉腕后浅表部位。因其为手太阴肺经的会穴，是脉之大会，可以反映脏腑的生理和病理变化。"寸口"又称"气口"或"脉口"，分寸、关、尺三部。掌后高骨（桡骨茎突）的部位为"关"脉；关前（腕端）为"寸"；关后（肘端）为"尺"。两手各有寸、关、尺三部，共为六脉。三部脉分候脏腑常用的划分方法是右寸候肺，右关候脾（胃），右尺候命门，左寸候心，左关候肝，左尺候肾（图7-4）。

（二）脉诊的方法

切脉时让患者取坐位或仰卧位，手臂与心脏近于同一水平位，直腕仰掌，以使血流畅通。对成人切脉，用三指定位，先用中指在掌后高骨定关，然后用示指按在关前定寸，用无名指按在关后定尺，三指应呈弓形，指头齐平，以指腹按触脉体。

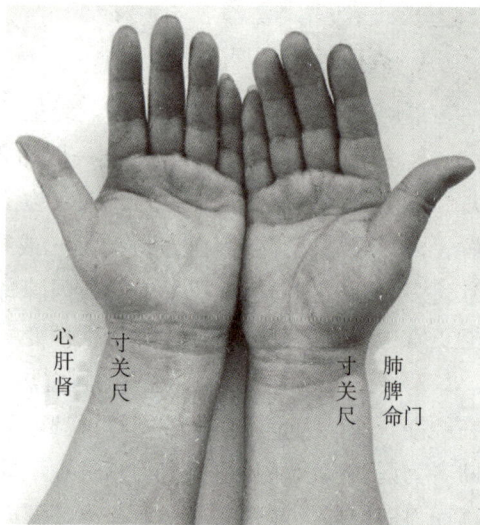

图7-4　脉诊寸关尺部位图

布指的疏密要与患者的身长相适应，身材高大者布指宜疏，身材矮小者布指宜密。小儿寸口部位甚短，不容三指以候寸、关、尺，可以用一指定关法，而不细分三部，3岁以下的小儿，可用望指纹代替切诊。

切脉时常运用三种不同的指力以体察脉象。轻用力按在皮肤上为轻取；力按至筋骨为沉取，不轻不重，中等用力按到肌肉，此为中取。寸、关、尺三部，每部都有浮、中、沉三候，合称"三部九候"。

切诊时，应有一个安静的环境。若患者刚经过剧烈活动，应先让其休息片刻，然后再切脉。切脉时医者要呼吸均匀、平静、态度认真，每次诊脉的时间应该不少于1分钟，必要时切脉时间还可延长至3~5分钟。

（三）正常脉象

正常脉象，又称"平脉"或"常脉"，一息（一呼一吸）4~5至（相当于70~80次/分钟），脉象和缓有力、节律均匀、不浮不沉、不大不小、不长不短、不快不慢。平脉特点为有胃、有神、有根。

1. 有胃　即脉搏动从容和缓、节律均匀的脉象。有胃气的主要表现是：脉象不浮不沉、脉率均匀、不快不慢、不大不小、来势和缓流利。即使是在病中不论浮沉迟数，只要有缓和之象就是有胃气的表现。

2. 有神　有"神"之脉，即柔和有力。神是对人体生理现象的高度概括，神健是形体充实，代谢功能旺盛；神弱是形体衰弱，代谢功能减退，易于发病或重病。察神不能单从脉象，要四诊合参，才能从神的充沛与衰退中，对疾病做出正确的判断。

3. 有根　主要表现在尺脉沉取有力，表明肾气犹存，称为有根脉。尺脉以候肾，尺脉沉取应指有力，为有根的脉象形态。若在病中肾气不衰，先天之本未绝，尺脉沉取可以见到应指有力便是有生机。

正常脉象与诸多因素密切相关。性别、年龄、体格、情绪、劳逸、饮食、季节气候、地理、环境等均可对其产生影响。如小儿脉搏多数；老人脉搏多弱；女性较男性脉搏略快；瘦人脉多浮；胖人脉多沉等。四季脉象则呈现春弦、夏洪、秋浮、冬沉的变化。

（四）异常脉象

一般来讲，除了正常生理变化范围以及个体生理特异之外的脉象，均属病脉，临床常见的病脉及其主病如下（表7-1）。

表7-1　常见病脉及主病

类别		脉象	主病
部位	浮脉	轻取即得，重按稍减	表证，有力为表实，无力为表虚
	沉脉	轻取不应，重按始得	里证，有力为里实，无力为里虚
速率	迟脉	脉来迟慢，一息不足4至	寒证，有力为实寒，无力为虚寒
	数脉	脉来急促，一息超过5至	热证，有力为实热，无力为虚热
力量	虚脉	三部脉举寻按皆无力，为无力脉的总称	虚证，多为气血两虚
	实脉	三部脉举寻按皆有力，为有力脉的总称	实证
脉道	洪脉	脉来如波涛汹涌，来盛去衰	热盛
	细脉	脉细如线，软弱无力，但应指明显	诸虚劳损，又主湿证
	濡脉	浮而细软	虚证，湿证
血流	滑脉	往来流利，如盘走珠	痰饮、食滞、实热，脉滑和缓者可见于孕脉
	涩脉	往来艰涩不畅，有如轻刀刮竹	气滞、血瘀、精伤、血少
紧张度	弦脉	端直以长，如按琴弦	肝胆病、痛证、痰饮
	紧脉	脉来绷直，应指紧张，状如牵绳转索	寒证、痛证
节律	促脉	脉来急数而有不规则的间歇	阳盛实热，气血痰饮宿食停滞，肿瘤，虚脱
	结脉	脉来缓慢而有不规则的间歇	阴胜气结，寒痰血瘀
	代脉	脉来缓慢而有规则的间歇	脏气衰微，风证，痛证，惊恐，跌仆损伤

二、按诊

按诊，是对患者的肌肤、手足、脘腹及其他病变部位施行触摸按压，以测知局部冷热、软硬、压痛、痞块或其他异常变化，从而推断疾病的部位和性质的一种诊病方法。按诊包括按肌肤、按手足、按脘腹。

（一）按肌肤

按肌肤，主要辨别肌肤的寒热、润燥、肿胀、疼痛等。按肌表不仅能从冷暖以知寒热，还可以从热的轻重、浅深而辨明表里虚实。一般地说热邪盛身多热，阳气衰身多寒。凡身热，按其皮肤，初按热甚，久按热反转轻者，是热在表；若久按其热更甚，热自内向外蒸发者，是热在里。

轻触肌表，可以察皮肤的润燥。了解患者有汗无汗和津液是否损伤，如皮肤润泽者多属津液未伤；干燥或甲错，多属津液已伤。患处肿痛拒按者为实证；轻按即痛者病在表浅；重按方痛者病在深部。

在外科方面，触按病变部位，可辨别病证的阴阳属性以及是否成脓。如疮疡按之肿硬而不热，根盘平塌漫肿者，多属阴证；按之高肿灼手，根盘紧束者，多属阳证。

（二）按手足

主要是了解手足的寒热，患者手足俱冷，多是阳虚阴寒证；手足俱热，多为阳热亢盛证。按掌心与掌背温凉，可测知病属外感或内伤。手心热，多为内伤，或伤于饮食；手背热，多属外感风寒表证。两足皆凉，多为阴寒证；两足心热，多为阴虚证。

（三）按脘腹

主要了解脘腹的痛与不痛、软与硬、有无痞块积聚，以辨别脏腑虚实和病邪性质及积聚的程度。

1. 按脘部 脘部指胸骨以下部位，又称"心下"。按心下的软硬和有无压痛，可鉴别痞与结胸。心下按之硬而痛者是结胸，属实证；心下按之濡软而不痛者，多是痞证。

2. 按腹部 腹痛喜按为虚，拒按为实。肿块时聚时散，或按之无形，痛无定处者，为瘕为聚，多属气滞；若腹痛绕脐左下腹部按之有块，当考虑燥屎内结；腹有结聚，按之硬，且可移动聚散者，多为虫积；右侧少腹部按之疼痛，尤以重按后突然放手而疼痛更为剧烈者，多是肠痈。

第五节　病情观察

病情观察是指护理人员通过中医望、闻、问、切四种诊法的运用，依据四诊所收集的资料，掌握病人病情的发展、变化和转归，对病情作出综合判断的过程。从而有针对性地制订护理方案，促进患者疾病的康复。

一、病情观察的目的与要求

（一）病情观察目的

1. 制订针对性护理方案 通过对患者外在症状表现的观察，及其发展规律的分析，判断为何病何证，分析病因、病位和病性，为制订护理方案提供依据。

2. 预判病情的发展转归 通过观察病人精神、饮食、形态、舌、脉的状态，判断病情变化的发展。神志清醒、语言清晰、目光明亮、体态自如、呼吸平稳为正气充足的一种表现；精神萎靡、反应迟钝、语言低弱或不清、目光晦暗、瞳神呆滞，为正气受损、脏腑衰弱的表现。食欲佳，表示"胃气"未伤，病情轻浅；食欲差，多预示"胃气"已伤，病虽轻，治愈也较慢；久病重病后渐渐知饥能食，多表明"胃气"渐复，病将好转。

3. 发现病情突变预防恶化 患者常可能出现病情突变，病情观察可及时防止病情的突然恶化。如高热汗出不止病人，突现体温骤降、面色苍白、汗出如水、脉微欲绝的亡阳证候。如抢救护理及时，可使病人转危为安。

（二）病情观察要求

1. 全面观察，抓住重点 全面观察病人的重点病情，如针对头痛病人要观察头痛发作的时间、部位、性质及其伴随症状等。在疾病的诊治过程，还要注意观察用药反应和治疗效果。不同的证有不同的侧重点，如疼痛部位固定、拒按、有针刺样感，是瘀血的重要表现；疼痛伴胀满，则是气滞的重点症状。

2. 细致观察，记录准确 对病情观察要细致准确。可用数据计量的，如体温、尿量等，记录具体数据；不可数据呈现的，要表达得当。如神志不清的患者以谵语、错语等表达神志不清的轻重程度。

3. 正确判断，排除干扰 病情观察可受多种因素影响，如问诊时因病人的性格、状态不同，获取结果会有所差异。有的患者把病情表达得有条有理；有的患者诉述症状多、互相矛盾，无法获取正确信息。因此，应针对患者状态，因人而异取得正确的结果。护理人员需要详加分析、反复印证，以获得正确观察的结果。

二、病情观察的方法与内容

（一）病情观察方法

1. 以整体观念为指导 人体以五脏为中心，通过经络"内联脏腑，外络肢节"，把五脏、六腑、五体、五官、四肢等有机地联系起来，构成一个表里相连、上下沟通、密切联系的统一整体。在精、气、血、津液的参与下完成机体统一的功能活动；人与自然、社会生活密不可分。因此在护理中必须要牢记用整体观念来指导对疾病的病情观察，不可片面地评估病情。

2. 牢记辨证施护 中医护理的病情观察，是将望、闻、问、切四诊收集的病情资料，进行分析来辨别疾病的证型，从而进行护理的过程。在病情观察的过程中，要及时、准确地了解疾病转变，掌握病变的经络传导，辨证施护，制订护理措施。

（二）病情观察内容

1. 一般状况 包括面色、神志、体温、脉搏、睡眠、饮食等。例如面色的改变，多反映机体气血的盛衰，对疾病的治疗和预后有较大的意义。

2. 主要症状 疾病发展到一定阶段，会出现令患者最痛苦的一组症状。这些症状的出现，常反映病情的转化。例如高热病人的主症为热势较高，观察重点则为发热的度数、汗出的状态、口渴程度等，如突然转为高热、四肢厥冷、出冷汗如水等症状，是病证转危的表现。

3. 舌象和脉象 舌诊是病情观察的重要内容。可客观地反映机体正气盛衰、邪气的性质、病邪的浅深等，是判断病情转归和预后的重要观察点。通过体查脉象，可判断疾病的部位、性质，推断疾病的预后与转化。

目标检测

答案解析

一、选择题

1. 久病舌红少苔，多见于（　）
   - A. 热邪壅肺
   - B. 胃热亢盛
   - C. 肝胆火盛
   - D. 阴虚内热
   - E. 心火亢盛

2. 右手寸口脉寸部所属脏腑是（　）
   - A. 肺
   - B. 肝胆
   - C. 脾胃
   - D. 肾
   - E. 心

3. 带下色白，滑稀如涕，无臭味，多属（　）
   - A. 冲任亏虚
   - B. 湿热下注
   - C. 肝经郁热
   - D. 脾虚湿注
   - E. 肾精亏虚

4. 烂苹果样气味多见于（　）
   - A. 水肿晚期
   - B. 脏腑败坏
   - C. 失血病人
   - D. 消渴重症
   - E. 溃腐疮疡患者

5. 咳声清脆者多为（　）

A. 燥咳　　　　　　　B. 寒咳　　　　　　　C. 湿咳

D. 肺热　　　　　　　E. 肺气虚损

（马立娟　米健国）

书网融合……

本章小结　　　　　　微课　　　　　　题库

第八章　中医护理诊断与辨证

PPT

◉ 学习目标

1. 通过本章学习，重点掌握中医护理诊断程序，八纲辨证及脏腑辨证。

2. 学会运用八纲辨证、脏腑辨证知识，进行疾病的八纲辨证和脏腑辨证，给予患者个性化的护理。具有良好的人际沟通能力和中医思辨能力，体现中医"大医精诚"的良好品德。

≫ 情境导入

情境描述　王某，男，35岁，反复双下肢浮肿、尿少1年余，复发半月。患者自诉2年来每因劳累后出现双下肢浮肿，尿量减少，夜尿多，伴头晕，乏力，畏寒，面色苍白。到当地医院就诊，诊断为慢性肾小球肾炎，经服用中药治疗后，症状时有好转，但病情反复出现，半月来下肢浮肿复发，尿量少，腰酸乏力，畏寒肢冷，面色苍白，舌质淡胖，苔白，脉细。

讨论　1. 王某的病变在哪个脏腑？

2. 脏腑辨证是何证型？

第一节　中医护理诊断

护理诊断是护理程序的第二个阶段。在这一阶段，护士运用辨证思维，从整体出发，运用中医理论，将四诊收集的病史、症状、体征等资料进行综合分析，判断疾病的病因、病位、性质和邪正盛衰的关系，从而作出护理诊断或提出护理问题的过程。这一分析和综合评估的过程，在中医护理诊断中主要通过运用辨证的方法进行。

目前，中医护理诊断的类型、组成形式以及陈述方式主要是参照西医护理诊断的模式。但由于通用的西医护理诊断名称并不完全适合在中医护理临床中使用，因而目前一般以中西医结合的方式来描述中医护理诊断或提出健康问题。

一、中医护理诊断的特点

（一）以中医学的基础理论为指导

中医护理学以中医基础理论为指导，在对疾病的认识、观察、护理方面均充分体现了整体护理观念和辨证施护的特点。中医认为人是一个有机的整体，因而在对四诊所收集的各种资料进行全面综合、辨证的分析后作出护理诊断或提出健康问题时，中医更注重整体，更注重证候。由于生活起居护理、情志护理、饮食护理、用药护理等在中医护理中占有重要的位置，在提出护理诊断或健康问题时，要充分予以考虑，以便于确定护理措施。

（二）运用中医术语描述病情

由于中医学自身的特点，中医护理诊断不适宜运用西医的护理诊断名称。同时，由于护理学在中医临床的实际状况，相对于西医具有完全不同于医疗诊断的名称体系，中医护理目前还没有脱离中医诊断模式，因而目前描述中医护理的用语，一般均与中医诊断的用语一致，即用中医传统的疾病、证候、症状、体征用语作为护理诊断使用。

（三）遵循中西医结合的原则

由于护理工作的特殊性，中医护理临床必须按照中西医结合的工作模式进行，因而中医护理诊断也就不可能脱离中西医结合的模式。所以，在提出中医护理诊断时，也需要参照西医护理诊断的名称，某些中医护理诊断也是用西医护理诊断用语。

（四）符合三因制宜的原则

护理诊断或健康问题的提出应实事求是，符合中医护理的临床实际和因人制宜、因地制宜、因时制宜的原则，以有利于辨证和护理措施的施行。

二、中医护理诊断的陈述方式

中医护理诊断的陈述有二段式陈述和三段式陈述两种。在大部分情况下，使用二段式陈述。

（一）二段式陈述

病情表现为第一部分，原因为第二部分。病情表现主要用症状、体征术语描述，原因多用病因、病机和辨证用语描述。具体陈述方式如下。

1. 症状加原因　如便秘，与热毒炽盛，壅结肠腑有关。

2. 体征加原因　如半身不遂，与风痰阻络，络脉痹阻有关。

（二）三段式陈述

健康问题为第一部分，病情表现为第二部分，原因为第三部分。具体陈述方式如下。

1. 健康问题加症状加原因　如舒适改变，恶心呕吐，与胃失和降有关。

2. 健康问题加体征加原因　如生活自理能力下降，半身不遂，与风痰阻络有关。

三、中医护理诊断的形成过程

形成中医护理诊断的过程就是辨证的过程。辨证以中医学整体观念的理论为指导，将四诊收集的病史、病症、体征等资料进行综合分析，归纳总结，判断发病的原因、病变的部位、疾病的性质和正邪盛衰等情况以及各种病变间的关系，从而为作出护理诊断或者提出健康问题打下根底。

辨证以阴阳、表里、寒热、虚实八纲为纲领，以阴阳为总纲，以脏腑辨证为基础。除此之外，临床使用的辨证方法还有六经辨证、卫气营血辨证、三焦辨证、病因辨证、气血津液辨证等。在进行护理评估时，可以根据病证采用相应的辨证方法。

第二节　八纲辨证

八纲辨证，是表里、虚实、寒热、阴阳八个辨证纲领，是依据疾病的病因、部位、性质和正邪斗争消长情况，进行分析归纳判断为不同证候的辨证方法。阴阳为八纲的总纲，而八纲辨证又为各种辨证方法的总纲，适用于临床各科。

一、表里

表里辨证是辨别病变部位、病情轻重和病势趋向的一对纲领。表证病变在皮毛、肌腠、经络；里证病变在脏腑、气血、骨髓。病若在表，则病位浅、邪气轻、多为疾病的初期阶段，预后较好；病若在里，则病位深、邪气重，病程较长。

（一）表证

表证，是六淫、疫疠等外邪经皮毛、口鼻入侵机体，正气（卫气）抗邪于肌表所表现的轻浅证候的概括。多见于外感病初期阶段。特点是起病急、病位浅、病情轻、病程短。临床表现为恶寒、发热、头痛、有汗或无汗，舌苔薄白，脉浮。因外感邪气性质有寒热的不同，故表证又分为表寒证与表热证（表8-1）。

表8-1　表寒证与表热证的鉴别要点

证候	寒热表现	舌象	脉象
表寒证	恶寒重，发热轻	苔薄白而润	浮紧
表热证	恶寒轻，发热重	苔薄白欠润或薄黄	浮数

（二）里证

里证，是病变部位深入于里，脏腑、气血、骨髓等受病所致的一类证候。相对于表证而言，里证的范围广泛，凡非表证、非半表半里证的一切证候均属里证。里证的来源有三：一是外邪袭表，表证未解，内传入里，而成里证；二是外邪直中脏腑而成里证；三是情志内伤，饮食劳倦等，直接损伤脏腑气血，使脏腑气血功能紊乱而表现为里证。里证病因复杂，病变范围广泛，症状繁多。

（三）半表半里证

半表半里证，指正邪相搏于表里之间的一类特殊证候。表现为寒热往来、胸胁苦满、心烦喜呕、口苦咽干、默默不欲饮食、目眩、脉弦等。多见于肝炎和胆道感染等疾病。

二、寒热

寒热辨证是辨别疾病性质的一对纲领，可直接反映人体阴阳的偏胜与偏衰。一般来说，阴胜或阳虚表现为寒证，阳胜或阴虚表现为热证（表8-2）。《素问·阴阳应象大论》说："阳胜则热，阴胜则寒。"《素问·调经论》说："阳虚则外寒，阴虚则内热。"即是此意。

（一）寒证

寒证是因外感寒邪、过食生冷或久病阳气受损，致使人体阴胜或阳虚所表现出来的一类证候。表现为恶寒、喜温、口不渴、尿清、便溏、面白、苔白、脉迟或紧等。寒证具有冷、白、稀、润、静的特点，包括表寒、里寒、实寒、虚寒。

💡 素质提升

张仲景与饺子

传闻饺子的出现和张仲景施药治病有莫大的渊源。张仲景从长沙辞官告老还乡，在家乡白河岸边，见很多穷苦百姓忍饥受寒，耳朵都冻烂了，于是仿照在长沙施药救人的办法，命弟子在南阳东关的一块空地上搭起医棚，架起大锅，从冬至那天开始，向穷人舍药治伤。张仲景将所施之药命名为祛寒娇耳汤，该汤是用羊肉、辣椒和一些祛寒药材在锅里煮好后，再捞出来切碎，用面皮包成耳朵状的"娇耳"，下锅煮熟。张仲景让徒弟给每人一碗汤，2个"娇耳"，人们吃了"娇耳"，喝了汤，浑身发暖，两耳生热，再也没人把耳朵冻伤了。

人们称这种食物为"饺耳""饺子"，在冬至和年初一时吃，以纪念张仲景开棚施药和治愈病人的日子。从此，饺子逐渐成为了人们喜爱的食物之一。

（二）热证

热证是外感火热之邪，或外感寒湿等邪郁而化热，或五志过极化火，或过服辛辣温热之品，或素体阳热之气偏亢等引起的机体阴虚阳胜，所表现出来属于热性的一类证候。表现为发热、恶热、喜凉、口渴、尿黄、便结、面赤、苔黄、脉数等。热证具有热、红（黄）、稠、干、动的特点，包括表热、里热、实热、虚热。

表 8-2　寒证与热证的鉴别要点

证候	寒热表现	口渴	面色	大小便	舌象	脉象
寒证	恶寒喜热	不渴	苍白	大便稀溏，小便清长	苔淡苔白润	迟或紧
热证	恶热喜寒	渴喜冷饮	红赤	大便燥结，小便短赤	苔红苔黄干	数

三、虚实

虚实辨证是辨别邪正盛衰的一对纲领，反映病变过程中人体正气的强弱和邪气的盛衰（表 8-3）。邪气亢盛多表现为实证，正气虚弱多表现为虚证，即"邪气盛则实，正气夺则虚"。

（一）虚证

虚证是对人体正气虚弱所产生的各种虚弱证候的概括，特点是正气不足，邪气亦不盛。多为先天不足和后天失调所致，但以后天失调为主，如失治误治以及病后失养等所致。一般久病、体弱、老年患者，多为虚证。虚证可分为气虚、血虚、阴虚、阳虚以及脏腑各种不同的虚损，可表现为精神萎靡、面色苍白、肢体乏力、声低气微、疼痛喜按、大便溏薄，或五心烦热、颧红盗汗、心烦失眠、口燥咽干、舌质胖嫩少苔或无苔、脉细无力等。

（二）实证

实证是邪气亢盛，正邪斗争引起的病理反应较为激烈的一类证候的概括，特点是邪气充斥、停聚。多为感受外邪（六淫、疫疠）或内生病邪（痰、饮、水湿、瘀血、脓、宿食、结石等）蓄积所致。一般新病、体质素健及青壮年患者，多为实证。可表现为精神烦乱、身热面赤、声高气粗、胸腹胀满、疼痛拒按、小便短涩或尿时疼痛、大便秘结、舌质苍老、舌苔厚、脉实有力等。

表 8-3　虚证与实证的鉴别要点

证候	病程	语声	精神	疼痛	舌象	脉象
虚证	长	声低息微	萎靡	隐痛喜按	嫩舌、少苔	细弱无力
实证	短	声高气粗	亢奋	痛剧拒按	老舌、苔厚	实而有力

四、阴阳

阴阳是八纲辨证的总纲，是概括病证类别的一对纲领。表里、寒热、虚实只能说明疾病的某一方面的特点，要对病情进行全面归纳，让复杂的证候纲领化，就可以用阴阳来概括表里、虚实、寒热六纲。

（一）阴证与阳证

1. 阴证　凡符合阴的一般属性的证候，称为阴证。主要是机体阳气虚衰，阴寒内盛所致，在疾病过程中表现出晦暗、抑制、衰退、沉静、向下、向内的特征，里证、寒证、虚证属于阴证。临床表现为精神萎靡，面色晦暗，身重蜷卧，形寒肢冷，大便腥臭，小便清长，舌淡胖嫩，脉沉迟或弱。

2. 阳证　凡符合阳的一般属性的证候，称为阳证。主要是机体阳气亢盛，脏腑功能亢进所致，在疾病过程中表现出明亮、亢进、兴奋、躁动、向上、向外的特征，表证、热证、实证属于阳证。临床表现为面红发热，烦躁，呼吸气粗，口干渴饮，大便秘结，小便短赤，舌质红绛，苔黄黑芒刺，脉浮数。

（二）亡阴证与亡阳证

亡阴证与亡阳证均为疾病危重阶段出现的证候，是最严重的阴虚证和阳虚证（表8-4）。

1. 亡阴证　是指体内阴液大量耗损或丢失，阴液严重亏乏而欲竭的危重证候。表现为肌肤灼热，虚烦躁扰，面赤唇焦，汗出如油，汗热味咸，渴喜冷饮，舌干红，脉细数疾，按之无力。

2. 亡阳证　是指机体阳气极度消耗，以致阳气欲脱的危重证候。表现为手足厥冷，肤冷气微，面色苍白，冷汗淋漓味淡，不渴喜热饮，舌淡，脉微欲绝，按之无力。

表8-4　亡阴与亡阳的鉴别要点

证候	面色	汗	口渴	肌肤	四肢	舌象	脉象
亡阴证	面赤	汗出如油味咸	渴喜冷饮	热	烦热	红而干	脉细数疾
亡阳证	苍白	冷汗淋漓味淡	不渴喜热饮	冷	厥冷	淡而润	脉微欲绝

八纲辨证中的各证候，都不是孤立、绝对对立、静止不变的，而是互相联系、相互交错的。如表证与里证，既有属寒、属热的区别，又有实与虚的不同。此外，在一定条件下，表里、寒热、虚实是可以相互转化的，如由表证入里、寒证化热、实证转虚等。当疾病发展到严重阶段，病势趋于极点时，还会出现真寒假热、真热假寒等与疾病本质相反的假象。总之，疾病是千变万化的，八纲辨证须灵活使用。

第三节　脏腑辨证

脏腑辨证，是根据脏腑生理功能、病理表现，运用四诊收集的病情资料，进行综合分析，以推究病因病机，判断疾病所在的脏腑部位、性质以及正邪盛衰等的一种辨证方法。简言之，即以脏腑为纲，对疾病进行辨证。脏腑辨证主要用于内伤杂病的辨证，是中医辨证体系的重要组成部分，也是临床各科的诊断基础。

一、心与小肠病辨证

心主血脉，主藏神；小肠具有分清泌浊，传化物的功能。心与小肠相表里。心病常见症状为心悸怔忡，心烦，心痛，失眠多梦，健忘，神志不清，谵语等。小肠病常见小便短赤，灼痛等。

（一）心气虚证、心阳虚证与心阳暴脱证

心气虚证、心阳虚证与心阳暴脱证是以心阳气虚衰、功能减退以及阳气暴脱所表现的证候，以心悸怔忡、胸闷气短与气虚、阳虚暴脱症状为辨证要点（表8-5）。

1. 心气虚证　心气虚证是心气不足，推动无力所致的证候，表现为心悸怔忡、胸闷气短、自汗神疲，活动后诸证加重，面白、舌淡、脉虚。

2. 心阳虚证　心阳虚证是心阳虚衰，温运失司，虚寒内生所致的证候，表现为心悸怔忡，胸闷憋痛，神疲乏力，畏寒肢冷，气短自汗，面色㿠白，舌淡胖，苔白滑，脉微细或结代。多由心气虚发展而来。

3. 心阳暴脱证　心阳暴脱是心阳衰极的表现，属于危重证候。表现为突然大汗淋漓，四肢厥冷，神志不清，面色苍白，呼吸微弱，口唇青紫，舌淡或紫暗，脉微欲绝。心阳暴脱证是在心阳虚证基础上出现虚脱亡阳的症状。

表 8-5　心气虚证、心阳虚证与心阳暴脱证的鉴别要点

证候	相同点	不同点
心气虚证	心悸怔忡、胸闷气短、自汗神疲，活动后诸证加重	面色淡白，舌淡苔白，脉虚
心阳虚证		畏寒肢冷，心痛，面色㿠白或灰暗，舌淡胖苔白滑，脉微细
心阳暴脱证		突然大汗淋漓，四肢厥冷，神志不清，面色苍白，呼吸微弱，口唇青紫，舌淡或紫暗，脉微欲绝

（二）心血虚证与心阴虚证

1. 心血虚证　心血虚证是心血不足，心神失养所致的证候，表现为心悸怔忡，失眠多梦，眩晕，健忘，面色苍白或萎黄，口唇爪甲色淡，脉细弱无力。

2. 心阴虚证　心阴虚证是心阴亏损，心神失养，虚热内扰所致的证候，表现为心悸怔忡，失眠多梦，五心烦热，潮热盗汗，口干咽燥，舌红苔少，脉细数（表 8-6）。

表 8-6　心血虚证与心阴虚证的鉴别要点

证候	相同点	不同点
心血虚证	心悸怔忡、失眠多梦	面色苍白或萎黄，口唇爪甲色淡，脉细弱无力等
心阴虚证		五心烦热，潮热盗汗，舌红苔少，脉细数等

（三）心火亢盛证

心火亢盛证是心火内炽，扰乱神明，迫血妄行的实热证候，以心烦口渴，面赤，便秘溲赤，舌尖红绛为辨证要点。表现为心烦失眠，面赤身热，口渴，便秘溲赤，舌尖红绛，苔黄，脉数；或口舌赤烂疼痛，或小便赤涩灼痛，或见吐血、衄血，甚则狂躁谵语，神识不清。

（四）心脉痹阻证

心脉痹阻证是某些致病因素痹阻于心，脉络不通所致的证候，以胸骨后憋闷疼痛，痛引肩背或手臂，时发时止为辨证要点。若痛如针刺，胸闷较甚，兼见舌紫暗或有瘀斑、紫点，脉细涩或结代，为瘀阻心脉；若胸闷痛，身重困倦，痰多体胖，舌苔白腻，脉沉滑者，为痰阻心脉；若疼痛剧烈，突然发作，遇寒加重，得温痛减，伴畏寒肢冷，舌淡苔白，脉沉迟或沉紧，为寒凝心脉；若疼痛且胀，胁胀，善太息，脉弦，发作多与情绪变化有关，多为气滞心脉（表 8-7）。

表 8-7　心脉痹阻瘀、痰、寒、气的鉴别要点

证候	相同点	不同点
心脉痹阻证	心悸怔忡、胸骨后憋闷疼痛，痛引肩背或手臂，时发时止	瘀阻心脉：痛如针刺，舌紫暗见瘀斑、紫点，脉细涩
		痰阻心脉：胸闷痛，身重困倦，痰多体胖，舌苔白腻，脉沉滑
		寒凝心脉：疼痛剧烈，遇寒加重，畏寒肢冷，舌淡苔白，脉沉迟或沉紧
		气滞心脉：疼痛且胀，善太息，脉弦，发作多与情绪变化有关

（五）痰蒙心窍证

痰蒙心窍证是痰浊蒙蔽心包，以神志异常为主症的证候，以神志不清，喉间痰鸣，舌苔白腻为辨证要点。表现为意识模糊，言语不清，甚则昏不知人；或精神抑郁，举止失常，表情淡漠，神志痴呆，喃喃自语；或突然昏仆，不省人事，喉间痰鸣，口吐涎沫，手足抽搐，两目上视，口中如猪羊叫声；兼见面色晦滞，胸闷呕恶，舌苔白腻，脉滑。

（六）小肠实热证

小肠实热证是心火下移小肠，小肠邪热炽盛的证候，以心火热炽，小便赤涩灼痛为辨证要点。表现

为口舌生疮，心烦口渴，小便赤涩，尿道灼痛，或尿血，舌红苔黄，脉数。

二、肺与大肠病辨证

肺居胸中，与大肠互为表里。肺主气司呼吸，主宣发肃降，通调水道；大肠主传导、排泄糟粕。肺病常见症状为咳嗽，气喘，胸痛，咯血等。大肠病常见症状为便秘与泄泻。

1. 肺气虚证 肺气虚证是肺气不足，卫外不固，宣降无力所致的虚弱证候，以咳喘无力，气短，全身功能活动减弱为辨证要点。表现为咳喘无力，气短，动则益甚，咳痰清稀，面色淡白，声低气怯，或有自汗畏风，易于感冒，神疲体倦，舌淡苔白，脉虚弱。

2. 肺阴虚证 肺阴虚证是肺阴不足，虚热内生所致的证候，以干咳，痰少难咯，潮热盗汗为辨证要点。表现为干咳无痰，或痰少而黏，不易咳出，或痰中带血，口咽干燥，声音嘶哑，形体消瘦，五心烦热，或午后潮热，盗汗，颧红，舌红少津，脉细数。

3. 外邪袭肺证 外邪袭肺证是风寒、风热、燥邪侵袭肺，肺卫失宣所致的证候。风寒袭肺表现为咳嗽，咳痰清稀色白，微有恶寒发热，或见身痛无汗，鼻塞，流清涕，舌苔薄白，脉浮紧。以咳嗽，咳痰清稀兼见风寒表证为辨证要点。风热袭肺表现为咳嗽，咳痰黄稠，鼻塞，流黄浊涕，发热，微恶风寒，或咽痛，口微渴，舌尖红，苔薄黄，脉浮数。以咳嗽，咳痰黄稠兼见风热表证为辨证要点。燥邪犯肺表现为干咳无痰，或痰少而黏，难以咳出，或咳时胸痛、痰中带血，并伴口、鼻、唇、咽干燥，或见鼻衄，便干尿少，或发热，微恶风寒，无汗或少汗，苔薄而干燥，脉浮数或浮紧，以干咳少痰，口、鼻、唇、咽干燥等症状为辨证要点。

4. 痰湿阻肺证 痰湿阻肺证是痰湿阻滞于肺，肺失宣降所致的证候，以咳嗽痰多，质黏色白易咯等症状为辨证要点。表现为咳嗽，痰多色白，质黏易咯，或痰鸣气喘，胸闷，舌淡苔白腻，脉滑。

5. 痰热壅肺证 痰热壅肺证是痰热交结，壅塞于肺，肺失宣肃所致的证候，以咳嗽，痰黄稠量多，或咳腥臭脓血痰和里实热症状为辨证要点。表现为咳喘，呼吸气粗，甚则鼻翼煽动，壮热，胸痛，痰黄稠量多，或咳腥臭脓血痰，大便秘结，小便黄赤，舌红苔黄腻，脉滑数。

6. 大肠湿热证 大肠湿热证是湿热下注于大肠，大肠传导失司所致的证候，以便次增多，或下痢赤白脓血，或下黄色稀水与湿热内阻症状为辨证要点。表现为腹痛，里急后重，下痢赤白脓血，或腹泻不爽，粪质黏稠腥臭，或暴注下迫，色黄而臭，伴有身热口渴，小便短赤，舌红苔黄腻，脉滑数或濡数。

7. 大肠实热证 大肠实热证是邪热与糟粕互结于大肠所致的实热证，以便秘，或热结旁流，小便短赤，舌红苔黄而焦燥为辨证要点。表现为日晡潮热或壮热，腹满胀痛拒按，口渴，大便秘结，或热结旁流，小便短赤，舌红苔黄而焦燥，脉沉实而有力。

三、脾与胃病辨证

脾居中焦，与胃互为表里。脾主运化，主统血，主升清；胃为水谷之海，主受纳腐熟水谷，以降为顺。脾病常见症状为食欲不振，腹满，便溏，内脏下垂，出血等。胃病常见症状为脘痛，恶心，呕吐，嗳气，呃逆等。

1. 脾胃气虚证 脾胃气虚证是脾气不足，运化失司所致的证候，以纳少腹胀，便溏与气虚症状为辨证要点。表现为纳少腹胀，面色萎黄，倦怠乏力，或浮肿，或消瘦，大便稀溏，舌质淡有齿痕，苔白，脉濡无力。

2. 中气下陷证 中气下陷证是脾气虚弱，清阳不升所致的证候，以脘腹坠胀，内脏下垂与脾虚症状为辨证要点。表现为脘腹坠胀，或便意频数，肛门重坠，或久泻久痢不止，甚或脱肛，或小便混浊如米泔，或子宫下垂，伴有头晕目眩，肢体倦怠，声低懒言，舌淡苔白，脉弱。

3. 脾不统血证 脾不统血证是脾气虚弱，不能统摄血液致慢性出血的证候，以各种出血及脾虚症状为辨证要点。表现为齿衄、便血、尿血、肌衄，或妇女月经过多、崩漏等，伴面色萎黄，气短懒言，神疲乏力，食少便溏，舌淡苔白，脉细无力。

4. 脾阳虚证　脾阳虚证是脾胃阳气亏损，不得温运，阴寒内生所致的里虚寒证，以食少腹胀，便溏与虚寒症状为辨证要点。表现为脘腹隐痛，喜温喜按，形寒肢冷，食少腹胀，大便稀薄，甚则完谷不化，面白少华，口淡不渴，或肢体浮肿，或妇女带下清稀量多，舌体淡胖或有齿痕，苔白滑，脉沉迟弱。

5. 寒湿困脾证　寒湿困脾证是寒湿内盛，困遏脾阳，脾失健运所致的证候，以脘腹痞胀，头身困重，纳呆便溏和寒湿中阻症状为辨证要点。表现为纳呆，泛恶欲吐，脘腹胀闷，腹痛便溏，头身困重，口淡不渴，或肢体浮肿，小便不利，或身目发黄、色晦暗，或妇女带下量多，舌淡胖，苔白滑或白腻，脉濡缓或沉细。

6. 湿热蕴脾证　湿热蕴脾证是湿热内蕴中焦，脾失健运所致的证候，以脘腹痞闷，纳呆呕恶与湿热内蕴症状为辨证要点。表现为纳呆呕恶，口中黏腻，脘腹痞闷胀满，肢体困重，渴不多饮，或身热不扬，汗出热不退，或面目、肌肤发黄，黄色鲜明，或皮肤发痒，便溏不爽，小便短赤，舌红苔黄腻，脉濡数或滑数。

7. 食滞胃脘证　食滞胃脘证是饮食不化，停滞于胃脘，胃失和降所致的证候，以胃脘部胀痛，嗳腐吞酸为辨证要点。表现为胃脘部胀痛，拒按，厌食嗳气，或呕吐酸腐食物，吐后觉舒，或腹痛肠鸣，排便不爽，粪便臭秽如败卵，或大便秘结，舌苔厚腻，脉滑。

8. 胃热炽盛证　胃热炽盛证是火热壅滞于胃，胃失和降所致的证候，以胃脘灼痛，消谷善饥与实热症状为辨证要点。表现为胃脘灼痛，拒按，渴喜冷饮，或见口臭，或消谷善饥，或牙龈肿痛溃烂，齿衄，小便短黄，大便秘结，舌红苔黄，脉滑数。

9. 胃阴虚证　胃阴虚证是胃阴不足，胃失濡降所致的证候，以胃脘隐隐灼痛，饥而不欲食和阴虚症状为辨证要点。表现为胃脘隐隐灼痛，时作时止，似饥而不欲食，或干呕呃逆，或胃脘嘈杂，或脘痞不舒，口燥咽干，小便短少，大便干结，舌红少津，脉细而数。

四、肝与胆病辨证

肝与胆互为表里。肝主疏泄，主藏血；胆主贮存和排泄胆汁以助消化。肝病常见症状为胸胁或少腹胀痛，精神抑郁，急躁易怒，头晕目眩，肢体震颤，四肢抽搐及月经不调等。胆病常见症状为口苦，黄疸，惊悸失眠等。

1. 肝气郁结证　肝气郁结证是肝气不得升发，气机郁滞所致的证候，以情志抑郁易怒，肝经循行部位胀闷窜通为辨证要点。表现为情志抑郁，或急躁易怒，胸胁少腹胀闷或窜痛，喜太息，或自觉咽中有物吐之不出，咽之不下，或颈部瘿瘤，或妇女乳房作胀结块，月经不调、痛经、闭经，脉弦。

2. 肝火上炎证　肝火上炎证是肝火炽盛，肝经气火上逆所致的证候，以肝经循行部位表现实火症状为辨证要点。表现为急躁易怒，不眠或噩梦纷纭，面红目赤，头痛眩晕，胁肋疼痛，耳鸣耳聋，甚至吐血、衄血，口苦，苔黄，脉弦数。

3. 肝阳上亢证　肝阳上亢证是肝肾阴虚，阴不制阳，肝阳上亢所致的证候，以眩晕耳鸣，头目胀痛，头重足轻为辨证要点。表现为头胀头痛，面红目赤，眩晕耳鸣，急躁易怒，失眠或多梦，头重足轻，腰膝酸软，或五心烦热，面部烘热，舌红少津，脉弦有力或弦细数。

4. 肝血虚证　肝血虚证是肝血亏虚，机体失养所致的证候，以筋脉、爪甲、两目血虚失养与血虚症状为辨证要点。表现为两目干涩，视力减退或夜盲，眩晕耳鸣，面色淡白无华或萎黄，手足麻木震颤，或筋脉拘急，爪甲不荣，月经量少，色淡或闭经，唇舌色淡，苔薄，脉细。

5. 肝阴虚证　肝阴虚证是肝阴液亏虚，阴不制阳，虚火内生所致的证候，以目涩，胁肋灼痛，手足蠕动和阴虚症状为辨证要点。表现为眩晕耳鸣，两目干涩疼痛，口干舌燥，面部烘热，胁肋灼痛，或五心烦热，或潮热盗汗，或手足蠕动，舌红少津，脉弦细数。

6. 肝风内动证　肝风内动证是在肝肾阴血亏虚、肝阳上亢的基础上，患者出现眩晕欲仆、震颤、抽搐等"动摇不定"特征的证候。表现为头痛头摇，眩晕欲仆，肢体振颤，项强肢麻，或突然昏倒，兼见神志模糊，半身不遂，语言不清，口眼歪斜，甚至昏迷，舌红，脉弦数有力（表8-8）。临床常见有肝阳化风、热极生风、阴虚生风和血虚生风四种。

表8-8　肝风内动四证的鉴别要点

证别	性质	病因病机	主症特点	兼症	舌脉
肝阳化风	实证	肝肾阴虚 肝阳失潜	眩晕欲仆，项强言謇，肢麻；或卒然昏倒，不省人事，口眼歪斜	头痛项强，手足麻木，步履不正	舌红苔白或腻，脉弦有力
热极生风		邪热炽盛 燔灼肝经	手足抽搐，颈项强直，角弓反张，两目上视，牙关紧闭	高热神昏，躁扰如狂	舌红绛，脉弦数有力
阴虚生风	虚证	阴液亏虚 筋脉失养	眩晕，手足震颤或蠕动	五心烦热、潮热盗汗、口燥咽干	舌红少津，脉弦细数
血虚生风		血液亏虚 筋脉失养	眩晕，肢体震颤麻木，屈伸不利，肌肉瞤动	耳鸣，面白，爪甲不荣	舌淡苔白，脉弦细

7. 肝胆湿热证　肝胆湿热证是湿热内蕴肝胆，疏泄失职所致的证候，以胁肋胀痛灼热，纳差，小便黄为辨证要点。表现为口苦，纳差，恶心呕吐，腹胀，胁肋胀痛灼热，或胁下有痞块按之疼痛，身黄，色鲜明如橘，目黄，小便黄，发热，大便或闭或溏，舌红，苔黄腻，脉弦数或弦滑。

五、肾与膀胱病辨证

1. 肾阳虚证　肾阳虚证是肾阳气亏虚，失于温煦，虚寒内生所致的证候，以腰膝酸冷而痛，全身功能低下和阳虚症状为辨证要点。表现为腰膝酸冷而痛，形寒肢冷，下肢为甚，面色㿠白或黧黑，神疲乏力，或久泄不止、完谷不化、五更泄泻，或男子阳痿、早泄、滑精、精冷，或女子性欲低下、宫寒不孕，或小便频数清长、夜尿频多，舌淡苔白，脉沉细无力，两尺为甚。

2. 肾阴虚证　肾阴虚证是肾阴不足，失于濡养，虚火上扰所致的证候，以腰膝酸软或疼痛，眩晕耳鸣，男子遗精，女子月经量少和阴虚症状为辨证要点。表现为眩晕耳鸣，失眠或多梦，腰膝酸软或疼痛，咽干舌燥，形体消瘦，潮热盗汗，五心烦热，女子月经量少、闭经，男子阳强易举、遗精早泄，舌红苔少，脉细数。

3. 肾精不足证　肾精不足证是肾精亏损，髓海空虚，以生长发育以及生殖功能低下为主要表现的证候，肾精不足证以生长发育迟缓，生殖功能减退和成人早衰为辨证要点。表现为小儿发育迟缓，囟门迟闭，身材矮小，骨骼痿软，智力低下；成人未老先衰，健忘恍惚，反应迟钝，发脱齿摇，耳鸣耳聋，性功能减退，男子精少不育，女子经闭不孕，舌淡，脉虚弱。

4. 肾气不固证　肾气不固证是肾气不足，下元失固所致的证候，以腰膝酸软，小便、精关、经带、胎气不固为辨证要点。表现为神疲乏力，腰膝酸软，小便频数清长，夜尿增多，甚或小便失禁、遗尿，女子带下清稀、胎动易滑，男子滑精早泄，舌淡苔白，脉沉细弱。

5. 肾虚水泛证　肾虚水泛证是肾阳虚衰，气化失权，水液泛滥所致的证候，以水肿下肢为甚、尿少、畏冷肢凉等为辨证要点。表现为身体浮肿，腰以下为甚，按之没指，腰膝冷痛，形寒肢冷，腹部胀满，或心悸气短，或咳嗽气喘，痰涎清稀，不得平卧，舌淡胖有齿痕，苔白滑，脉沉迟无力。

6. 膀胱湿热证　膀胱湿热证是湿热下注，蕴结膀胱，膀胱气化不利所致的证候，以尿频、尿急、尿痛、尿黄为辨证要点。表现为尿频，尿急，尿涩量少，尿道灼痛，小便黄赤混浊，或尿血，或尿有砂石，小腹胀痛，或伴有发热、腰部胀痛，或少腹拘急，或心烦，舌红，苔黄腻，脉滑数。

目标检测

答案解析

一、选择题

1. 不属于表证的临床表现的是（　　）

    A. 恶寒发热　　　　　　　B. 头身疼痛　　　　　　C. 小便短赤

    D. 舌苔薄白　　　　　　　E. 脉浮紧

2. 热证的临床表现不包括（　　）

    A. 发热　　　　　　　　　B. 喜热饮　　　　　　　C. 口渴

    D. 面赤　　　　　　　　　E. 大便秘结

3. 八纲辨证中判断病位深浅的纲领是（　　）

    A. 脏腑　　　　　　　　　B. 寒热　　　　　　　　C. 表里

    D. 阴阳　　　　　　　　　E. 虚实

4. 八纲辨证中的总纲是（　　）

    A. 表里　　　　　　　　　B. 寒热　　　　　　　　C. 虚实

    D. 阴阳　　　　　　　　　E. 以上都不是

5. 八纲辨证中辨别人体正气的强弱和邪正盛衰的两个纲领是（　　）

    A. 表里　　　　　　　　　B. 寒热　　　　　　　　C. 虚实

    D. 阴阳　　　　　　　　　E. 以上都不是

二、案例分析

王某，男，56岁。反复咳嗽，痰中带血2月。现症见咳嗽阵作，痰中带血，伴见胸痛，盗汗，两颧潮红，身体消瘦，口干咽燥，舌红少苔，脉细数。

请运用脏腑辨证进行辨证分析。

（李智红　米健国）

书网融合……

本章小结　　　　　　微课　　　　　　题库

第九章　中医预防及护理原则

PPT

◎· **学习目标**

    1. 通过本章学习，重点掌握未病先防、护病求本的内涵；熟悉扶正祛邪的具体应用及调整阴阳的具体方法。

    2. 学会运用所学知识，指导疾病的预防及确定相应护理原则，对患者进行针对性护理，帮助患者尽快恢复健康。具有耐心细致、严谨务实的职业素养。

≫ **情境导入**

    情境描述　鞠某，女，22岁。在日常生活总感觉全身乏力，疲惫不适，或见气短，多汗，运动后加剧，气候变化特别容易感冒，遂来中医科寻求调理方法。

    讨论　1. 分析患者容易感冒的原因？

           2. 针对患者的情况可以采取哪些护理措施？

第一节　预　防

预防就是采取一定的措施，防止疾病的发生和发展。防止疾病发生即是未病先防，防止疾病发展即是既病防变。

一、未病先防

未病先防是指在未病之时，采取各种预防措施，防止疾病的发生。疾病的发生关系到正邪两个方面：正气不足是疾病发生的根本原因，邪气是发病的重要条件。因此，未病先防应从以下两方面着手。

（一）重视养生，调养精神

顺应四时，起居有常，劳逸适度，饮食有节，顾护脾胃，避免外邪侵袭及饮食致病。"过怒伤肝，过喜伤心，惊恐伤肾……"，保持平稳的心态，少思虑，少抱怨，调养精神，使脏腑之气调和，以增强抗病能力。依据个人体质，适度锻炼，从而防止疾病发生，这些养生的基本原则和方法都是未病先防的具体表现。

（二）中药预防，祛邪扶正

运用中草药进行预防疾病具有悠久的历史，如用板蓝根等预防感冒，艾叶预防传染性疾病，绿豆预防中暑等，都是简便且有效的方法。人痘接种法预防天花，则属"人工免疫法"。因此，应用中草药纠正人体内部阴阳的失衡，扶助正气，提高机体抗邪能力，从而可以预防某些疾病的发生。

二、既病防变

既病防变是指在疾病发生以后，早期诊断、及时治疗，防止疾病的进一步发展与传变。既病防变可以从以下几方面入手。

（一）早期护理，避免传变

疾病的发生和演变过程，多是由表入里，由浅入深，逐步加重，因此要抓住时机，控制病情的传变。延误最佳时机，病邪会由表入里，病情变复杂，护理难度加大。《黄帝内经》中说："善治者治皮毛，其次治肌肤，其次治筋脉，其次治六腑，其次治五脏，治五脏者，半死半生也。"可见六淫之邪侵袭人体如果不及时诊治，病邪由表传里，逐渐深入，侵犯内脏，病属难治，因此防治疾病一定要做到早期诊断、尽早护理。

（二）护理得当，控制传变

根据不同疾病的发展规律，依据已经存在的症状，预判疾病发展变化趋势，采取适当护理措施先安未受邪之地，阻止疾病的进一步传变。

《难经》中说："所谓治未病者，见肝之病，则知肝当传之于脾，故先实其脾气，无令得受肝之邪。"五行之中，肝属木，脾属土，肝木能乘脾，在肝病患者的护理过程中，注重调理脾胃，采取健脾的方法，是既病防变原则的具体应用。

💡 **素质提升**

"治未病"

"不治已病治未病"是早在《黄帝内经》中就提出来的防病养生谋略，是至今为止我国卫生界所遵守的"预防为主"战略的最早思想。它包括未病先防、已病防变、已变防渐等多个方面的内容。"治未病"的根本目的就是使人体处在中和的状态下，不偏不倚，保持机体正常运行。中医养生观要求人们"法于阴阳，和与术数，食饮有节，起居有常，不妄作劳"。同时对于"虚邪贼风，避之有时"，内心保持"恬淡虚无，真气从之"，如此则可以"精神内守，病安从来"，这不是要人们绝对的无欲无求，而是说思想保持相对稳定的状态，不过分追求奢望不属于自己的事物，淡泊名利，使内心保持安宁与平静。

第二节　护理原则

治则是在整体观念和辨证论治精神指导下而制定的治疗疾病的法则，对临床立法、用药等具有指导意义。护理原则是"治则"在护理学中的延伸，用以指导护理计划的实施。

中医学的护理原则包括护病求本、扶正祛邪、调整阴阳、三因制宜等方面。

一、护病求本

护病求本，是在对患者进行护理时必须寻求疾病的根本原因，并针对其根本原因进行护理，这是辨证施护的根本原则。在疾病护理中，正确分析，抓住疾病的本质，确定护理的重点和先后次序，从而有效地指导临床护理。

"标"与"本"为相对而言，用以说明病变过程中各种矛盾的主次关系。一般来讲，本是疾病的主要矛盾，标是疾病的次要矛盾。在不同情况下标与本有不同的含义，随疾病发展变化的具体情况而定。如以正邪而言，正气为本，邪气为标；以病因和症状而论，病因为本，症状为标。疾病有标本主次的不同，因而护理上有护标与护本的先后缓急之分。

（一）急则护标

标病或标症急骤，可能危及生命时，采取先处理标病或标症的方法。如大失血，无论属于哪种出血都以出血为标，出血之因为本，因此常采取止血治标为首务。待血止病情缓和，再护病本。

（二）缓则护本

标病或标症不急或经处理后已缓解的情况下，针对疾病本质所采取的护理措施，一般适用于慢性疾病。如肺阴虚而出现的咳嗽，肺阴虚为本，咳嗽为标，标病不至于危及生命，在这种情况下，就应先护其本，用滋阴润肺之法，阴虚纠正了，咳嗽也就消除了。

（三）标本同护

标病本病同时俱急，在时间、条件上均不允许单一护标或单一护本时，可采取标本同护之法，以提高疗效，缩短病程。如原患肾炎，又复患风寒感冒，出现恶寒无汗、咳嗽胸满、腰痛尿少、全身浮肿时，病之本在肾虚水泛，病之标在风寒束肺，两者俱急，可采取解表与温阳化水同时并举的护理方法。再如患者里热亢盛、大便秘结、口干咽燥、舌红苔黄燥等，邪热内结为本，阴液劫灼为标，标本俱急，可用泻热滋阴之法以标本兼顾。

二、扶正祛邪

扶正即扶助正气，采用扶养正气的药物或者护理措施，达到战胜疾病，恢复健康的目的；祛邪即祛除病邪，采用祛除邪气的药物或者其他护理措施，祛除病邪，达到邪去正复、恢复健康的目的。

护理过程中要认真细致地观察和分析正邪双方消长盛衰，并根据正邪在矛盾斗争中的地位，决定扶正与祛邪的先后和主次，以"扶正而不留邪，祛邪而不伤正"为原则。

（一）单独使用

1. 扶正　适用于以正气虚为主要矛盾，而邪气不盛的虚性病证，如针对气虚、血虚、阴虚、阳虚的患者，进行补气、养血、滋阴、温阳的护理措施均属扶正法。

2. 祛邪　适用于以邪实为主要矛盾，而正气未伤的实性病证，如食积、便秘、水肿等病证，消食、攻下、利水的护理措施均属祛邪法。

（二）先后使用

1. 先祛邪后扶正　适用于虽然邪盛正虚，但正气仍可耐攻，以邪气盛为主要表现的病证。如瘀血所致的崩漏证，因瘀血阻滞，出血不止，应先活血化瘀，然后再进行补气补血。

2. 先扶正后祛邪　适用于正虚邪实，正气虚衰不耐攻的病证，如阴水病，病程迁延，正气虚衰为主要表现，此时先扶正，待正气适当恢复，能耐受攻伐时再泻其邪。

3. 扶正祛邪并用　适用于正虚邪实，但二者均不盛的病证。在具体应用时还要分清是以正虚为主还是以邪实为主，正虚较急较重者，应以扶正为主，兼顾祛邪。邪实较急重，则以祛邪为主，兼顾扶正。

三、调整阴阳

疾病的发生是人体阴阳的相对平衡遭到破坏，出现偏盛偏衰的结果。因此，阴阳失调是疾病发生发展的内在原因。调整阴阳，是针对机体阴阳偏盛偏衰的变化，采取损其有余、补其不足，使阴阳恢复相对的协调平衡。

（一）损其有余

对阴或阳一方亢盛、有余的病证，采用"实则泻之"的护理方法，阴盛则损其阴，阳盛则损其阳，如"寒者热之""热者寒之"。

（二）补其不足

对阴或阳的一方偏衰、不足的病证，采用"虚则补之"的护理方法。阳虚则壮阳，阴虚则滋阴。临床上护理阳虚证或阴虚证患者时，根据阴阳互根的理论，在助阳剂中佐以滋阴药或滋阴剂中适当加补阳药，即所谓"阴中求阳""阳中求阴"。《景岳全书》中提到"善补阳者，必于阴中求阳，则阳得阴助而生化无穷；善补阴者，必于阳中求阴，阴得阳升而泉源不竭"。

四、三因制宜

疾病的发生、发展和转归与气候变化、地理环境、体质差异、性别年龄等关系密切。必须根据具体情况具体分析、区别对待，因时制宜、因地制宜、因人制宜，实现个体化护理。

（一）因时制宜

一年四季有寒热温凉的变迁，四时气候的变化对人体的生理功能、病理变化均有一定的影响，护理疾病时要考虑当时的气候条件，如春夏季节，气候温热，阳气开发，人体腠理疏松，汗出较多，即使外感风寒，也不可选用发汗力强的辛温发散之品，以免开泄太过，损伤津气，应给清凉饮料以补充津液。秋冬季节，气候寒凉，阴盛阳衰，人体腠理致密，汗出较少，可适当重用辛温发散之品，可食热粥以助汗，使邪从汗解。

（二）因地制宜

不同的地理环境、生活习惯可直接影响人体的生理功能、病理变化。因地制宜护理是指根据不同地域环境特点，采取适宜的护理方法。

如西北地区，地势高而寒冷，气候寒冷干燥少雨，病多寒多燥，护理时要注意保持室内适宜温度和湿度，防寒保暖，多饮生津透表或温热性饮品；东南地区，地势低而温热，气候温热湿润多雨，病多热多湿，护理时要注意保持室内空气流通，避居湿地，多食祛湿利尿食物或清淡饮品。

（三）因人制宜

患者的年龄、性别、体质、生活习惯也会影响人体的生理功能、病理变化，因人制宜护理是指根据患者年龄、性别、体质、生活习惯等不同特点，采取适宜的护理方法。

1. 年龄 不同年龄阶段人体的生理功能和病变特点不尽相同，如小儿生机旺盛，生理特点是"稚阴稚阳"，其病多因饥饱不匀，寒温失调，病后病情变化较快，护理上应密切观察病情变化，注意营养均衡，适调寒温，慎用峻剂和补剂；老年阶段脏腑功能衰退，阴阳气血俱虚，患病多虚证或正虚邪实，注意选择益气养血或扶正补虚之品，不可攻伐太过。

2. 性别 男女之间生理、病理特点各有差异，护理时要有针对性。女性应注意有经、带、胎、产期的护理，如月经期应注意休息、做好个人卫生、避免激烈运动等；妊娠期禁用或慎用峻下、破血、滑利或有毒药物；产后针对气血亏虚及恶露情况，选用益气活血之品。男子有遗精、滑精、阳痿、早泄等病证，护理时注意引导患者节制房事，保养肾精。

3. 体质 由于先天禀赋和后天调养不同，人的体质有强弱、寒热之偏，即使患同一种疾病，护理用药亦当有所区别。如阳盛或阴虚之体慎用温热食物和药物，阳虚或阴盛之体慎用寒凉食物和药物。

答案解析

目标检测

一、选择题

1. 护理时考虑性别、年龄等因素，属于（　　）

    A. 因人制宜　　　　　B. 因时制宜　　　　　C. 因地制宜

    D. 治未病　　　　　　E. 扶助正气

2. 肺痨咳嗽，咳嗽不甚时，应采取的主要护理原则是（　　）

    A. 护标　　　　　　　B. 护本　　　　　　　C. 标本兼护

    D. 先护本后护标　　　E. 先护标后护本

3. 属于既病防变的是（　　）

    A. 调摄精神　　　　　B. 锻炼身体　　　　　C. 起居有节

    D. 药物预防　　　　　E. 早期诊治

4. 用热性药治疗具有怕冷症状的病证，属于（　　）

    A. 热因热用　　　　　B. 热者寒之　　　　　C. 塞因塞用

    D. 通因通用　　　　　E. 寒者热之

5. 下列病证适用于急则护其标的是（　　）

    A. 二便不通　　　　　B. 脾虚泄泻　　　　　C. 阳虚外寒

    D. 阴虚内热　　　　　E. 气血两亏

（马立娟　米健国）

书网融合……

本章小结

微课

题库

第三篇　中医护理技能

第十章　方药施护

PPT

◎ **学习目标**

1. 通过本章学习，重点把握中药配伍与禁忌、中药煎服法及护理的基本内容；方剂的组方原则及剂型；中药的性能。

2. 学会运用所学知识，进行中药的煎煮，指导患者正确服药时间、方法及服药禁忌。具有中医整体施护观念。

≫ **情境导入**

情境描述　李女士，43岁，近期出现寒热往来、胸胁苦满、心烦口苦、咽干目眩等症状，诊断为邪犯少阳证。现遵医嘱服用中药小柴胡汤。

讨论　1. 该患者服用的小柴胡汤组方中涉及哪些中药配伍与禁忌？

2. 患者如何进行正确的中药煎服？

第一节　中　药

中药是在西方医学传入我国以后，人们对我国传统医药学的称呼，是与西药相对而言的。中药主要起源于中国，除了植物药以外，还有动物药、介壳类、矿物类等中药，少数中药源于国外，如西洋参。目前，随着对中药资源的开发和研究，许多民间药物也归入中药的范畴。

一、中药的基本概念

以中医药学理论体系的术语来表述药物性能、功效和使用规律，并在中医药理论指导下所应用的药物，称之为中药。在中医辨证理论指导下应用，是中药最本质的特点。

二、中药的性能

中药药性理论，又称为中药的性能，"性"即药物的性质，"能"即药物的效能，中药的性能是对中药作用的基本性质和特征的高度概括，主要包括四气、五味、升降浮沉、归经及毒性等。

（一）四气与五味

1. 四气　指药物的寒、热、温、凉四种不同的属性，是以药物作用于机体所发生的反应和对疾病所产生的治疗效果而做出的概括性归纳。在四气中，温次于热，凉次于寒（表10-1）。

表 10－1 四气简表

四气	属性	功效	适用范围
寒凉	阴	减轻或消除热证，具有清热、泻火、解毒等作用	阳热证
温热	阳	减轻或消除寒证，具有温里、散寒、助阳等作用	阴寒证

此外，还有一类药物性平和、起效慢、寒热偏向不明显，称为平性药。因平性药药性未超出寒、热、温、凉四性范围，故药物属性仍称四气，而不称五气。

2. 五味 指药物具有辛、甘、酸、苦、咸五种不同的药物滋味，药味的确定，一则根据口尝身受的结果，二则根据临床治疗中反映出来的效果（表 10－2）。

表 10－2 五味简表

五味	功效	适用范围
辛	能散、能行，具有发散、行气、活血、开窍、化湿等作用	表证、气滞、血瘀、窍闭神昏、湿阻等
甘	能补、能和、能缓，具有补益和中、缓急止痛、缓和药性、调和药味等作用	虚证、拘挛疼痛及调和药性等
酸	能收、能涩，具有收敛、固涩的作用	虚汗、久泻、久痢、遗精、滑精、遗尿、尿频、久咳等
苦	能泻、能燥，具有清热、燥湿、降逆、泻下等作用	实热证、实证咳喘、呕恶、便秘及湿证等
咸	能软、能下，具有软坚散结和泻下的作用	瘰疬、瘿瘤、便秘等

除上述五味外，尚有淡、涩两味。淡"能渗、能利"，有渗湿、利尿的作用。常用于水肿、小便不利等证，因味道不明显，故淡附于甘。涩同"酸"，有收敛、固涩的作用，故不另立，但酸能生津开胃，涩则不能。辛、甘、淡味药物属阳，酸、苦、咸味药物属阴。

（二）升降浮沉

是针对药物作用于人体的不同趋向而言，升与降、浮与沉，均是相对的。升即上升、升提，趋向于上，降即下降、降逆，趋向于下。浮即上行、发散，趋向于表。沉即收敛、沉降，趋向于里（表 10－3）。

表 10－3 升降浮沉简表

作用趋向	功效	适用范围
升浮（能上行向外）	具有升阳、举陷、解表、散寒、祛风、开窍等功效	治疗病位在表、在上及病势下陷等病证
沉降（能下行向内）	具有清热、泻火、利水、收敛、平喘、通便等作用	治疗病位在里、在下及病势上逆等病证

药物升降浮沉的作用趋势，与药物的气味、质地有着密切的关系，一般来讲，凡花、叶、皮、枝等质地轻，味辛、甘、淡，气属温热的药物，多为升浮药。果实、种子、矿物、贝壳等质地重，味苦、酸（涩）、咸，气属寒凉的药物，多为沉降药。此外，炮制和配伍也可以改变药物的升降浮沉之性，如酒制则升、姜制则散、醋制收敛、盐制下行等。

（四）归经

是指药物对机体某些脏腑、经络的病变起主要和特殊的选择性治疗作用。由于药物归经不同，性味相同的药物，其作用范围与部位也有区别，如黄芩、黄连、黄柏同属于清热药，性味均为苦、寒，但黄芩入肺经而长于清肺热；黄连入心、胃经而能泻心火、清胃热；黄柏入肾经而重于泻肾火、退虚热，掌握归经有助于临床辨证的用药选择。

（四）毒性

古时认为是药物的偏性，现代认为毒性是指药物对机体所产生的不良影响及损害。毒性与副作用不同，它对人体的危害性较大，严重时可危及生命。

三、中药的配伍与禁忌

（一）配伍

是根据病情需要和药性特点，选择两种或两种以上的药物配合使用。前人在长期的临床实践中，根据药物配伍使用的变化，总结为药物"七情"。

1. 单行　即用单味药物治疗疾病。如独参汤用人参治疗气虚欲脱证，其具有药力专一、简便立验的优点。

2. 相须　是指两种以上性能、功效相似的药物合用，以增强疗效。如石膏配知母，可增强清热泻火的作用。

3. 相使　是指以一种药物为主，另一种药物为辅，以提高主药的疗效。如黄芪配茯苓治疗脾虚水肿，茯苓能提高黄芪补气利水的功效。

4. 相畏　是指一种药物的毒性或副作用被另一种药物减轻或消除。如半夏的毒性可以用生姜消除，即半夏畏生姜。

5. 相杀　是指一种药物能降低或消除另一种药物的毒性或副作用。如生姜能消除半夏的毒性，即生姜杀半夏。

6. 相恶　是指一种药物能降低另一种药物的功效，甚至使其丧失药效。如莱菔子能削弱人参的补气作用，即人参恶莱菔子。

7. 相反　是指两种药物同用后，能产生剧烈的毒副作用。详见用药禁忌中的"十八反""十九畏"。

（二）禁忌

1. 配伍禁忌　配伍禁忌是指某些药物合用会产生剧烈的毒副作用或降低、消除药物的疗效，因而应该避免配合使用。包括"十八反"和"十九畏"。

（1）十八反　乌头反半夏、瓜蒌、贝母、白蔹、白及；甘草反海藻、大戟、甘遂、芫花；藜芦反人参、沙参、玄参、丹参、苦参、细辛、芍药。

（2）十九畏　硫黄畏朴硝，水银畏砒霜，狼毒畏密陀僧，巴豆畏牵牛，丁香畏郁金，川乌、草乌畏犀角，牙硝畏三棱，人参畏五灵脂，官桂畏赤石脂。

2. 妊娠用药禁忌　根据药物对于胎元损害程度的不同，一般将妊娠禁忌药分为禁用药和慎用药两类。禁用药多系毒性较强、药性峻猛的药物，如巴豆、乌头、大戟、斑蝥、蟾酥、三棱、莪术等。慎用药则是通经活血、行气破滞或辛热滑利的药物，如桃仁、红花、大黄、枳实、干姜、附子、肉桂等。

3. 药食禁忌　古称"忌口"，指某些中药与食物同食，会降低其药效或产生毒副作用，即药食相反。如常山忌葱，党参、茯苓忌醋，人参忌萝卜和茶叶，鲫鱼反厚朴、忌麦冬，荆芥忌鸡蛋和螃蟹等。根据病情需要，寒性病和服发汗药忌生冷。热性病忌辛辣、油腻；调理脾胃药忌油腻；消肿、理气药忌豆类；止咳平喘药忌鱼腥；止泻药忌瓜果；疮疡及皮肤病忌腥膻发物等。

四、中药煎服法及护理

（一）中药煎法

1. 煎药用具　砂锅具有化学性质稳定、不易与中药发生化学反应且导热均匀、保暖性能好等优势，故煎药首选有盖大砂锅。也可选用瓦罐、搪瓷或不锈钢器皿，忌用铁、铜、铝等金属器具。

2. 煎药用水　煎药时以水质纯净、含矿物质及杂质少为佳。也可根据药物的特点和疾病的性质，选用酒或酒水合煎。用水量以将中药饮片适当按压，液面高出饮片 2～3cm 为宜。质地坚硬、黏稠或需久煎的药物加水量可略多；质地疏松或有效成分容易挥发、煎煮时间较短的药物，加水量可略少。一次加足水量，不可中途添加，更不可把药煎干后重新加水煎煮。

3. 煎前泡药 有利于药物有效成分充分溶出，缩短煎煮时间。宜用凉水泡药。以根、茎、果实、种子类为主的方药需浸泡60分钟；以花、叶、草类为主的方药需浸泡20～30分钟。如气温高，可适当缩短时间。

4. 煎药火候 一般煎煮药物宜先武火煮沸，后文火保持，防止水分迅速蒸发而影响有效成分的溶出。一般煎煮2～3次。第一次先用武火煮沸，再改用文火煎煮30分钟左右，第二、三次煎煮的时间略短，滤出药液，混合后分2～3次服用。通常解表药及芳香类药物不宜久煎，第一煎武火煮沸后改用文火煎20分钟，第二煎于沸后煮15分钟。滋补类、矿物类和贝壳类药物，第一煎煮沸后宜文火久煎60分钟，第二煎于沸后煮50分钟，以使有效成分充分溶出。

5. 特殊煎法 包括如下内容。

（1）**先煎** 矿物类、贝壳类药物，质地坚硬，有效成分难以溶出，应打碎先煎30分钟左右，如磁石、龙骨、牡蛎等。毒性较强的药物，久煎可以降低毒性。应先煎30～60分钟，如附子、川乌等。

（2）**后下** 药物气味芳香，久煎易挥发失效，如薄荷、木香、砂仁等；有些药物久煎后有效成分会被破坏，如大黄、青蒿、钩藤等，宜在其他药物煎好前4～5分钟时入煎。

（3）**包煎** 粉末状的药物、细小种子、有绒毛的药物，宜用纱布包煎，以免药液成糊状或使锅底焦煳难以过滤，也可减少对咽喉及消化道的刺激，如滑石、车前子、蒲黄、海金沙、辛夷、旋覆花等。

（4）**另煎** 某些贵重药物，应另煎取汁兑服，以免煎出的有效成分被其他药渣吸附而造成浪费，如人参、西洋参等。

（5）**烊化** 胶质、黏性大的药物，宜另行单独烊化后，再与煎好的药汁兑服。

（6）**冲服** 某些贵重药、细料药、量少或不耐高温煎煮的药物，应研末，兑入煎好的药液或开水冲服，如三七粉、雷丸、沉香等。

（二）中药服法

1. 服药时间 一般来说，驱虫药和泻下药宜在清晨空腹时服；补益药宜在饭前服；健脾药和对胃肠道刺激性较大的药宜在饭后服；安神药宜在睡前服；止呕药宜少量频服。小儿服中药，每次不能多服者，可多次分服。无论饭前或饭后服药，服药与进食都应间隔1小时左右，以免影响疗效。

2. 服药次数 一般汤剂每日1剂，每剂分2～3次服用，用纱布将头煎及二煎的汤药去渣取汁，混合均匀，再分次服用。一次取汁量为250ml左右，儿童酌减。重症患者可1日多剂，以加强疗效。呕吐患者宜少量频服；咽喉肿痛患者可频频含咽；小儿服药可适当增加次数；发汗药、泻下药、催吐药应中病即止，以免损伤正气。

3. 服药温度 一般汤剂宜温服。特殊情况下，也可冷服、热服，如寒证用热药宜热服，热证用寒药宜凉服，真热假寒时应寒药温服，真寒假热时应热药冷服，凉血止血药宜冷服，回阳补益药、发汗解表药、活血化瘀药、透疹药等宜热服。

4. 服用方法 内服汤剂宜口服。一次服完。对峻烈或毒性药品，宜少量进服，观察药后反应，逐渐加量，避免中毒。呕吐患者先服少量姜汁止呕后再服药。病在口腔或咽喉者缓慢少量频服。婴幼儿宜喂服，神昏或不能进食者采用鼻饲法给药。

（三）服药禁忌

服药禁忌是指服药期间对某些食物的禁忌，又称忌口。一般在服药期间，应忌食生冷、辛辣、油腻、腥膻、有刺激性的食物。根据病情不同，饮食禁忌也有区别，如热证患者忌食辛辣、油腻、煎炸食物；寒证患者忌食生冷之物；胸痹患者应忌肥肉、脂肪、动物内脏及烟、酒；肝阳上亢者应忌胡椒、辣椒、大蒜、白酒等辛热助阳之品；脾胃虚弱者忌食生冷、煎炸、黏腻之品；疮疡、皮肤病患者忌食鱼、虾、蟹等腥膻发物及辛辣刺激性食品。

（四）剂量

剂量大小的选择可以根据中药的药性峻缓、作用强弱、有毒无毒、配伍剂型以及患者年龄、体质、病情轻重等因素确定。

五、用药"八法"及护理

中医用药"八法"指汗、吐、下、和、温、清、消、补八种治疗方法。

1. 汗法　又称解表法，是通过解表药宣发肺气，开泄腠理，促使人体微微汗出，以疏散表邪的治法。适用于一切外感表证。

（1）服药护理　解表药宜武火快煎，芳香药宜后下，以免药性耗散。温服，服药后饮热稀粥、热水以助药力，卧床加盖衣被以助发汗，汗出热退即停药，若汗出不彻，病邪不解，需继续服药。

（2）病情观察　观察患者有否汗出、汗出时间和部位、汗量等。服药后以遍身微微汗出为佳，若汗出太过，应立即通知医生，及时采取措施。若含麻黄的汤剂，须观察患者的血压及心率变化。

（3）饮食护理　宜清淡，忌黏滑、酸性和生冷食物。

（4）皮肤护理　汗出及时用干毛巾或热毛巾擦干，忌用冷毛巾。汗止后及时更衣，注意避风寒，防止复感。

（5）环境护理　病室宜安静，温湿度适宜，空气新鲜，避免穿堂风。

（6）服药禁忌　服药期间，禁用或慎用解热镇痛药，防止汗出太过。体虚多汗和热病津伤者忌用。

2. 吐法　又称涌吐法，是通过涌吐药使停留在咽喉、胃脘等部位的痰涎、宿食或毒物经口吐出的治法。适用于中风、痰涎壅盛、癫狂、宿食、食厥、气厥、胃中毒物残留、霍乱吐泻不得等。

（1）服药护理　药量从少渐增，可采取二次分服法。一服便吐者，报告医生，决定是否二服，以防涌吐太过。涌吐药作用迅猛，易伤胃气，应中病即止。服药后多饮开水以助药力。

（2）病情观察　观察患者生命体征及呕吐物的颜色、气味、性质、性状并记录。呕吐严重者给予补液、维持电解质平衡等对症处理。食物中毒或服毒者，须保留呕吐物，以便化验。

（3）饮食护理　暂禁食，待胃肠功能恢复后，予少量流质饮食或易消化食物以养胃气。忌生冷、肥甘厚味之品。

（4）呕吐护理　服药后不吐者，用压舌板刺激上腭咽喉部，助其呕吐。呕吐时协助患者坐起，轻拍其背部促使胃内容物吐出。不能坐起者，协助患者头偏向一侧，避免呕吐物吸入呼吸道。吐后给予温开水漱口，及时清除呕吐物。吐而不止者，可服少量姜汁或冷粥、冷开水。若吐后气逆不止，可予和胃降逆之剂。

（5）环境护理　病室宜清洁，空气新鲜，无异味，温湿度适宜。及时撤换被污染的衣被，整理好床单。

（6）服药禁忌　年老、体弱、婴幼儿、妇女胎前产后应忌用，心脏病及高血压患者应慎用。

3. 下法　又称泻下法，是通过泻下药通利大便、排除肠胃积滞、荡涤实热，或攻逐水饮、寒积的治法。适用于里实证。

（1）服药护理　泻下药以攻伐为主，应中病即止。温下药于饭前温服，应连续轻泻。润下药宜早、晚空腹服用。

（2）病情观察　观察患者腹痛情况及排泄物的性状、便量、颜色、次数。服逐水药后须观察心下痞满和腹部胀痛的情况是否有所缓解。

（3）饮食护理　忌油腻及辛辣食物，忌饮酒，忌同服滋补药。服寒下药期间暂禁食，待燥屎泻下后再食米汤、面条等养胃之品。

（4）环境护理　病室宜清洁，空气新鲜，无异味，温湿度适宜。

（5）服药禁忌　久病体弱、脾胃虚弱者慎用，妇女胎前产后及月经期慎用或忌用泻下药。表里无实热者及孕妇忌用寒下药；体虚、有恶寒表证者、孕妇忌用逐水药。

4. 和法　又称和解法，是通过调和的方法，以和解少阳寒热、协调脏腑功能、祛除病邪的治法。适用于以下几种证候。和解少阳药用于半表半里之少阳证，调和肝脾药用于肝胃或肝脾不和等证，调理胃肠药用于胃肠不和等证。

（1）服药护理　调和肝脾药及调理胃肠药宜饭前温服，和解少阳药宜饭后温服。截疟药应在疟疾发作前2~4小时服用。

（2）病情观察　服和解少阳药后观察患者的体温、脉象及出汗情况。服调理胃肠药后观察腹胀、呕吐情况及排便的性状和量。

（3）饮食护理　宜清淡、易消化，忌生冷、油腻及辛辣之品。若服小柴胡汤忌食萝卜。

（4）情志护理　应配合情志护理，保持情志愉悦。

（5）服药禁忌　病在表未入少阳，或邪已入里之实证以及虚寒证禁用和法。服含柴胡的汤剂时，忌用碳酸钙、维丁胶性钙、硫酸镁、硫酸亚铁等药，以免产生毒副反应。

5. 温法　又称温阳法，是通过温里药以温里祛寒，回阳救逆，温经通络，使寒气去、阳气复、经络通、血脉和的治法。适用于里寒证。

（1）服药护理　温服，中病即止。服温中祛寒药后饮热粥少许，有微汗时避免揭衣被。服温经散寒药后注意保暖。服回阳救逆药时，如昏迷患者采用鼻饲法用药。

（2）病情观察　严密观察患者神志、面色、生命体征、脉象及四肢回温情况。如服药后汗出不止，厥冷加重，烦躁不安，脉细散无根，及时与医生联系，配合抢救。

（3）饮食护理　宜进热饮，忌生冷寒凉之品。

（4）服药禁忌　阴虚证、虚热证、孕妇忌用或慎用，暑天慎用。

6. 清法　又称清热法，是通过清热药以清热泻火，使邪热外泄的治法。适用于里热证。

（1）服药护理　因组方不同，煎药方法各异。取汁凉服或微温服，苦寒滋阴药久服易伤胃或内伤中阳，可酌情添加温胃、和胃药。

（2）病情观察　以白虎汤为例，服药后患者体温渐降，汗止渴减，神清脉静，为病情好转；如壮热烦渴不减，出现神昏谵语，舌质红绛，提示气营两燔；如壮热不退，出现四肢抽搐或惊厥，提示热盛动风，立即报告医生，采取急救措施。

（3）饮食护理　宜进清淡、易消化的流质或半流质饮食，多食蔬菜水果，多饮水或西瓜汁、梨汁等生津止渴之品。

（4）服药禁忌　脾胃虚弱、食少便溏者慎用，年老体弱者慎用或减量，孕妇忌用清热药。阴虚津伤者慎用清热燥湿药。

7. 消法　又称消导法，是通过消食药以消食导滞，消坚散结，逐渐消散因气、血、痰、食、湿等积聚而成的有形之邪的治法。适用于积聚、癥瘕、痞块等实证。

（1）服药护理　如药味清淡，取其气者，煎药时间宜短；如药味重厚，取其质者，煎药时间宜长。宜饭后服用，不可久服，中病即止。注意配伍禁忌，勿与补益药和收敛药同用，以免降低药效。如服山楂丸则忌同服复方氢氧化铝、碳酸氢钠等碱性药，以免降低药效。

（2）病情观察　服消食导滞药应观察患者大便的性状、次数、质、量、气味及腹胀、腹痛、呕吐情况等。

（3）饮食护理　宜清淡、易消化，勿过饱。婴幼儿注意减少乳食量，必要时暂停喂乳。

（4）服药禁忌　年老、体弱者慎用；气虚、脾胃虚弱或无食积、痰滞者及孕妇禁用。

8. 补法　又称补益法，是通过补益药以滋养、补益人体气血阴阳之不足的治法。适用于各种阴、阳、气、血虚弱的病证。

（1）服药护理　宜文火久煎，空腹或饭前服下。贵重药品应另煎、烊化或冲服，丸剂、膏剂密封，干燥保存。

（2）饮食护理　忌辛辣、油腻、生冷之品，以免妨碍药物吸收；忌食萝卜、浓茶及纤维素高的食物，以减缓排泄，促进吸收。应对证进补。

（3）情志护理　应引导其正确对待疾病，保持乐观情绪，树立战胜疾病的信心。

（4）环境护理　病室宜空气新鲜，光线柔和，安静。

（5）作息护理　合理安排生活起居，保持充足睡眠，适当锻炼身体，提高防病抗病能力。

（6）服药禁忌　注意有虚方补，不可以补为常。邪实而正气不虚者，不宜乱用补虚药。若遇外感，须停服，先祛邪以防"闭门留寇"。湿盛中满者忌用补气药；阴虚火旺者不宜用补阳药；湿阻中焦及脾虚便溏者慎用补血与补阴药。

六、常用中药

（一）解表药

凡以发散表邪、解除表证为主要作用的药物，称为解表药。见表 10 - 4。

💡 **素质提升**

"花中君子"——菊花

"采菊东篱下，悠然见南山"是东晋大诗人陶渊明的名句，人们爱菊，不仅因为它高洁韵逸，形态优美，更爱它傲霜挺立，凌寒不凋。杜甫曾赞叹道"寒花开已尽，菊蕊独盈枝"。菊花象征着坚贞不屈的意志和顽强斗争的精神，因此被誉为"花中君子"。菊花也是养生佳品，长期食用可令人长寿，故有"南阳之寿"的典故。

表 10 - 4　常用解表药一览表

分类	药名	性味归经	功效	用法用量	临床应用
辛温解表	麻黄	辛、微苦，温；归肺、膀胱经	发汗解表，宣肺平喘，利水消肿	煎服 3～6g	风寒表实证，咳喘实证，风水水肿，风寒痹证，阴疽，痰核
	桂枝	辛、甘，温；归肺、心、膀胱经	发汗解肌，温通经脉，助阳化气	煎服 3～9g	风寒感冒，寒凝血滞的痹证，脘腹冷痛，痛经，闭经，痰饮、蓄水证，心悸
	生姜	辛，温；归肺、脾、胃经	解表散寒，温中止呕，温肺止咳	煎服 3～9g 或捣汁服	风寒感冒，脾胃寒证，胃寒呕吐，肺寒咳嗽，解生半夏、生南星之毒

续表

分类	药名	性味归经	功效	用法用量	临床应用
辛凉解表	薄荷	辛，凉；归肺、肝经	疏散风热，清利头目，利咽透疹，疏肝行气	煎服3~6g；宜后下	风热感冒及温病初起，风热头痛，目赤多泪，咽喉肿痛，麻疹不透，风疹瘙痒，肝气郁滞，胸闷胁痛
	菊花	辛、甘、苦、微寒；归肺、肝经	疏风散热，清肝明目，平抑肝阳，清热解毒	煎服5~9g	风热感冒，温病初起，肝阳眩晕，肝风实证，目赤昏花，疮痈肿毒
	柴胡	苦、辛、微寒；归肝、胆经	解表退热，疏肝解郁，升举阳气	煎服3~9g	表证发热，少阳证，肝郁气滞，气虚下陷，脏器脱垂

（二）清热药

凡以清泄里热为主要作用，用于治疗里热证的药物，称为清热药。见表10-5。

表10-5 常用清热药一览表

分类	药名	性味归经	功效	用法用量	临床应用
清热燥湿	黄芩	苦、寒；归肺、胆、脾、胃、大肠、小肠经	清热燥湿，泻火解毒，止血，安胎	煎服3~10g	湿温、暑湿，黄疸泻痢，肺热咳嗽，高热烦渴，血热吐衄，痈肿疮毒，胎动不安
	黄连	苦、寒；归心、脾、胃、胆、大肠经	清热燥湿，泻火解毒	煎服3~6g	湿热痞满，呕吐吞酸，湿热泻痢，高热神昏，心烦不寐，血热吐衄，痈肿疔疮，目赤牙痛，消渴，外治湿疹、湿疮、耳道流脓
	黄柏	苦、寒；归肾、膀胱、大肠经	清热燥湿，泻火解毒，除骨蒸	煎服3~12g	湿热带下，热淋涩痛，湿热泻痢，黄疸，湿热脚气，痿证，骨蒸潮热，盗汗，遗精，疮疡肿毒，湿疹瘙痒
清热解毒	金银花	甘，寒；归肺、心、胃经	清热解毒，疏散风热	煎服6~15g	痈肿疔疮，外感风热，温病初起，热毒血痢
	板蓝根	苦，寒；归肺、心、胃经	清热解毒，凉血利咽	煎服9~15g	外感发热，温病初起，咽喉肿痛，温毒发斑，痄腮，丹毒，痈肿疮毒
	蒲公英	苦、甘、寒；归肝、胃经	清热解毒，消肿散结，利湿通淋	煎服9~15g	痈肿疔毒，乳痈内痈，热淋涩痛，湿热黄疸
	鱼腥草	辛、微寒；归肺经	清热解毒，消痈排脓，利尿通淋	煎服15~25g	肺痈吐脓，肺热咳嗽，热毒疮痈，湿热淋证
清热凉血	生地黄	甘、苦、寒；归肝、心经	清热凉血，养阴生津	煎服10~15g	热入营血，舌绛烦渴，斑疹吐衄，阴虚内热，骨蒸潮热，津伤口渴，内热消渴，肠燥便秘
清虚热	青蒿	苦、辛、寒；归肝、胆经	清透虚热，凉血除蒸，解暑，截疟	煎服6~12g不宜久煎	温邪伤阴，夜热早凉，阴虚发热，潮热骨蒸，暑热外感，发热口渴，疟疾寒热

（三）泻下药

凡能引起腹泻，或滑润大肠，促进排便的药物，称为泻下药。见表10-6。

表 10 -6　常用泻下药一览表

分类	药名	性味归经	功效	用法用量	临床应用
攻下药	大黄	苦，寒；归脾、胃、大肠	泻下攻积，清热泻火，凉血解毒，逐瘀通经泻下通便	煎服 5 ~ 15g	积滞便秘，血热吐衄，目赤咽肿，热毒疮疡，烧烫伤，瘀血诸证，湿热泻痢、黄疸、淋证
	番泻叶	甘、苦，寒；归大肠经	泻热行滞，通便，利水	泡服 1.5 ~ 3g，煎服 2 ~ 6g	热结便秘，腹水肿胀
润下药	火麻仁	甘，平；归脾、胃、大肠经	润肠通便	煎服 10 ~ 15g	肠燥便秘
	郁李仁	辛、苦、甘，平；归脾、大肠、小肠经	润肠通便，利水消肿	煎服 6 ~ 12g	肠燥便秘，水肿腹满，脚气水肿
峻下逐水药	巴豆	辛，热，有大毒；归胃、大肠、肺经	峻下冷积，逐水退肿，祛痰利咽，外用蚀疮	入丸散剂 0.1 ~ 0.3g	寒积便秘，腹水鼓胀，喉痹痰阻，痈肿脓成未溃、疥癣恶疮

（四）祛湿药

凡以祛风除湿、健脾利湿、利水消肿、祛湿退黄为主要治疗作用的药物，称为祛湿药。见表 10 - 7。

表 10 - 7　常用祛湿药一览表

分类	药名	性味归经	功效	用法用量	临床应用
祛湿药	独活	辛、苦，微温；归肾、膀胱经	祛风湿，止痛，解表	煎服 3 ~ 9g	风寒湿痹，风寒夹湿表证，少阴头痛
	川乌	辛、苦，热，有大毒；归心、脾、肝、肾经	祛风湿，温经止痛	煎服 2 ~ 9g，先煎、久煎	风寒湿痹，心腹冷痛，寒疝疼痛，跌打损伤，麻醉止痛
	秦艽	苦、辛，微寒；归胃、肝、胆经	祛风湿，通络止痛，退虚热，清湿热	煎服 3 ~ 9g	风湿痹证，中风不遂，骨蒸潮热，疳积发热，湿热黄疸
化湿药	藿香	辛，微温；归脾、胃、肺经	化湿，止呕，解暑	煎服 6 ~ 10g	湿阻中焦，呕吐，暑湿或湿温初起
	苍术	辛、苦，温；归脾、胃、肝经	燥湿健脾，祛风散寒	煎服 5 ~ 10g	湿阻中焦证，风湿痹证，风寒夹湿表证
	茯苓	甘、淡，平；归心、脾、肾经	利水渗湿，健脾，宁心	煎服 9 ~ 15g	水肿，痰饮，脾虚泄泻，心悸，失眠
	薏苡仁	甘、淡，凉；归脾、胃、肺经	利水渗湿，健脾，除痹，清热排脓	煎服 9 ~ 30g	水肿，小便不利，脚气，脾虚泄泻，湿痹拘挛，肺痈，肠痈
利水通淋药	车前子	甘，微寒；归肝、肾、肺、小肠经	利尿通淋，渗湿止泻，明目，祛痰	煎服 9 ~ 15g，宜包煎	淋证，水肿，暑湿泄泻，目赤肿痛，目暗昏花，翳障，痰热咳嗽
	滑石	甘、淡，寒；归膀胱、肺、胃经	利尿通淋，清热解暑，收湿敛疮	煎服 10 ~ 20g，宜包煎	热淋，石淋，尿热涩痛，暑湿，湿温，湿疮，湿疹，痱子
祛湿退黄药	茵陈	苦、辛，微寒；归脾、胃、肝、胆经	清利湿热，利胆退黄	煎服 6 ~ 15g	黄疸，湿疮瘙痒
	金钱草	甘、咸，微寒；归肝、胆、肾、膀胱经	利湿退黄，利尿通淋，解毒消肿	煎服 15 ~ 60g	湿热黄疸，石淋，热淋，痈肿疔疮、毒蛇咬伤

（五）温里药

凡能温里祛寒，用于治疗里寒证为主要作用的药物，称为温里药，又称祛寒药。见表10-8。

表10-8 常用温里药一览表

分类	药名	性味归经	功效	用法用量	临床应用
温里药	附子	辛、甘，大热，有毒；归心、肾、脾经	回阳救逆，助阳补火，散寒止痛	煎服3~15g，宜先煎	亡阳证，阳虚证，寒痹证
	肉桂	辛、甘，大热，归肾、脾、心、肝经	补火助阳，散寒止痛，温经通脉，引火归原	煎服1~4.5g	阳痿，宫冷，腹痛，寒疝，腰痛，胸痹，阴疽，闭经，痛经，虚阳上浮
	干姜	辛，热；归脾、胃、肾、心、肺经	温中散寒，回阳通脉，温肺化饮	煎服3~10g	腹痛，呕吐，泄泻，亡阳证，寒饮喘咳
	花椒	辛，温；归脾、胃、肾经	温中止痛，杀虫止痒	煎服3~6g	中寒腹痛，寒湿吐泻，虫积腹痛，湿疹，阴痒

（六）化痰止咳平喘药

凡能化痰或祛痰，用于治疗痰证为主要作用的药物，称为化痰药；以制止或减轻咳嗽喘息为主要作用，用于治疗咳喘证的药物，称为止咳平喘药。见表10-9。

表10-9 常用化痰止咳平喘一览表

分类	药名	性味归经	功效	用法用量	临床应用
温化寒痰药	半夏	辛，温，有毒；归脾、胃、肺经	燥湿化痰，降逆止呕，消痞散结；外用消肿止痛	煎服3~10g	湿痰、寒痰证，呕吐，心下痞，结胸，梅核气，瘿瘤，痰核，痈疽肿毒，毒蛇咬伤
	天南星	苦、辛，温，有毒；归肺、肝、脾经	燥湿化痰，祛风解痉；外用消肿止痛	煎服3~10g	痰湿，寒痰证，风痰眩晕，中风，癫痫，破伤风，痈疽肿痛，蛇虫咬伤
清热化痰药	川贝母	苦、甘，微寒；归肺、心经	清化热痰，润肺止咳，散结消肿	煎服3~10g，研末1~2g	虚劳咳嗽，肺热燥咳，瘰疬、乳痈、肺痈
	桔梗	苦、辛，平；归肺经	宣肺，祛痰利咽，排脓	煎服3~10g	咳嗽痰多，胸闷不畅，咽喉肿痛，失音，肺痈吐脓
	胖大海	甘，寒；归肺、大肠经	清肺化痰，利咽开音，润肠通便	泡服或煎服2~4枚	肺热声哑，咽喉疼痛，咳嗽，燥热便秘，头目胀痛
止咳平喘药	紫菀	苦、辛、甘，微温；归肺经	润肺化痰止咳	煎服5~10g	咳嗽有痰
	枇杷叶	苦，微寒；归肺、胃经	清肺止咳，降逆止呕	煎服3~10g	肺热咳嗽，气逆喘急，胃热呕吐，哕逆

（七）理气药

凡以调理气机，用于治疗气滞或气逆证为主要作用的药物，称为理气药，又称行气药。见表10-10。

表 10 - 10　常用理气药一览表

分类	药名	性味归经	功效	用法用量	临床应用
理气药	陈皮	辛、苦，温；归脾、肺经	理气健脾，燥湿化痰	煎服 3~9g	脾胃气滞证，呕吐、呃逆，痰湿、寒痰咳嗽，胸痹
	木香	辛、苦，温；归脾、胃、大肠、胆、三焦经	行气止痛，健脾消食	煎服 3~10g	脾胃气滞证，泻痢里急后重，腹痛胁痛，黄疸，疝气疼痛，胸痹
	佛手	辛、苦，温；归肝、脾、胃、肺经	疏肝解郁，理气和中，燥湿化痰	煎服 3~9g	肝郁胸脘腹胁胀痛，气滞脘腹疼痛，久咳痰多，胸闷作痛
	玫瑰花	甘、微苦，温；归肝、脾经	疏肝解郁，活血止痛	煎服 1.5~6g	肝胃气痛，月经不调，经前乳房胀痛，跌打伤痛

（八）理血药

凡能调理血分，以防止体内外出血或具有通利血脉、活血化瘀的治疗作用，用于治疗血分病证的药物，称为理血药。见表 10 - 11。

表 10 - 11　常用理血药一览表

分类	药名	性味归经	功效	用法用量	临床应用
止血药	大蓟	甘、苦，凉；归心、肝经	凉血止血，散瘀解毒消肿	煎服 10~15g	血热出血证，热毒痈肿
	小蓟	甘、苦，凉；归心、肝经	凉血止血，清肝泻火	煎服 10~15g	血热出血证，热毒痈肿
	槐花	苦，微寒；归肝、大肠经	化瘀止血，活血定痛	煎服 10~15g	血热出血证，目赤头痛
	三七	甘、微苦，温；归肝、胃经	温经止血，散寒调经，安胎	煎服 3~10g，研末 1~1.5g	出血证，跌打损伤，瘀血肿痛
	艾叶	辛、苦，温，有小毒；归肝、脾、肾经	凉血止血，散瘀解毒消痈	煎服 3~10g	出血证，月经不调，痛经，胎动不安
活血化瘀药	丹参	苦，微寒；归心、肝经	活血调经，祛瘀止痛，凉血消痈，除烦安神	煎服 5~15g	月经不调，闭经痛经，产后瘀滞腹痛，血瘀心痛，脘腹疼痛，癥瘕积聚，跌打损伤，风湿痹证，疮痈肿毒，热病烦躁神昏，心悸失眠
	红花	辛，温；归心、肝经	活血通经，祛瘀止痛	煎服 3~10g	血滞经闭、痛经，产后瘀滞腹痛，癥瘕积聚，胸痹心痛，血瘀腹痛，胁痛，跌打损伤，瘀滞肿痛，瘀滞斑疹色暗
	益母草	辛、苦，微寒；归心、肝、膀胱	活血调经，利水消肿，清热解毒	煎服 10~30g	血滞经闭、痛经、经行不畅、产后恶露不尽、瘀滞腹痛，水肿，小便不利，跌打损伤，疮疡肿毒，皮肤瘾疹

（九）补虚药

凡能补充人体气血阴阳之不足，改善脏腑功能、增强体质，以提高抗病能力，用于治疗虚证为主的药物，称为补虚药，亦称补养药或补益药。见表 10 - 12。

表 10 – 12　常用补虚药一览表

分类	药名	性味归经	功效	用法用量	临床应用
补气药	人参	甘、微苦，微温；归肺、脾、心经	大补元气，补脾益肺，生津，安神益智	煎服 3～9g；治疗气脱 15～30g	元气虚脱证，肺脾心肾气虚证，热病气虚津伤口渴及消渴证
	西洋参	甘、微苦，凉；归肺、心、肾、脾经	补气养阴，清热生津	另煎兑服 3～6g	气阴两伤证，肺气虚及肺阴虚证，热病气虚津伤口渴及消渴
	党参	甘，平；归脾、肺经	补脾益气，补血，生津	煎服 9～30g	脾肺气虚证，气血两虚证，气津两伤证
	黄芪	甘，微温；归脾、肺经	补气健脾，升阳举陷，益卫固表，利尿消肿，托毒生肌	煎服 9～30g	脾气虚证，肺气虚证，气虚自汗，气血亏虚，疮疡难溃难腐，或久溃难敛
	山药	甘，平；归脾、肺、肾经	益气养阴，补脾肺肾，固精止带	煎服 15～30g	脾虚证，肺虚证，肾虚证，消渴气阴两虚证
	甘草	甘，平；归心、肺、脾、胃经	补脾益气，祛痰止咳，缓急止痛，清热解毒，调和诸药	煎服 3～10g	心气不足，脉结代、心悸，脾胃虚弱证，咳喘，脘腹、四肢挛急疼痛，热毒疮疡，咽喉肿痛，药食中毒，调和药性
补阳药	鹿茸	甘、咸，温；归肾、肝	壮肾阳，益肾精，强筋骨，调冲任，托疮毒	研末吞服 1～3g	肾阳虚衰，精血不足证，肾虚骨弱，腰膝无力或小儿五迟，妇女冲任虚寒，崩漏带下，疮疡久溃不敛，阴疽疮肿内陷不起
补血药	当归	甘、辛，温；归肝、心、脾经	补血调经，活血止痛，润肠通便	煎服 5～15g	血虚诸证，血虚血瘀，月经不调，闭经、痛经，虚寒性腹痛，跌打损伤，痈疽疮疡，风寒湿痹，血虚肠燥便秘
	熟地黄	甘，微温；归肝、肾经	补血养阴，填精益髓	煎服 10～30g	血虚诸证，肝肾阴虚诸证
	阿胶	甘，平；归肺、肝、肾经	补血，滋阴润肺，止血	烊化 5～15g	血虚诸证，出血证，肺阴虚燥咳，热病伤阴，心烦失眠，阴虚动风，手足瘈疭
补阴药	麦冬	甘、微苦，微寒；归胃、肺、心经	养阴润肺，益胃生津，清心除烦	煎服 3～12g	胃阴虚证，肺阴虚证，心阴虚证
	百合	甘，微寒；归肺、心经	养阴润肺，清心安神	煎服 6～12g	阴虚燥咳，劳嗽咳血，阴虚有热之失眠心悸及百合病、心肺阴虚内热证
	枸杞子	甘，平；归肝、肾经	滋补肝肾，益精明目	煎服 6～12g	肝肾阴虚证

（十）平肝息风药

凡以平肝潜阳、息风止痉为主要作用，用于治疗肝阳上亢或肝风内动的药物，称为平肝息风药。见表 10 – 13。

表 10 – 13　常用平肝息风药一览表

分类	药名	性味归经	功效	用法用量	临床应用
平抑肝阳药	石决明	咸，寒；归肝经	平肝潜阳，清肝明目	煎服 3～15g，打碎先煎	肝阳上亢，头晕目眩，目赤，翳障，视物昏花
	牡蛎	咸、涩，微寒；归肝、胆、肾经	重镇安神，平肝潜阳，软坚散结，收敛固涩	煎服 9～30g，打碎先煎	心神不安，惊悸失眠，肝阳上亢，头晕目眩，痰核、瘰疬、瘿瘤，癥瘕积聚，滑脱诸证
息风止痉药	钩藤	甘，凉；归肝、心包经	清热平肝，息风止痉	煎服 3～12g，宜后下	头痛，眩晕，肝风内动，惊痫抽搐
	天麻	甘，平；归肝经	息风止痉，平抑肝阳，祛风和络	煎服 3～9g	肝风内动，惊痫抽搐，眩晕，头痛，肢体麻木，手足不遂，风湿痹痛

（十一）安神药

凡以安定神志为主要作用，用于治疗神志失常的药物，称为安神药。见表 10 – 14。

表 10 – 14 常用安神药一览表

分类	药名	性味归经	功效	用法用量	临床应用
重镇安神药	朱砂	甘，寒，有毒；归心经	清心镇惊，安神解毒	入丸散 0.1 ~ 0.5g	心神不宁，心悸，失眠，惊风，癫痫，疮痈肿毒，咽喉肿痛，口舌生疮
	磁石	咸，寒；归心、肝、肾经	镇惊安神，平肝潜阳，聪耳明目，纳气平喘	煎服 9 ~ 30g，打碎先煎	心神不宁，惊悸，失眠，癫痫，头晕目眩，耳鸣耳聋，视物昏花，肾虚气喘
养心安神药	酸枣仁	甘、酸，平；归心、肝、胆经	养心益肝，安神，敛汗生津	煎服 9 ~ 15g	心悸失眠，自汗，盗汗
	柏子仁	甘，平；归心、肾、大肠经	养心安神，润肠通便	煎服 3 ~ 9g	心悸失眠，肠燥便秘

（十二）消导药

凡以消积导滞、促进消化为主要作用，用于治疗饮食积滞的药物，称为消导药，又称消食药。见表 10 – 15。

表 10 – 15 常用消导药一览表

分类	药名	性味归经	功效	用法用量	临床应用
消导药	山楂	酸、甘，微温；归脾胃、肝经	消食化积，行气散瘀	煎服 10 ~ 15g	饮食积滞，泻痢腹痛，疝气痛，瘀阻胸腹痛，痛经
	鸡内金	甘，平；归脾、胃、小肠、膀胱经	消食健胃，固精止遗	煎服 3 ~ 10g；研末 1.5 ~ 3g	饮食积滞，小儿疳积，肾虚遗精、遗尿，砂石淋证，胆结石
	麦芽	甘，平；归脾、胃、肝经	消食健脾，回乳消胀	煎服 10 ~ 15g	米面薯芋食积，断乳，乳房胀痛

（十三）开窍药

凡具辛香走窜之性，以开窍醒神为主要作用，用于治疗闭证、神昏病证的药物，称为开窍药。见表 10 – 16。

表 10 – 16 常用开窍药一览表

分类	药名	性味归经	功效	用法用量	临床应用
开窍药	麝香	辛，温；归心、脾经	开窍醒神，活血通经，消肿止痛	入丸、散 0.03 ~ 0.1g	闭证神昏，疮疡肿毒，痰核瘰疬，咽喉肿痛，血瘀经闭，癥瘕，心腹暴痛，头痛，跌打损伤，风寒湿痹，难产，死胎，胞衣不下
	石菖蒲	辛、苦，温；归心、胃经	开窍醒神，化湿和胃，宁神益志	煎服 3 ~ 9g	痰蒙清窍，神志昏迷，湿阻中焦，脘腹痞满，胀闷疼痛，噤口痢，健忘，失眠，耳鸣，耳聋
	冰片	辛、苦，微寒；归心、脾、肺经	开窍醒神，清热止痛	入丸、散 0.15 ~ 0.3g	闭证神昏，目赤肿痛，喉痹口疮，疮疡肿痛，溃后不敛，水火烫伤

（十四）收涩药

凡以收敛固涩为主要作用的药物，称为收涩药，又称固涩药。见表 10 – 17。

表 10 – 17　常用收涩药一览表

分类	药名	性味归经	功效	用法用量	临床应用
收涩药	麻黄根	甘、微涩，平；归肺经	固表止汗	煎服 3 ~9g	自汗，盗汗
	五味子	酸、甘，温；归肺、心、肾经	收敛固涩，益气生津，补肾宁心	煎服 3 ~6g	久咳虚喘，自汗，盗汗，遗精，滑精，久泻不止，津伤口渴，消渴，心悸，失眠，多梦

第二节　方　剂

一、方剂的组方原则

方剂的组成是根据病情需要，在辨证立法的基础上，按照一定的组方原则，选择适当的药物组合成方。方剂的组成原则概括为"君、臣、佐、使"。

1. 君药　是针对主病或主证起主要治疗作用的药物，又称主药。

2. 臣药　是协助君药加强疗效，并对兼病或兼证起治疗作用的药物，又称辅药。

3. 佐药　有三个含义：一是治疗兼证或次要症状的药物；二是用以消除或减缓君、臣药的毒性与烈性；三是根据病情需要，用与君药性味相反而又能在治疗中起相佐作用的药物。

4. 使药　有两种意义：一是引经药，即能引导他药直达病所的药物，如治上部疾病用桔梗为引，治下部疾病以牛膝为引。二是调和药，即调和方中的药物，如方剂中常用甘草、大枣以调和药性。

二、常用方剂

常用方剂见表 10 – 18 ~ 表 10 – 30。

表 10 – 18　解表剂

方名	组成	功效	主治
麻黄汤	麻黄、桂枝、杏仁、甘草	解表发汗宣肺平喘	恶寒发热、头痛身痛、无汗而喘
银翘散	金银花、连翘、薄荷、桔梗、淡竹叶、荆芥、淡豆豉、牛蒡子、芦根、甘草	辛凉解表清热解毒	发热微恶风寒、无汗或有汗不多、头痛口渴、咳嗽咽痛
桑菊饮	桑叶、菊花、杏仁、连翘、薄荷、桔梗、甘草、芦根	疏风清热宣肺止咳	风热咳嗽、身热不甚、口渴

表 10 – 19　泻下剂

方名	组成	功效	主治
大承气汤	大黄、厚朴、枳实、芒硝	峻下热结	大便秘结，脘腹痞满，疼痛拒按或下利腹痛
麻子仁丸	麻子仁、芍药、枳实、大黄、厚朴、杏仁	润肠泄热行气通便	胃肠燥热之便秘证。大便干结，小便频数

表 10 - 20 　祛湿剂

方名	组成	功效	主治
藿香正气散	藿香、紫苏、白术、白芷、茯苓、大腹皮、厚朴、半夏、陈皮、桔梗、炙甘草	解表化湿理气和中	外感风寒、内伤湿滞。发热恶寒、头痛、恶心呕吐、腹痛腹泻等
黄连解毒汤	黄连、黄芩、黄柏、栀子	泻火解毒	三焦火毒热盛证。热病吐衄、热甚发斑、湿热痢疾、黄疸、痈疮
龙胆泻肝汤	龙胆草、黄芩、栀子、泽泻、木通、当归尾、生地、甘草、车前子、柴胡	清肝胆实火泻肝胆湿热	肝胆实火上炎证、肝胆湿热下注证

表 10 - 21 　和解剂

方名	组成	功效	主治
小柴胡汤	柴胡、黄芩、半夏、人参、甘草、生姜、大枣	和解少阳	少阳证。寒热往来、胸胁苦满、心烦口苦、咽干目眩
逍遥散	柴胡、白芍、当归、茯苓、白术、甘草、生姜、薄荷	疏肝解郁养血健脾	肝郁血虚脾弱证。两肋胀痛，神疲食少，或兼月经不调

表 10 - 22 　治燥剂

方名	组成	功效	主治
杏苏散	苏叶、杏仁、半夏、茯苓、橘皮、桔梗、枳壳、甘草、生姜、大枣、前胡	清宣凉燥宣肺化痰	外感凉燥。头微痛、恶寒无汗、咳嗽痰稀、鼻塞咽干
麦门冬汤	麦冬、半夏、人参、甘草、粳米、大枣	滋养肺胃降逆和中	肺痿。咳唾涎沫、气急喘促、口渴咽干

表 10 - 23 　治风剂

方名	组成	功效	主治
川芎茶调散	川芎、荆芥、白芷、羌活、甘草、细辛、防风、薄荷	疏风止痛	外感风邪头痛、偏正头痛或巅顶作痛或有恶寒发热、目眩鼻塞
天麻钩藤饮	天麻、钩藤、石决明、栀子、黄芩、川牛膝、杜仲、益母草、桑寄生、夜交藤、茯神	平肝息风清热活血补益肝肾	肝阳偏亢、肝风上扰证。头痛、眩晕、失眠

表 10 - 24 　化痰止咳剂

方名	组成	功效	主治
二陈汤	半夏、橘红、茯苓、炙甘草	燥湿化痰理气和中	湿痰证。咳嗽、痰多易咯、胸膈胀满、恶心呕吐
贝母瓜蒌散	浙贝母、瓜蒌、天花粉、茯苓、橘红、桔梗	润肺清热理气化痰	燥痰咳嗽。干咳、痰黏难咯，或胸闷气急，咽喉干燥、苔黄而干、脉弦

表 10 - 25 　理气剂

方名	组成	功效	主治
柴胡疏肝散	柴胡、陈皮、川芎、香附、枳壳、芍药、甘草	疏肝解郁行气止痛	肝气郁结证。胁肋胀痛、胸闷易怒、脘腹胀满
半夏厚朴汤	半夏、厚朴、紫苏、茯苓、生姜	行气散结降逆化痰	梅核气之痰气互结证。咽中如有物阻，但饮食吞咽无碍

表 10 - 26　理血剂

方名	组成	功效	主治
血府逐瘀汤	当归、桃仁、红花、生地、川芎、赤芍、牛膝、桔梗、柴胡、枳壳、甘草	活血化瘀行气止痛	胸中血瘀。胸痛、头痛或内热烦闷、心悸失眠、急躁易怒
生化汤	桃仁、川芎、当归、炮姜、甘草	养血祛瘀温经止痛	血虚寒凝，瘀血阻滞证。产后恶露不行，小腹冷痛

表 10 - 27　补益剂

方名	组成	功效	主治
四君子汤	人参、白术、茯苓、炙甘草	益气健脾	胃气虚证。面色萎黄、语音低微、食少便溏
补中益气汤	黄芪、甘草、人参、当归、橘皮、升麻、柴胡、白术	补中益气升阳举陷	脾胃气虚证、气虚下陷证、气虚发热证
四物汤	熟地、当归、白芍、川芎	补血、活血、调经	营血虚滞。心悸失眠、头晕目眩、面色无华、月经不调
六味地黄丸	熟地、山药、山茱萸、泽泻、丹皮、茯苓	滋阴补肾	肾阴虚。腰膝酸软、头晕目眩、耳聋耳鸣、盗汗遗精、消渴、手足心热等
玉屏风散	黄芪、白术、防风	益气固表止汗	表虚自汗证。恶风自汗，易感外邪

表 10 - 28　固涩剂

方名	组成	功效	主治
四神丸	肉豆蔻、补骨脂、五味子、吴茱萸	温肾暖脾涩肠止泻	脾肾阳虚证。五更泄泻、不思饮食，或久泻不止，腹痛肢冷，神疲乏力
固经丸	龟甲、白芍、黄芩、黄柏、椿根皮、香附	滋阴清热固经止血	阴虚血热之崩漏。月经过多，或崩中漏下，血色深红或紫黑黏稠

表 10 - 29　温里剂

方名	组成	功效	主治
理中丸	人参、干姜、白术、炙甘草	温中散寒补气健脾	脾胃虚寒证。温中散寒、补气健脾
四逆汤	附子、干姜、甘草	回阳救逆	心肾阳衰寒厥证。四肢厥冷，恶寒蜷卧，神疲欲寐，脉微欲绝

表 10 - 30　安神剂

方名	组成	功效	主治
酸枣仁汤	酸枣仁、茯苓、知母、川芎、甘草	养血安神清热除烦	心肝血虚证。失眠心悸，虚烦盗汗，头晕目眩，咽干口燥
朱砂安神丸	朱砂、黄连、甘草、生地、当归	镇心安神泻火养阴	心火亢盛证。心烦神乱，失眠多梦，惊悸怔忡

三、常用中成药

中成药是在中医药理论指导下，以中药材为原料，按照规定的处方、生产工艺和质量标准生产的制剂。具有便于携带、使用方便等特点。

（一）解表类

见表 10 –31。

表 10 –31　解表类中成药简表

药名	功用	主治
银翘解毒丸（片）	辛凉解表，清热解毒	风热感冒，发热头痛，咳嗽口干，咽喉疼痛
桑菊感冒片	疏风清热，宣肺止咳	风热感冒初起，咳嗽，头痛，口干，咽痛
九味羌活丸	疏风解表，散寒除湿	风寒感冒，恶寒，发热，头重而痛，肢体酸痛
藿香正气水（颗粒、软胶囊）	解表化湿，理气和中	恶寒发热，胸脘满闷，感冒，呕吐，泄泻，中暑

（二）清热类

见表 10 –32。

表 10 –32　清热类中成药简表

药名	功用	主治
牛黄解毒丸（片）	清热解毒	温热郁火，咽喉肿痛，牙龈肿痛，口舌生疮，目赤肿痛，大便干燥
板蓝根颗粒	清热解毒，凉血利咽	温病发热，头痛喉痛
双黄连口服液	疏风解表，清热解毒	外感风热感冒，发热，咳嗽，微恶寒，汗泄不畅，头胀痛，鼻塞，流黄浊涕

（三）祛湿类

见表 10 –33。

表 10 –33　祛湿类中成药简表

药名	功用	主治
复方金钱草颗粒	清热利湿，利尿排石，消炎止痛	尿路结石，尿路感染
癃闭舒胶囊	温肾化气，清热通淋，活血化瘀，散结止痛	肾气不足，湿热瘀阻所致的癃闭，腰膝酸软，尿频，尿急，尿痛，尿线细，伴小腹拘急疼痛

（四）泻下类

见表 10 –34。

表 10 –34　泻下类中成药简表

药名	功用	主治
新清宁胶囊（片）	清热解毒，泻火通便	内结实热，喉肿，牙痛，目赤，便秘
一清胶囊	清热泻火解毒，化瘀凉血止血	火毒血热所致的身热烦躁，目赤口疮，咽喉、牙龈肿痛，大便秘结
麻仁润肠丸	润肠通便	肠热津亏所致的便秘，大便干结难下

（五）温里类

见表 10 –35。

表 10 –35　温里类中成药简表

药名	功用	主治
附子理中丸	温中健脾	脾胃虚寒，脘腹冷痛，呕吐泄泻，手足不温
香砂养胃丸	温中和胃	不思饮食，呕吐酸水，胃脘满闷，四肢倦怠
温胃舒胶囊	扶正固本，温胃养胃，行气止痛，助阳暖中	慢性胃炎，胃脘凉痛，饮食生冷，受寒痛甚

（六）止咳化痰平喘类

见表 10 - 36。

表 10 - 36　止咳化痰平喘类中成药简表

药名	功用	主治
通宣理肺颗粒（丸）	解表散寒，宣肺止嗽	风寒束表，肺气不宣所致的感冒咳嗽，上呼吸道感染、急性支气管炎、急慢性鼻炎
急支糖浆	清热化痰，宣肺止咳	发热、恶寒、胸膈满闷、咳嗽咽痛
复方鲜竹沥液	清热，化痰，止咳	痰热咳嗽，痰黄黏稠
蜜炼川贝枇杷膏	清热润肺，止咳平喘，理气化痰	伤风咳嗽，痰稠，痰多气喘，咽喉干痒，声音嘶哑
清肺抑火片（丸）	清肺止嗽，化痰通便	肺热咳嗽、痰涎壅盛，咽喉肿痛，口鼻生疮，牙齿疼痛，牙根出血，大便干燥，小便赤黄

（七）理气类

见表 10 - 37。

表 10 - 37　理气类中成药简表

药名	功用	主治
木香顺气丸	行气化湿，健脾和胃	湿浊阻滞气机，胸膈痞闷，脘腹胀痛，呕吐恶心，嗳气纳呆
三九胃泰颗粒	消炎止痛，理气健胃	湿热内蕴，气滞血瘀所致的胃痛，脘腹隐痛，饱胀反酸，恶心呕吐，嘈杂纳减
元胡止痛片	理气，活血，止痛	经行腹痛，胃痛，胁痛，头痛

（八）理血类

见表 10 - 38。

表 10 - 38　理血类中成药简表

药名	功用	主治
复方丹参片	活血化瘀，理气止痛	气滞血瘀所致的胸痹，胸闷、心前区刺痛，冠心病、心绞痛
速效救心丸	行气活血，祛瘀止痛	气滞血瘀型冠心病，心绞痛
血府逐瘀丸	活血祛瘀，行气止痛	瘀血内阻，胸痛或头痛，内热瞀闷、失眠多梦，心悸怔忡，急躁善怒，冠心病、心绞痛，血管及外伤性头痛
三七胶囊	散瘀止血，消肿止痛	气虚血瘀的胸痹、胸胁刺痛、出血性疾病及跌扑肿痛

（九）消导类

见表 10 - 39。

表 10 - 39　消导类中成药简表

药名	功用	主治
枳实导滞丸	消食导滞，清热祛湿	脘腹胀痛，不思饮食，大便秘结，痢疾里急后重
健胃消食片	健胃消食	不思饮食，嗳腐酸臭，脘腹胀满，消化不良

（十）祛风湿类

见表 10 - 40。

表 10 - 40　祛风湿类中成药简表

药名	功用	主治
小活络丸	祛风散寒，化痰除湿，活血止痛	风寒湿邪闭阻，痰瘀阻络所致的痹病，肢体关节疼痛，或冷痛，或刺痛
大活络丹	调理气血，活络止痛	气血亏虚，肝肾不足，内蕴痰热，外受风邪
风湿骨痛胶囊	温经散寒，通络止痛	寒湿闭阻经络所致的痹病，症见腰脊疼痛、四肢关节冷痛

（十一）补益类

见表 10 - 41。

表 10 - 41　补益类中成药简表

药名	功用	主治
参苓健脾胃颗粒	健脾胃，益肺气	脾胃虚弱，饮食不消，形瘦色萎，神疲乏力
补中益气丸	补中益气，升阳举陷	脾胃虚弱，中气下陷所致的体倦乏力，食少腹胀，便溏久泻，肛门下坠
乌鸡白凤丸	补气养血，调经止带	气血亏损致身体瘦弱，腰膝酸痛，月经不调，崩漏带下
归脾丸	益气健脾，养血安神	心脾两虚，气短心悸，失眠多梦，头昏头晕，肢倦乏力，食欲不振
六味地黄丸	滋阴补肾	肾阴亏损，头晕耳鸣，腰膝酸软，骨蒸潮热，盗汗遗精，消渴
四神丸	温肾散寒，涩肠止泻	命门火衰，脾肾虚寒，五更泄泻，或便溏腹痛，腰酸肢冷
生脉饮	益气复脉，养阴生津	气阴两亏，心悸气短，自汗
金匮肾气丸	温补肾阳，化气行水	肾虚水肿，腰膝酸软，小便不利，畏寒肢冷

（十二）安神类

见表 10 - 42。

表 10 - 42　安神类中成药简表

药名	功用	主治
柏子养心丸	补气养血安神	心气虚寒，心悸易惊，失眠多梦，健忘
天王补心丹	滋阴养血，补心安神	心阴不足，心悸易惊，失眠多梦，大便干燥
解郁安神颗粒	疏肝解郁，安神定志	情志不畅，肝郁气滞所致的不寐

（十三）固涩类

见表 10 - 43。

表 10 - 43　固涩类中成药简表

药名	功用	主治
四神丸	温肾散寒，涩肠止泻	脾肾阳虚所致的腹泻，特别是五更泻
金锁固精丸	固肾涩精	肾虚不固，遗精滑泄，神疲乏力，四肢酸软，腰痛耳鸣

目标检测

答案解析

一、选择题

1. 七情配伍中，可以提高药效的是（　　）

    A. 相杀、相反　　　　　B. 相杀、相使　　　　　C. 相须、相使

    D. 相须、相恶　　　　　E. 相恶、相反

2. 七情配伍中，可以降低药物毒副作用的是（　　）

A. 相须、相使　　　　B. 相杀、相反　　　　C. 相须、相恶

D. 相杀、相畏　　　　E. 相畏、相使

3. 具有发散作用的药味是（　　）

A. 咸　　　　B. 酸　　　　C. 苦

D. 辛　　　　E. 甘

4. 以下哪项不是甘味的作用（　　）

A. 补虚　　　　B. 缓急　　　　C. 和中

D. 调和药性　　　　E. 清热解毒

5. 以下哪项不是酸味的功能（　　）

A. 止汗　　　　B. 固精　　　　C. 涩肠

D. 辛散　　　　E. 敛肺

（郭艺　米健国）

书网融合……

本章小结　　　　微课　　　　题库

第十一章 中医一般护理

PPT

学习目标

    1. 通过本章学习，重点把握日常生活起居、饮食护理、情志护理的方法；食物的四气五味；饮食护理的原则。

    2. 学会运用所学知识，指导患者生活起居护理；根据七情相胜理论进行情志护理；辨证指导患者日常饮食。具备良好的人文关怀精神和整体施护的观念。

情境导入

情境描述 孙女士，47 岁，企业高管，工作中人事繁杂，出现心情抑郁，情绪不宁，胸部满闷，胁肋胀痛，舌淡苔白，脉弦。诊为郁证。

讨论 1. 请试着回答导致患者患上郁证的主要原因有哪些？

      2. 请运用情志护理方法指导患者进行护理。

第一节　生活起居护理

一、起居有常

生活起居与健康有着密切的关系，《素问·上古天真论》曰："上古之人，其知道者，法于阴阳，和于术数，食饮有节，起居有常，不妄劳作，故能形与神俱，而尽终其天年，度百岁乃去。"反之，"以酒为浆，以妄为常，醉以入房，以欲竭其精，以耗散其真，不知持满，不时御神，务快人心，逆于生乐，起居无节，故半百而衰也。"说明要想身体健康，就要懂得顺应四时气候，做到饮食有节、饮酒适度、起居有常。

（一）顺应四时调阴阳的重要性

《素问·四气调神大论》曰："夫四时阴阳者，万物之根本也。所以圣人春夏养阳，秋冬养阴，以从其根，故与万物沉浮于生长之门，逆其根，则伐其本，坏其真矣。故阴阳四时者，万物之终始也，死生之本也。逆之则灾害生，从之则苛疾不起，是谓得道。"说明阴阳四时的变化，是万物生长变化的根本，所以善于养生的人，春夏两季能够注意保养阳气，秋冬两季能注意保养阴气，以从根本上来培养身体。

（二）四时护理

病人起居应适应四时气候变化，要遵循"春夏养阳，秋冬养阴"的原则。

春夏之季由寒转暖，由暖转热，宇宙万物充满新生繁茂景象，是人体阳气生长之时，应该增加室外活动的时间，以调养阳气，使阳气更加充沛，凡有耗伤阳气及阻碍阳气的情况皆应避免，其护理贯穿到饮食、运动、起居、防病、精神等各个方面。在春夏季护理中，要保护病人阳气不过分消耗。对慢性阳虚的病人，在春季用食物或药物补阳气以外，还要防止风邪侵袭，夏季不贪凉夜露，损害阳气，在酷暑炎热之白昼，当阴居避暑热，以免出汗多伤卫阳，可适当饮用生津止渴降温饮料，此时体内阳气既无过多损耗，还有所贮备，则到秋冬就能抵御寒邪侵扰。这样不但有益于病人康复，亦可预防秋冬发生腹泻、咳喘等疾病。

秋冬之季气候由热转凉而寒，万物都趋于收藏状态，人们应防寒保暖，使阴精藏于内，阳气不致外泄，所以在秋冬时节要保持病人机体阴津藏而不外泄，对慢性阴虚精亏病人，借此季节以食或药来填补阴精，使阴精积蓄，才能预防春夏阳亢之时，对阴精的耗散，应以平调为宜。肾精亏损、肾阳虚的病人，则应温补阳气，此时以食或药温补为宜。所以在冬季，风和日暖之际，鼓励病人常晒太阳取暖，以补体阳。在此季节应适当早卧晚起，在严寒之际不宜外出，以防"冬伤于寒，春必温病"的情况出现。

二、劳逸适度

在中医养生学家看来，劳、逸各有千秋，都对于养生有积极的意义，应该将两者结合起来，把握劳逸的度，有劳有逸。孤立地坚持劳、逸中的一方是养生中的大忌，非但不会达到养生的效果，还能损害人体健康。

（一）劳逸适度的养生功效

1. 增强体质 人们进行适度的劳动和体育锻炼，可以增强脏腑的功能、促进气血的运行、提高人体的免疫力，使得人们保持旺盛的生命力；人们进行适当的休息，可以缓解疲劳，能够为人体进行各项生理活动补充充足的能量，还能够提高人体抵御外邪的能力。

2. 提高智力 "流水不腐"，人的大脑如同流水一样，只有不断处于激活状态，大脑才能越来越灵活，智力才能得到不断地开发。相反，如果不愿用脑思考，长期这样下去，大脑就如同"锈"住一样，创造性、记忆力都会下降。如果一味用脑，不注意休息，大脑长期处于疲劳状态，也会对大脑造成伤害。

（二）如何做到劳逸适度

劳动方式多种多样，要注意体力劳动和脑力劳动相结合。不要只注重体力劳动，那样虽然"四肢发达"，却容易造成"头脑简单"；如果只注重脑力劳动，忽视了体力劳动，那样大脑固然得到开发，但是身体这一革命的本钱却抛锚了。

休息的方式也要把握多样性。休息包括动式休息和静式休息两种。其中，动式休息指的是人们进行散步、聊天、唱歌、下棋等人体活动；静式休息指的是睡眠。动式休息和静式休息都是养生的方式，人们应注意动静结合。

体力劳动宜量力而行。在进行体力劳动时，应该根据自己的体质、能力量力而行，不可强求，如果劳动时间过长、劳动强度过大，超过了身体的承受能力，则很容易造成劳伤。

劳动统筹化。有些劳动程序复杂、过于繁琐，人们在进行此类劳动时往往会手忙脚乱，既劳形又伤神，不利于人体健康。在进行劳动时，可以尝试将劳动统筹化，安排一个合理的秩序，争取轻松快捷地将劳动完成。

三、环境适宜

六淫致病多与季节气候、居处环境等有关，所以，护理工作者应主动掌握四时气候变化的规律，帮助患者做到春防风、夏防暑、长夏防湿、秋防燥、冬防寒，为患者创造良好的治疗和护理的病室内环境。

（一）病室整洁，光线适宜

病室内陈设要力求简单，保持整洁。病室内除固定的患者必需用品外，其余物品均不应放置，保持地面和床单的清洁、干燥，定时消毒。配餐间更要做到清洁、整齐，餐具按时消毒。厕所要做到无臭味、无污垢、无霉变斑点，定时消毒，严格做好消毒隔离和终末处理。

一般病室内要求光线柔和，保持明亮，这样能使人感到舒适愉快。患者休息时应拉上窗帘，让患者更好地睡眠。病室应"阴阳适中，明暗相半""太明即下帘，以和其内映，太暗则卷帘，以通其外耀。内以安心，外以安目，心目俱安，则身安矣"。病室安排应根据病证性质不同而定。急性热性病患者，光线可稍暗；有眼疾的患者病室内可用深色窗帘遮挡光线，避免强光对眼睛的刺激；肝阳上亢或肝风内动者，病室内的光线可偏暗；对感受风寒、风湿以及阳虚、里寒证的患者，要求病室内阳光充足，这样会使患者感到温暖、舒适，特别是长期卧床患者，应尽量靠窗户，使其感到舒适、愉悦，增强病愈信心。

（二）病室安静，注意安全

病室安静有助于患者休养。噪声的刺激常使患者心烦意乱，尤其是心气虚患者常因突然的声响而心悸不已，故护理人员应设法消除嘈杂之声。

病室环境安全是对患者治疗、护理的必要保障，因此应注意以下事项：①严格执行探视制度。本院职工进入病房要佩戴胸卡。②禁止在病房内吸烟。禁止患者或家属、陪护人在病房内煮食。③病房内的电器设备及线路未经主管部门同意不得擅自挪动或接其他设备。④病房楼梯走廊等安全通道不准堆放杂物，保持通道畅通。⑤走廊、厕所、浴室要安装扶手。

（三）病室温度湿度适宜

普通病室温度18℃～22℃。阴虚证、热证患者病室16℃～20℃，老年人病室、新生儿病室及阳虚证、寒证患者病室以20℃～26℃为宜。

普通病室湿度在50%～60%为宜，但应根据气候、不同证型、年龄等进行调节。如湿盛患者病室湿度宜低；燥证患者病室湿度可略高些。阴虚患者多热而偏燥，病室湿度宜高；阳虚患者多寒而偏湿，病室湿度宜低。

小儿稚阴未充，稚阳未长，卫外不固，加上冷暖不知自调，易受外邪所乘，故其起居护理应做到"背要暖，腹要暖，足膝要暖，头要凉"。

（四）病床安置辨证而定

病床安置应根据病证性质不同而定。如寒证、阳虚证者，多畏寒怕风，宜安置在向阳温暖的病室内，使患者感到舒适；热证、阴虚证者，多有恶热喜凉之求，可集中在向阴凉爽病室内，使患者感到凉爽、舒适、心静，利于养病。

第二节 情志护理

一、情志与健康的关系

七情不仅可以引起多种疾病的发生，而且对疾病的发展有着重要影响。不同的情志可以影响不同的脏腑功能，从而产生不同的疾病。不同的疾病也会有不同的情志改变，并可以影响疾病的转归和预后。

（一）情志正常，脏气调和

正常的情志活动是体内脏腑、气血、阴阳调和的反映，同时又能反作用于人体正常的情志活动，能够调畅脏气，助正抗邪，增强人体抗病能力，预防疾病的发生，对人体健康起着积极的促进作用。俗话所说的"人逢喜事精神爽，雨后青山分外明"，就是指喜的心境有益于人的身心健康。适度的喜对人体的身心健康非常有益，喜能调剂精神，乐而忘忧，同时流通营卫、和畅气血，促进人体生命活动。怒一般认为是一种消极、否定的情绪，但怒作为人的基本情绪之一，对人的健康也有着积极的一面，怒为肝之志，正常情况下有助于肝气的疏泄条达。情志正常，则脏气调畅，从而使脏腑功能活动得到加强。

（二）情志异常，内伤脏腑

情绪变化对健康的影响，已引起国内外学者的高度重视。

1. 直接伤及内脏 一般认为，喜、惊伤心，怒伤肝，思伤脾，悲、忧伤肺，恐伤肾。从临床上看，七情致病以心、肝、脾三脏最为多见。因为心主血而藏神，肝藏血而主疏泄，脾主运化，为气血生化之源。其中心在七情发病中起主导作用，心为五脏六腑之大主、精神之所舍，故七情太过首先伤及心神，然后影响到其他脏腑，从而引起疾病。

2. 影响脏腑气机 七情致病伤及内脏，主要是导致脏腑气机紊乱，升降出入运动失常，脏腑功能活动失调。

（1）怒则气上 是指过度愤怒可致肝气上冲，血随气逆，并走于上。临床可见头痛头晕、面红目赤，或呕血，甚则昏厥卒倒。

（2）喜则气缓 是指过度喜乐使心气涣散，神气不能收持，出现精神不能集中，则喜笑不休、失神狂乱等症状。

（3）悲（忧）则气消 是指过度悲忧可耗伤肺气。临床常见精神萎靡、意志消沉、胸闷乏力、少气懒言等症状。

（4）恐则气下 是指过度恐惧可使肾气不固，气泄于下。临床可见下肢酸软无力、二便失禁、滑精等症状。

（5）惊则气乱 是指突然受惊导致心气紊乱，气血失和，心神失常。临床可见心悸、失眠多梦、小儿夜啼，甚则精神失常等症状。

（6）思则气结 是指思虑过度导致脾气郁结，运化失常，出现纳呆、脘腹胀满、便溏泄泻等症状。

3. 影响病情变化 在疾病过程中，情志的异常变化往往影响病情的发展与变化。患者因自身脏腑气血功能失调，容易产生不良心境，引起情志的异常波动。较大的情志波动，反过来又能加剧脏腑气血功能失调，促使疾病加重，甚至导致病情迅速恶化。

（三）影响情志变化的因素

1. 社会因素 社会因素可以影响人的心理，人的心理变化又能影响健康。社会因素十分复杂，其对人精神上的影响也很复杂。如人们的社会地位和生活条件的变迁、男女之间的感情纠葛、家庭生活不协调、家庭成员的生离死别、社会动乱、流亡生活、饥饿灾荒等，都可以引起人们情志的异常变化。

2. 环境因素 在自然环境中，某些非特异性刺激因素作用于人体，可使情绪发生相应变化。如四时更迭、月亮圆缺、声音、气味、颜色、食物等，都可以影响情绪的变化。异常气候的剧烈变化更易对人的情绪产生明显的影响。安静、优雅、和谐的生活环境，可使人感到心情舒畅、精神振奋。反之，喧嚣、杂乱、无序的生活环境，常使人心情压抑、沉闷，甚至厌倦、烦躁。

3. 病理因素 情志异常可引起脏腑功能失常，而机体脏腑气血病变，也会引起情志的异常变化。《素问·调经论》指出"血有余则怒，不足则恐"，《灵枢·本神》说："肝气虚则恐，实则怒……心气虚则悲，实则笑不休。"凡此种种，都说明脏腑气血病变可导致情志的改变，五脏虚实不同，亦可引起不同的情志变化。

4. 个体因素 人的体质有强弱之异，性格有刚柔之别，年龄有长幼之殊，性别有男女之分。因此对同样的情志刺激，会有不同的情绪变化。

就体质而言，体质强弱不同，对情志刺激的耐受力也有一定的差异。体质较强者，对于情志刺激的耐受力较强，一般情况下不易为情志所伤；体质较弱者，轻微的精神心理变化，就可能引起或诱发疾病的发生。性格是人们个性心理特征的重要方面。一般而言，性格开朗乐观之人，心胸开阔，遇事心平气和而自安，故不易为病；性格抑郁之人，心胸狭窄，精神脆弱，情绪常激烈，易酿成疾病。在年龄方面，儿童脏腑娇嫩，气血未充，中枢神经系统发育尚不完善，多为惊、恐致病；成年男人气血方刚，奋勇向上，又处在各种错综复杂的环境中，易为怒、思所伤；老年人，由于生活阅历丰富，一生中历经坎坷，尤其是离退休者，从工作岗位上下来，感到精神失落，常易产生孤独情感，易为忧郁、悲伤、思虑所致病。此外，性别与情绪也有关系，男多属阳，以气为主，性多刚悍，不易受情志因素影响；女多属阴，以血为先，其性多柔弱，一般比男性更易受情志影响而患病，以悲哀、忧思致病为多见。

二、情志护理的原则

（一）诚挚体贴

患者的心理状态和行为有异于常人，常常会产生紧张、恐惧、焦虑、悲哀、寂寞、苦闷等不良情绪。此时患者迫切需要医护人员的关怀和温暖，需要医护人员设身处地为患者着想；注意自身的衣着打扮、言谈举止，努力做到有亲和力；保持病房内外环境的安静、整洁、舒适、美化等，从而使护理对象产生安定和乐观的情绪，保持良好的精神状态，增强战胜疾病的信心。

💡 **素质提升**

"诚挚""仁爱"——大医之本

孙思邈在《备急千金要方·大医精诚》篇中指出："凡大医治病，必当安神定志，无欲无求，先发大慈恻隐之心，誓愿普救含灵之苦……华夷愚智，普同一等，皆如至亲之想。"要"见彼苦恼，若己有之"。表明护理人员应"视人犹己"，以诚恳热情的态度去关心体贴患者，以仁爱之心爱护患者，以取得患者的信任。

（二）平等待人

患者在医护人员面前只有疾病的轻重缓急之分，没有贫富贵贱之别，医护人员应平等对待每一位患者，尊重患者，做到不利于患者康复的话不说，不利于患者康复的事情不做。只有患者积极配合医护人员的治疗和护理，建立起和谐的护患关系，才有利于患者的身心康复。

（三）因人施护

《灵枢·寿夭刚柔》指出："人之生也，有刚有柔，有弱有强，有短有长，有阴有阳。"每位患者的先天禀赋、后天因素、社会环境、生活方式等不同，以及情感、意志、兴趣、能力等心理活动有别，对疾病会产生不同的情绪变化。医护人员应详细收集患者体质、性格、年龄、性别等病情资料，正确分析病情病证，因人因病，辨证施护。

1. 体质差异 体质秉承先天、受后天多种因素影响而成，护理时应根据体质差异，采用针对性的护理措施。如平和体质应和畅性情，谨防七情过极；气郁体质应培养开朗乐观的性格，以达"喜胜忧"；其他体质应做到"恬淡虚无"。

2. 性格差异 性格的差异与人的意志勇怯密切相关。一般而言，性格活泼开朗的人，心胸宽广，善于与人交流，遇事心平气和，不容易生病；性格内向抑郁的人，感情脆弱，心胸狭窄，遇事情绪易波动或闷闷不乐，容易酿成疾病。因此，医护人员对患者的性格特征要有所了解，耐心细致，正确引导。

3. 年龄差异 儿童脏腑娇嫩，形气未充，神气怯弱，易为惊、恐致病；青壮年血气方刚，精力旺盛，又处于各种错综复杂的环境中，多易为怒、思致病；中年人脏腑气血由盛转弱，加之承担的社会及家庭责任较大，多易为思、忧致病；老年人脏腑气血虚衰，常有孤寂感，多易为忧郁、悲伤、思虑致病。因此，医护人员要认真了解患者的年龄差异，有针对性地做好情志护理。

4. 性别差异 男子属阳，以气为主，表现为感情粗犷，热情豪放，多易为大喜、大怒致病；女子属阴，以血为主，表现为感情细腻脆弱，一般比男性更易受情志影响而患病，多易为忧郁、悲伤致病。正如《外台秘要》所说："女属阴，得气多郁。"因此，医护人员应针对性别差异，有的放矢，减轻患者的心理压力。

三、情志护理的方法

不同的情志变化可以直接影响不同的脏腑功能，从而产生不同的疾病，正如《黄帝内经》强调："悲哀忧愁则心动，心动则五脏六腑皆摇。"因此，加强情志护理对疾病的康复有重要的意义。

（一）说理开导法

说理开导法是指通过正面的说理，使患者认识到情志对人体健康的影响，进而使患者能自觉地调和情志，提高战胜疾病的信心，积极配合治疗，使机体早日康复。

说理开导法要在关心患者的基础上，建立起良好的护患关系，取得患者的信任，针对患者不同的情况，通过言语疏导，做到有的放矢，动之以情，晓之以理，明之以法，从而达到改变患者身心状态的目的。《灵枢·师传》概括说理开导法为"告之以其败，语之以其善，导之以其所便，开之以其所苦"。"告之以其败"是向患者指出疾病的性质、原因、危害，病情的轻重，使患者认真对待疾病，既不轻视，也不恐慌；"语之以其善"是告知患者只要与医护人员配合，及时治疗，就有可能恢复健康；"导之以其所便"是告诉患者调养和治疗的具体措施；"开之以其所苦"是指帮助患者解除消极的心理状态，克服内心的苦闷、焦虑、恐惧等不良情绪，以利于疾病的康复。

（二）释疑解惑法

释疑解惑法是指针对患者存在的心理疑惑，通过一定的方法，帮助患者去除思想包袱，解除疑虑，增强战胜疾病的信心，恢复健康。

心存疑惑是多数患者的心理现象，特别是性格内向、抑郁沉闷的患者更为突出，这些患者对自己的病情一知半解，导致精神紧张，疑虑重重，因此医护人员要及时解除患者对病情的各种疑惑，介绍与疾病有关的医学知识，消除其存在的误解和疑虑，以提高病愈信心，促进康复。

（三）移情易性法

移情易性法是指通过一定的方法和措施，转移患者的注意力，使其思想焦点转移到他处，从而摆脱不良情绪，有助于疾病的康复。

有些患者得病后，常将注意力集中于所患疾病，过度担心思虑，产生紧张、焦虑、忧愁、苦闷、恐惧等不良情绪，进而影响病情。因此，医护人员应分散或转移患者对疾病的过度注意力，摆脱消极情绪。移情易性的方法很多，应根据患者的自身素质、兴趣爱好、家庭条件等，采用如音乐歌舞、琴棋书画、交友旅游、种花垂钓等方法，达到培养情趣、陶冶情操的作用。

（四）发泄解郁法

发泄解郁法是指通过发泄、哭诉等方法，使患者的忧郁、悲伤等不良情绪得以宣泄，达到释情开怀、身心舒畅的作用。古人云："郁则发之。"患者只有将内心的郁闷宣泄而出，郁结之气才能舒散。因此，医护人员应引导患者疏泄情志，化郁为畅。

（五）以情胜情法

以情胜情法是指根据五行的相克规律，有意识地以一种情志抑制另一种情志，使不良情绪淡化或消除，从而保持良好精神状态的方法，又称为情志相胜法、情志制约法。《素问·阴阳应象大论》中提出"怒伤肝""喜伤心""思伤脾""忧伤肺""恐伤肾"。根据五行相克规律，朱丹溪提出"怒伤，以忧胜之，以恐解之；喜伤，以恐胜之，以怒解之；忧伤，以喜胜之，以思解之；思伤，以怒胜之，以喜解之；恐伤，以思胜之，以忧解之；惊伤，以忧胜之，以恐解之；悲伤，以恐胜之，以怒解之"。以情胜情法是中医学独特的情志治疗护理方法，虽然在临床上有重要的应用价值，但绝不可机械地生搬硬套，而是应具体问题具体分析。

（六）心理暗示法

心理暗示法是指护理人员运用语言、情绪、行为、举止等给患者以暗示，从而减轻或消除患者的精神负担，使患者相信疾病可以治愈，增强战胜疾病信心的治疗及护理方法。如三国演义里"望梅止渴"的故事，即是心理暗示疗法的典型例证。说明暗示作用不仅影响人的心理与行为，且能影响人体的生理功能。暗示与说服不同，它是通过言语、情绪、行为、举止使患者不经逻辑的思维和判断，直觉地接收医护人员灌输给自己的观念，其作用在于情绪方面，而说服的作用在于理智方面。在做暗示治疗时，要特别注意：第一，患者的受暗示性是各不相同的，这与患者的个性心理特点及高级神经活动特点密切有关，亦与年龄有关。患者的智力水平与文化程度，在能否接受暗示方面并无决定性作用。第二，施治前要取得患者充分的信任与合作。第三，每一次施治过程应尽量取得成功。如不成功，则会动摇患者的信心，影响患者对施治者的信任，如果再做第二次治疗就难以奏效。临床上针对某些患者对疾病治疗失去信心，正面说理开导患者不易接受，可通过针药暗示已经解除病因，达到治疗目的，必要时还可予安慰剂治疗。

（七）顺情从欲法

顺情从欲法是顺从患者的意志、意愿、情绪，尽量满足其合理的要求，以释放患者心理困惑的一种情志护理方法。

医护人员对于某些患者，特别是情志意愿不遂所引起的心身疾病的患者，应满足其合理需求，如舒适清洁的环境、适当的营养、有效的诊治、和蔼的态度等，顺从其意志和情绪，以利于患者保持良好的情绪，有助于身心健康。但对于那些不切实际的想法、欲望，自然不能一味迁就和纵容，而应当善意、诚恳地采用说服教育等方法处理。

（八）气功调神法

导引行气，即今人所说的气功。进行气功锻炼，可以充分调动和挖掘人体的潜能，收到强身祛病、延年益寿的功效。从气功的本质来讲，调神起着主导作用。它强调"入静"就是排除内外干扰，把各种刺激反应和感觉降到最低的应激性，使大脑进入一种特殊状态的抑制过程。依靠这种抑制的保护，可使大脑皮层由于过度兴奋所致的功能紊乱得到纠正。气功锻炼的具体方法是用意志来调整控制体内的生理活动，从而抵御不良情绪的干扰。气功锻炼实质上就是对精神和思维活动的自我锻炼。因此在护理工作中，应根据病情指导患者进行气功锻炼，如许多慢性久病者，多存在焦虑、紧张忧郁等不良情绪，都可以通过气功锻炼，使患者情绪变为稳定，使体内气化协调和顺，能动地调动正气达到病所，以祛邪愈病。

（九）药食法

选用适当的方药或食物，可调整五脏虚实，聪明益智，养心安神，疏肝理气，以达到调节情志活动的目的。如逍遥散有疏肝解郁、调畅情志之功效；泻青丸有清泻肝火之功效，可缓解郁怒而致的肝火郁结等。

<h1 style="text-align:center">第三节　饮食护理</h1>

一、饮食护理的原则

饮食调护同临床护理一样，需掌握基本的原则，包括饮食有节，定时定量；调和四气，谨和五味；食宜清淡，吃忌厚味；卫生清洁，习惯良好；辨证施食，相因相宜五个方面。

（一）饮食有节，定时定量

1. 饮食有节　是指每日的饮食要有节制和有规律。就是要根据人体生命活动的需要以及消化系统的功能，适度地调节饮食。不可过饥过饱，过饥可使气血来源不足，过饱则易伤脾胃之气，进食要有规律，养成良好的饮食习惯。《养老奉亲书》指出"若生冷无节，饥饱失宜，调停无度，动成疾患"。西医学的研究也证实，诸多疾病如肥胖、高血压、高脂血症、糖尿病和心脑血管疾病都与膳食结构不合理有关，所以被称为"食源性疾病"。三餐应定时定量，每日饮食的时间和数量要基本固定，避免有较大的变动。

2. 饮食定时　是指每日的进餐时间要基本固定，按时进餐。传统饮食养生学提倡每日的三餐时间为：早餐6～7时，午餐12时左右，晚餐18～19时进餐。按时进餐不但可以保证人体营养物质的需求，而且有利于消化系统的消化和吸收，对健康有益，亦可促进疾病的康复。

3. 饮食定量　是指每日的进食量要基本固定，饥饱适宜，遵循"早吃好，午吃饱，晚吃少"的原则。切忌暴饮暴食，以免损伤脾胃。每日三餐中，以早餐最为重要，午餐次之，晚餐则要适当少吃一些。三餐的比例应为：早餐，占全日总热量的30%～35%；中餐，占全日总热量的40%左右；晚餐，占全日总热量的25%～30%，这种进食量的分配比较适合生理活动和学习工作的需要。元代的饮食专著《饮膳正要》一书提到"晚餐不可多食"，民谚也有"晚饭少一口，活到九十九"或"少吃一口，舒坦一宿"的说法。因为夜晚主要为睡眠时间，机体的活动量降至最低，如果摄入过多的热量，就会转化为脂肪贮存起来使人发胖。晚餐进食过多还会增加胃肠负担，引起腹胀和消化不良等情况，并影响睡眠质量。

（二）调和四气，谨和五味

饮食应多样化，合理搭配，不可偏食。《素问·脏气法时论》说："五谷为养，五果为助，五畜为益，五菜为充，气味合而服之，以补精益气。"就是说人体的营养应来源于粮食、水果、动物、蔬菜等各类食品，并占有适当的比例。为保证人体能够获得充足的营养成分，饮食要多样化，不可偏食偏嗜。目前，尚未发现有哪种食物具有全面而丰富的营养成分能够完全满足人体的生理需要。现代研究表明，不同的食物类型所含有的营养成分有着明显的不同，如粮食类以碳水化合物为主，肉蛋类以蛋白质为主，油脂类以脂肪为主，蔬菜水果类以维生素和膳食纤维为主，所以只有平时的饮食多样化，才能保证营养成分的均衡摄入，使人体的健康长寿和促进疾病的康复。

（三）食宜清淡，吃忌厚味

荤素搭配是饮食的重要原则，饮食应以谷物、蔬菜、瓜果等素食为主。辅以适当的肉、蛋、鱼类，不可过食油腻厚味，由于各种性味的食物过食之后都会引起体内阴阳平衡的变动。所以，应注意饮食性味不要过重，尤其应避免过度嗜咸和嗜甜。

所谓饮食清淡，是指低盐、低脂、低糖、低胆固醇和低刺激等"五低"饮食。处于康复期的患者尤应注意。

1. 低盐　是指日常饮食不可过咸，每日食盐的摄入量不宜超过6g。长期高盐饮食不仅可以诱发高血压，还会引起血管硬化。这些因素是造成动脉粥样硬化和心脑血管疾病的重要因素。另外，吃盐过多，会让人产生口渴的感觉，需要喝大量的水来缓解。长期大量摄取盐会导致身体浮肿，增加肾脏的负担。《素问·五脏生成》中也说："多食咸，则脉凝泣而变色。"咸味的东西吃多了，会抑制血的生发，使血脉凝聚，脸色变黑。同时还常出现心悸、气短、胸痛等心气虚的症状。

2. 低脂　是指日常的饮食中油脂要少。油脂类的日摄入总量不要超过25g。饮食中如果摄入过多的脂肪，可能会引发肥胖、高脂血症、冠心病及癌症，甚至影响寿命。肥肉和荤油均为高能量和高脂肪食物，中医称为"肥甘厚腻"，摄入过多往往会引起肥胖，并是某些慢性病如高血压、脑卒中等的危险因素，故应当少吃。

3. 低糖　是指日常饮食不可进食过多的甜食，主要包括含大量葡萄糖、果糖、蔗糖、乳糖等具有甜味、口感好，又易于被人体吸收糖的食物。人体食用的糖过多，超出了人体每日的需要量，就会转变为脂肪，堆积于体内而引起肥胖或诱发糖尿病等。所以，少吃甜食有益于健康。

4. 低胆固醇　是指少食用含胆固醇高的食物。胆固醇属于脂类物质的一种，高胆固醇饮食会加大动脉硬化的风险，诱发冠心病、中风等；会阻塞心脏动脉或使其变窄，更容易引发心脏病；加快前列腺癌的生长速度等。因此，应注意不可食用胆固醇含量过高的食物。

5. 低刺激　是指少食用辛辣等刺激性较强的食物。如辣椒、胡椒、芥末及生姜、葱、蒜等。因为辛辣味食物中所含的辣味物质对胃肠道有刺激作用，少量的辣味可增进胃肠蠕动和分泌而有利于消化，但大量的辣味刺激可损伤胃肠道黏膜，所以患有胃炎、胃溃疡等慢性消化道疾病者和患有痔疮等肛门疾患者尤要慎食。

（四）卫生清洁，习惯良好

饮食不洁可导致胃肠疾病或加重原有的病情。因此，食物必须要干净卫生，禁食腐烂、霉变、被污染的食物及病死的家禽和牲畜。有些食物还必须新鲜，如土豆发芽不能食。食物应软硬恰当、冷热适宜，进食时细嚼慢咽，不可进食过快或没有嚼烂就下咽，不要一边进食一边做其他事情，食后不可即卧，应做散步等轻微活动，以帮助脾胃的运化，不宜做剧烈活动，晚上临睡前不要进食，否则会加重脾胃的负担。

（五）辨证施食，相因相宜

饮食调护应根据不同的病证选配食物，调节机体的脏腑功能，促进机体阴阳趋向平衡、稳定。针对一种疾病，在临床上表现出的多种不同的证，在选择食物时亦有差别。应用时要注意患者体质、年龄、证候的不同和季节、气候、地域的差异，把人与自然有机地结合起来进行全面分析，充分利用食物的各种性能，调节和稳定人体的内环境，使之与自然环境相适应。做到因人施食、因证施食、因时施食、因地施食。

二、食物的性味与功效

食物的性味，包括四性五味，亦称四气五味。

（一）食物的四性

即食物具有的不同属性，包括寒、热、温、凉四种，亦称"四气"。食物的四性一般可以通过其功效来反映，如具有清热作用的食物其性寒凉，具有散寒作用的食物其性温热。反之，具有寒凉特性的食物多有清热、润燥、生津等作用，具有温热特性的食物多有温里、散寒、助阳等作用。此外还有介于寒和热、温和凉之间，不寒不热，不温不凉，作用缓和，无明显副作用的平性食物。

1. 寒性食物　具有清热、泻火、解毒等功能，适用于发热较高、热毒深重的里实热证。寒性食物易损阳气，故阳气不足、脾胃虚弱患者应慎用。如苦瓜、莴苣、茶叶、绿豆等。

2. 热性食物　具有温里祛寒、益火助阳的功用，适用于阴寒内盛的实寒证。热性食物多辛香燥烈，容易助火伤津，凡热证及阴虚者应忌用。如白酒、生姜、葱、蒜、花椒等。

3. 温性食物　具有温中、补气、通阳、散寒、暖胃等功用，适用于阳气虚弱的虚寒证或实寒证较轻者。这类食物比热性食物平和，但仍有一定的助火、伤津、耗液倾向，凡热证及阴虚有火者应慎用或忌用。如板栗、胡桃肉、椰子、鸡肉、牛肉等。

4. 凉性食物　具有清热、养阴等功用，适用于发热、痢疾、痈肿以及目赤肿痛、咽喉肿痛等里热证。凉性食物较寒性食物平和，但久服仍能损伤阳气，故阳虚、脾气虚弱患者应慎用。如李子、芒果、柠檬、梨等。

5. 平性食物　不偏不倚，没有明显的寒凉或温热偏性，常具有健脾、开胃、补肾、补益身体等作用。因而不致积热或生寒，故为人们日常所习用，也是患者饮食调养的基本食物，对素体虚弱、久病而致阴阳两虚、寒热错杂、湿热内蕴等都适用。如大豆、玉米、豆浆、猪肉、鸡蛋、花生等。

（二）食物的五味

食物的五味是从药物的五味转化借用的，也包括酸、苦、甘、辛、咸五种不同的味道。另外还有淡、涩味。《本草备要》说："凡酸者能涩能收，苦者能泻能燥能坚，甘者能补能缓，辛者能散能横行，咸者能下能软坚，淡者能利窍能渗泄，此五味之用也。"食物因具有不同的性味而具有不同的作用以及不同的阴阳属性。因此五味不仅代表食物的真实味道，也是食物疗效的归纳和概括。

1. 酸味　"能收、能涩"，具有收敛、固涩的作用。能生津止渴，健脾开胃，增强肝脏功能，提高钙、磷的吸收率。可以用于虚汗、泄泻、遗精等病证。如乌梅、山楂、酸杨桃、五味子等。酸味食物大多能收敛邪气，凡邪未尽之证均当慎用。

2. 苦味　"能泄、能燥"，具有清心除烦、泄热解毒、燥湿等作用。适用于心烦、失眠、口渴、齿龈肿痛、便秘、尿黄等热证和湿证。如苦瓜、芦笋、芥蓝、蒲公英、莴笋、莲子等。但食过量过苦的食物容易引起恶心、呕吐、泄泻等不适反应。苦味食物大多能伤津、伐胃，津液亏虚及脾胃虚弱者不宜大量用。

3. 甘味　"能补、能缓、能和"，具有补虚、和中、缓急止痛等作用，适用于虚证、脾胃不和、筋脉拘急疼痛等证，如玉米、猪肉、栗子、苦杏仁、南瓜、葡萄、大枣、饴糖、蜜糖、桂圆等。甘味食物大多能腻膈碍胃，令人中满，凡湿阻、食积、中满气滞者慎用。

4. 辛味　"能行、能散"，具有发汗、行气、活血、化湿、开胃等作用。适用于表证、寒凝、气滞、血瘀、痰浊内阻等证。如葱、姜、辣椒、香菜、玫瑰花、陈皮、薤白、萝卜等。辛味食物大多能耗气伤阴，气虚阴亏者慎用。

5. 咸味　"能软、能下"，具有软坚散结、泻下等作用。适用于热结便秘、瘰疬、痰核等证，如海蜇、海带、海藻、紫菜、海虾、海参、苋菜等。食盐类咸味食物不宜多食，脾虚便溏者慎用。

6. 淡味　"能渗、能利"，具有渗湿、利尿作用，适用于水肿、小便不利等证，如冬瓜、薏苡仁、荠菜、白茅根等。因其味道不明显，故淡附于甘。淡味食物过用，亦能耗伤津液，故凡阴虚津亏者慎用。

7. 涩味　涩为酸之变味，功效同"酸"，具有收敛固涩的作用，因其口味酸涩难以下咽，多用于药物之中，如柿子、橄榄、葡萄酒等。

（三）食物的功效

食物固有的偏性、性味理论等决定了食物的功效。主要包括以下 4 类功效。

1. 滋养功效 食物经过胃的消化、脾的运化，成为水谷精微而滋养人体。这种后天的水谷精微和先天的真气结合，形成人体的正气，食物还形成维持机体生命的基本物质"精"，是脏腑功能活动和思维意识活动的基础。

2. 预防功效 饮食的保健措施都以预防疾病、延年益寿为目的。因此，合理安排饮食可保证机体的营养，使五脏功能旺盛、气血充实。通过食物的全面配合，或有针对性地增加某些食物可以预防和治疗某些疾病。

3. 延缓衰老 脾、肺、肾三脏的实质性亏损以及其他功能的衰退，常导致若干老年性疾病。饮食调护进行抗衰老多从补益脾、肺、肾入手。在日常生活中注重饮食养生保健，及时消除病因，使机体功能协调，能够起到延缓衰老、延年益寿的作用。如服用炙何首乌，能补肝肾、益精血、乌须发、壮筋骨等。

4. 治疗功效 食物具有补益脏腑、泻实祛邪、调整阴阳的作用。如鸡汤用于治疗虚劳、当归羊肉汤用于产后血虚等。阳虚者可选用牛肉、羊肉等甘温、辛热类食品温阳补虚；阴虚者可选用百合、淡菜、甲鱼等甘凉、咸寒类食物养阴生津。

三、常用食疗方

食疗，即饮食疗法，亦称"食治"，是指人们在日常生活中有目的地选择某些食物作为主食或辅食来影响机体各方面的功能，以达到强身保健、防病治病、延年益寿为目的的一种疗法。临床应用中应该遵循"辨证施食"的原则，即指根据不同的病证来选配食疗方。常用食疗方见表 11-1~11-7。

表 11-1　感冒常用食疗方一览表

证型	食疗方	组成	制法	用法
风寒感冒	生姜红糖茶	生姜 10g，红糖适量	生姜洗净切丝，加入红糖，开水沏泡	趁热服。服后宜卧床盖被出微汗
	生姜粥	生姜 10g，粳米 50g	生姜洗净，去皮，切成片。先将粳米淘洗后煮粥。待粥熟后加入生姜片再煮片刻	趁热服，服后躺卧休息，以取微汗
风热感冒	银花茶	金银花 20g，茶叶 6g，白糖 50g	将金银花先煎沸 5~6 分钟，倾入茶叶，稍煎，加入白糖溶解即成	趁热分 2 次服
	桑菊薄荷饮	桑叶 6g，菊花 6g，薄荷 3g，白糖适量	以沸水浸泡	代茶饮
暑湿感冒	绿豆粥	绿豆 50g，粳米 100g，冰糖适量	绿豆、粳米洗净煮粥，待熟加入冰糖，搅拌均匀即可	直接食用
	西瓜汁	西瓜	西瓜榨汁；西瓜皮 100~200g，煎汤	两者代茶饮，量不拘
气虚感冒	黄芪苏叶饮	黄芪 20g，苏叶 10g，大枣 5 枚，生姜 3 片，红糖适量	上四味共入砂锅煎取汁，红糖调味	趁热服食，盖被取汗

表 11-2　咳嗽常用食疗方一览表

证型	食疗方	组成	制法	用法
风寒咳嗽	萝卜姜葱汤	萝卜1个，葱白6根，生姜15g	萝卜洗净切块，放入砂锅加水炖，至萝卜煮熟，加入葱段和姜片，再煮5分钟加调料即成	一次食完
	姜糖饮	生姜10g，饴糖15~30g	生姜切丝，以沸水浸泡，取汁，再调入适量饴糖	频频代茶饮用
风热咳嗽	桑菊薄杏饮	桑叶、菊花各6g，杏仁9g，白茅根30g，薄荷3g	用沸水浸泡	频频饮用
燥热咳嗽	秋梨白藕汁	梨、藕等量	切碎，以纱布绞取汁液	不拘量频饮
痰湿咳嗽	橘皮粥	橘皮3~6g，粳米30~60g	煎汤取汁，加入粳米煮粥食，或将橘皮研为细末，调入稀粥中，再同煮沸食。必要时可加白糖调味	食用
痰热咳嗽	薏米杏仁粥	薏苡仁50g，杏仁（去皮尖）10g	薏苡仁洗净，入锅加水煮至半熟，放入杏仁，粥成可加入少许白糖，以矫其味	食用
阴虚咳嗽	麦冬粥	麦冬20g，粳米100g，冰糖少许	先将麦冬捣烂煮取汁，入粳米煮至粥熟加入冰糖溶化即成	每日分2次服完
气虚咳嗽	银耳百合羹	银耳15g，百合10g，冰糖适量	银耳泡软，加百合、冰糖，以小火久炖至熟	食银耳、百合，饮汤

表 11-3　胃脘痛常用食疗方一览表

证型	食疗方	组成	制法	用法
饮食伤胃	莱菔粥	莱菔子10~15g，粳米50~100g	将莱菔子炒后研成末，与粳米同煮粥	空腹食用
寒邪犯胃	姜茶	生姜75g	将生姜洗净，切片，放入锅内，加清水适量，煎煮至水剩1/2，滤渣取汁，装杯备用	用时1次顿服，奏效时即可停服
肝气犯胃	金橘饮	金橘200g，白蔻仁20g，白糖适量	将金橘加水用中火烧5min，加入白蔻仁、白糖，用小火略煮片刻即可	随意温服
	佛手玫瑰茶	佛手5g切碎，玫瑰花6~10g	以沸水冲泡	代茶饮用
肝胃郁热	生芦根粥	新鲜芦根100~150g，竹茹15~20g，粳米60g，生姜2片	先将芦根、竹茹同煎取汁去渣，入粳米煮粥，粥将熟时下生姜，稍煮即可	每日空腹服之
胃阴亏虚	沙参麦冬饮	沙参10g，麦冬10g，饴糖30g，雪梨1~2个	先将沙参、麦冬同煎取汁，去渣，趁热调入饴糖、雪梨	每日分2次温服

表 11-4　便秘常用食疗方一览表

证型	食疗方	组成	制法	用法
热秘	香蕉粥	香蕉150克，粳米200克，蜂蜜适量	将粳米洗净，倒入锅中，加适量清水，置火上煮成粥，然后将香蕉剥去皮，切成小段，下粥中，待煮沸后，加适量蜂蜜调味即成	每日1剂，可作早、晚餐食之，不拘量
气秘	白萝卜汁	新鲜白萝卜250g，蜂蜜适量	萝卜洗净去皮捣碎，用纱布挤汁，加蜂蜜适量即可	每日清晨空腹服用
血虚秘	菠菜粥	菠菜、粳米各20g，首乌30g	先将菠菜入沸水滤过一下，用其水煮粳米及首乌为粥，后加菠菜煮沸，加蜂蜜调味分餐食用	适量服用
阴虚秘	麻仁梨汤	麻仁30g，梨1个，蜂蜜适量	梨切块与麻仁共煮取汁	每日2剂
阳虚秘	百合蜂蜜饮	百合50g，蜂蜜、白糖适量	将百合入锅，加水煮至熟透，倒进蜂蜜、白糖调匀	可长期服食

表 11-5 泄泻常用食疗方一览表

证型	食疗方	组成	制法	用法
寒湿泄	生姜草果红糖饮	生姜 10g，草果 5g，适量红糖	生姜 10g，草果 5g，加适量红糖煎汤	一日可多次饮服
湿热泻	马齿苋粥	粳米 60g，鲜马齿苋 30~60g	粳米 60g 煮粥，将熟时加入鲜马齿苋 30~60g，煮沸食用。亦可酌加食盐，或白糖调味	每日 1 剂，早晚各一次
伤食泻	消积止泻散	山楂 15g，谷芽 15g	上二味炒后研细末备用	每日 2 次，每次 6g，红糖水送服
脾虚泻	八珍糕	山药 500g，白扁豆 500g，薏苡仁、莲子、芡实、茯苓、糯米各 250g，白糖 500g	上共为粉，加入白糖混匀，水和作糕块，蒸熟	适量服用，可久服
肾阳虚泻	芡实粥	芡实 5g，粳米 25g，白糖适量	将粳米煮熟，加入芡实粉末、白糖，稍煮即可	每日 1 剂，分 2 次佐餐食用，可常食

表 11-6 痔疮常用食疗方一览表

证型	食疗方	组成	制法	用法
风热肠燥证	槐花糕	鲜槐花 100g，玄参 20g，鲜茅根 30g，玉米面 100g，白糖适量	先将玄参、茅根煎煮提取药汁，再用药汁把鲜槐花、玉米面、白糖揉和成面团，拌匀在笼屉上，蒸成发糕	做主食食用
湿热下注证	白扁豆粥	炒白扁豆 60g，粳米 100g，红糖适量	将白扁豆洗净浸泡一夜至软后，再与粳米、红糖共煮为粥	早晚餐服用，不拘量
气滞血瘀证	赤豆当归粥	赤小豆 100g，当归 20g，大米 100g，白糖 50g	将赤小豆洗净浸泡至软，当归洗净用纱布包好，大米淘净备用。加入适量水将赤小豆、大米、当归共煮粥，熟后拣出当归袋，加入适量白糖即成	每日 2 次，连服 5~7 日
脾虚气陷证	黄芪鳝鱼粥	黄芪 20g，鳝鱼 100g，粳米 50g，食盐、猪油少许	鳝鱼去内脏、头，洗净切片备用。黄芪加适量水煎煮，去渣取汁，放鳝鱼片、粳米，煮成稀粥，加入少许食盐调味即可	每天 1 次，连服 5 日，量自酌

表 11-7 产后缺乳常用食疗方一览表

证型	食疗方	组成	制法	用法
气血虚弱	黄芪猪肝汤	猪肝 500g，黄芪 60g	将猪肝洗净，加黄芪，适量水，同煮汤	吃猪肝喝汤，每日 1 次，连服 3~5 日
肝气郁滞	佛手汤	猪蹄 2 只，木通 5g，漏芦 15g，佛手 10g，葱白 2 根	将猪蹄去毛、洗净。以上药物用纱布包裹，将全部用料放入锅中，加适量清水，先用武火煮沸，再用文火炖至猪蹄烂熟，放入食盐调味	食肉饮汤，佐餐食用，随量服食

目标检测

答案解析

一、选择题

1. "生活有规律、饮食有节制、劳逸相结合"是属于下列哪一项的内容（　　）

　　A. 药物预防　　　　　B. 加强锻炼　　　　　C. 起居有度

　　D. 调摄情志　　　　　E. 既病防变

2. 秋季护理要适应（　　）

    A. 阳气生发的变化　　　　B. 阳盛阴衰的变化　　　　C. 阳杀阴藏的变化

    D. 阳气潜藏的变化　　　　E. 阴精积蓄的变化

3. 病情变化有旦慧、昼安、夕加、夜甚，护理中首先要注（　　）

    A. 夜间防寒　　　　　　　B. 夜间防暑　　　　　　　C. 晚上按时就寝

    D. 睡前活动锻炼　　　　　E. 夜间病情变化

4. 食物固有的偏性、性味理论等决定了食物的功效。不包括以下哪一类（　　）

    A. 滋养功效　　　　　　　B. 预防功效　　　　　　　C. 愉悦情志

    D. 治疗功效　　　　　　　E. 康复功效

5. 提高人体正气，应注意各个方面养护，除了（　　）

    A. 调摄情志　　　　　　　B. 生活有度　　　　　　　C. 加强锻炼

    D. 药物预防　　　　　　　E. 防止病邪侵袭

（郭艺　米健国）

书网融合……

| 本章小结 | 微课 | 题库 |

第十二章 灸法与拔罐护理

PPT

学习目标

1. 通过本章学习，重点掌握灸法与拔罐法。

2. 学会运用所学知识，进行灸法与拔罐法的操作，给予患者个性化的护理。具有文化自信和民族自豪感，体现良好的职业道德和行为规范。

灸法古称"灸焫"，又称艾灸。指以艾绒为主要材料，点燃后直接或间接熏灼体表穴位的一种治疗方法。灸法具有温经通络，升阳举陷，行气活血，祛寒逐湿，消肿散结，回阳救逆的作用。《医学入门·针灸》曰："药之不及，针之不到，必须灸之。"

素质提升

灸法来源于生活实践

灸法起源于原始社会的旧石器时代，随着火的发现和运用而产生。当人们劳作或受伤后，在以火取暖、烧烤食物时，发现受到火烘烤的部位，疼痛减轻或者消失，或者伤口得以愈合。经过多次的重复体验，均有效果，于是便主动地以烧灼之法来治疗一些病痛，逐渐产生了灸法的萌芽。随着人们对人体的认识逐渐加深，尤其是对经络穴位的不断发现和总结完善，人们开始意识到在特定的部位、反应点等（经络穴位）上灼烧熏蒸，可以达到更好更神奇的治疗效果。再通过对多种施灸材料的筛选，最终逐渐选定"艾"为主要灸材，灸法由此逐渐完善。

华夏先祖们在实践中不断地探索总结，逐渐形成了祖国医学的重要组成部分——灸法。灸法是中华传统文化的绚丽瑰宝。作为医学生在临床实践中也应不断学习总结，提升自身的职业能力。

拔罐法是以罐为工具，利用燃烧或者抽气等方法，排出罐内空气，造成负压，使之吸附于施术部位，以达到防病治病目的的一种方法。拔罐法具有通经活络、行气活血、消肿止痛、祛风散寒等作用。罐的种类很多，临床常用的有竹罐、陶罐、玻璃罐和抽气罐等。常用拔罐方法有火罐法、水罐法、抽气法等。

情境导入

情境描述 王某，男，54岁，呃逆5天。患者5天前因夜间睡觉吹风扇，次日发生呃逆，连续5天呃逆不止，在当地服中西药、针灸治疗数日，无效。呃声频频，昼夜不停，不能自控，影响睡眠。查体：患者神疲乏力，苔薄白。

讨论 1. 根据王某的病证情况，宜采用何种灸法？

2. 可选用哪些穴位进行灸法治疗？

第一节　灸　法

根据灸法制成的形式及运用方法的不同，又可分为艾炷灸、艾条灸、温针灸和温灸器灸等数种。用来施灸的原料很多，主要原材料是以艾绒为主。

艾灸法所用的艾绒由艾叶加工而成。一般选用野生向阳处 5 月份长成的艾叶，风干后在室内放置 1 年后使用，此称为陈年熟艾。取陈年熟艾去掉杂质粗梗，碾轧碎后过筛，去掉尖屑，取白纤丝再行碾轧成绒。也可取当年新艾叶充分晒干后，多碾轧几次，至其揉烂如棉即成艾绒。艾绒易燃烧，火力温和而持久，善通十二经脉及奇经八脉。

一、适用范围

灸法的适用范围比较广泛，可用于保健，尤其对慢性虚弱性疾病和风、寒、湿邪为患的疾病尤为适宜。

灸法有温经通络、行气活血、祛湿散寒的作用，可用于风寒湿邪为患的病证及气血虚引起的眩晕、贫血、乳少、闭经等证；灸法有温补中气、回阳固脱的作用，可用于久泄、久痢、遗尿、崩漏、脱肛、阴挺及寒厥等；灸法有消瘀散结的作用，可用于乳痈初起、瘰疬、疮肿未化脓者。

灸法有防病保健的作用，常灸大椎、关元、气海、足三里等腧穴，可鼓舞人体正气，增强抗病能力。

隔物灸介质不同，功效有差异。隔姜灸有解表散寒、温中止呕的作用，可用于外感表证、虚寒性呕吐、腹泻、腹痛等；隔蒜灸有清热、解毒、杀虫的作用，可用于痈肿疮疡、毒虫咬伤，对哮喘、脐风、肺痨、瘰疬也有一定疗效；隔附子饼灸有温肾壮阳的作用，可用于命门火衰而致的遗精、阳痿、早泄等；隔盐灸有温中散寒、扶阳固脱的作用，可用于虚寒性呕吐、泄泻、腹痛、虚脱、产后血晕等。

温针灸具有针刺和艾灸的双重作用，一般针刺和艾灸的共同适应证均可运用。

二、操作前准备

（一）评估患者

核对并评估、综合患者病情、体质及禁忌；并告知患者治疗方法，征得患者同意。

（二）物品准备

1. 施灸的原料　施灸的原料包括艾炷、艾条及间隔物。

（1）艾炷　将适量艾绒置于平底磁盘，用食、中、拇指捏成圆柱状即为艾炷。艾绒捏压越实越好，根据需要，艾炷可制成拇指大、蚕豆大、麦粒大等大、中、小 3 种艾炷。

（2）艾条　又称艾卷，是将适量纯净细软的艾绒用双手捏压成长条状，软硬要适度，以利燃烧为宜，然后将其置于宽约 5.5cm、长约 25cm 的桑皮纸或纯棉纸上，再搓卷成圆柱形，最后用面浆糊将纸边粘合，两端纸头压实，即制成长约 20cm，直径约 1.5cm 的艾条。在艾绒内加入一定的药物，再用桑皮纸卷成艾卷，称为药艾条；另外还有"雷火神针"或"太乙神针"所用艾条也属于药艾条。

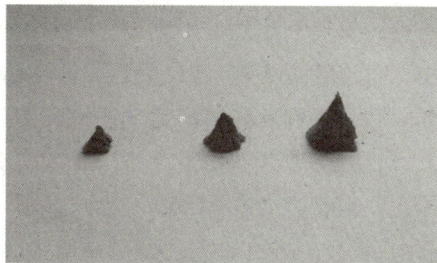

图 12-1　艾炷

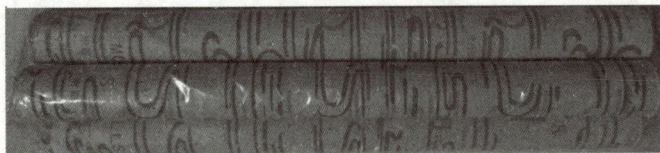

图 12－2　艾条

（3）间隔物　在间接灸时，需要选用不同的间隔物，如鲜姜片、蒜片、蒜泥、药物等。在施灸前均应事先备齐。鲜姜、蒜洗净后切成 2～3mm 厚的薄片，并在姜片、蒜片中间用毫针或细针刺成筛孔状，以利灸治时导热通气。蒜泥、葱泥、蚯蚓泥等均应将其洗净后捣烂成泥。药物则应选出相应药物捣碎碾轧成粉末后，用黄酒、姜汁或蜂蜜等调和后塑成薄饼状，也需在中间刺出筛孔后应用。

2. 其他物品　毫针、酒精或碘伏、无菌棉签、凡士林、大蒜汁、姜片等施灸介质，以及艾灸盒等器具。

（三）患者体位选择和穴位选择

根据患者病情、体质，遵医嘱选择合适的体位和穴位。一般采用仰卧位或俯卧位，充分暴露待灸部位。

三、操作方法

（一）艾炷灸

艾炷灸包括直接灸和间接灸两大类。

1. 直接灸　是将艾炷直接放在皮肤上点燃施灸，又称着肤灸。根据灸后有无烧伤化脓分为化脓灸（瘢痕灸）和非化脓灸（无瘢痕灸）。

（1）化脓灸　属于烧灼灸法，将大小适宜的艾炷直接放于腧穴上点燃施灸，直到艾炷燃完，经过一定壮数后，出现皮肤起泡，渐致产生无菌性化脓现象，最后形成瘢痕的一种灸法。

操作方法如下。施灸前将治疗方法、灸疮等向患者进行说明，征得患者同意后方可施治。施灸部位消毒后，可涂以大蒜液或凡士林，增加艾炷对皮肤的黏附力。点燃艾炷后，病人一般会因烧灼感剧痛，可轻轻拍打局部，或用麻醉法等以减轻疼痛。灸完一壮后，用纱布蘸冷开水抹净所灸穴位，再依前法灸之。灸满所需壮数后，在灸穴上敷贴淡膏药，每天换一次。一般在 7 日左右局部出现无菌性炎症，其脓汁清稀色白，形成灸疮。灸疮 5～6 周自行愈合，留有瘢痕。

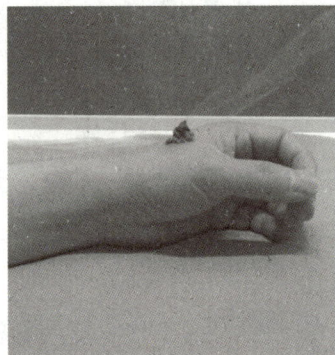

图 12－3　直接灸

一般施灸时选用小艾炷，壮数由少到多，刺激由弱到强。本法适于虚寒证；实热和虚热证不宜用，头面颈项不宜用，每次用穴不宜多。如用麦粒大的艾炷烧灼穴位，痛苦较小，可连续灸 3～7 壮，灸后无需膏药敷治，称为麦粒灸，适于气血两亏者。化脓灸一般用于慢性疾病如哮喘、慢性胃肠道疾病、肺痨和瘰疬等。

护理需要注意以下内容。化脓灸会留有瘢痕，故施灸前必须向患者解释清楚并征得患者的同意及合作。一般每壮艾炷施灸时须燃尽或待患者不能耐受时再换，每换 1 壮，可重新涂凡士林或大蒜汁 1 次，一般可以灸 10 壮左右，第一次施灸者可适当减少壮数。正常情况下施灸部位大约 1 周即可化脓，嘱咐患者不可碰水，同时需要每天消毒。灸疮约 5～6 周后自行愈合，结痂脱落，留下瘢痕。

灸疮化脓期间，局部仍需注意清洁，避免感染。若脓液过多，溃面不断扩大，脓液由淡稀薄变为黄绿色脓液，或疼痛流血且有臭味者多为继发感染所致。可按外科常规护理方法给予处理，很快即可痊愈。

（2）非化脓灸　属于温热灸法，一般选用中、小艾炷。病人采取仰卧位或俯卧位，充分暴露待灸部位，点燃艾炷，将艾炷平置于腧穴上。每个艾炷不可燃尽，当艾炷燃剩1/3，或患者感觉局部有灼痛时，即可易炷再灸。连续灸3～7壮，灸至腧穴局部皮肤呈现红晕而不起泡为度。灸毕去除艾灰。灸后不发灸疮，无瘢痕，易为病人接受。适用于慢性虚寒性疾病，如哮喘、腹痛、眩晕、慢性腹泻、风寒湿痹和皮肤疣等证。

2. 间接灸　是将艾炷与皮肤之间用药物等制品衬隔，又称隔物灸。常用的有以下几种。

（1）隔姜灸　将生姜切成约2mm厚的片，用三棱针在其中间穿几个孔，置于穴位上，将中等大小艾炷放在姜片上点燃施灸。当艾炷燃尽后，易炷再灸，姜片焦干萎缩时，应置换新的姜片。一般每个穴可灸5～10壮，以皮肤潮红而不起泡为度。灸毕去除姜片及艾灰。隔姜灸具有宣散解表、温中散寒、降逆止呕、通经活络的作用，适于风寒咳嗽、虚寒腹痛、呕吐、泄泻、风寒湿痹等。

在施灸过程中的护理应注意：若患者感觉灼热不可忍受时，可以缓慢移动姜片，或者在姜片下面再垫一块姜片，或者将姜片稍向上提起即可。

（2）隔蒜灸　用独头大蒜切成1mm厚的片，中间以针刺成数孔，置于穴位上，把艾炷放在蒜片上点燃。每穴每次可灸5～7壮，隔2～3日一次。蒜片焦干萎缩时，应置换新的蒜片。灸毕去除蒜片及艾灰。隔蒜灸具有拔毒止痛、消肿化结、杀虫等作用，适于痈疽未溃、瘰疬、肺痨等。如用大蒜捣成泥糊状，均匀铺于脊柱（大椎至腰俞）上，约0.2～0.4cm厚的圆饼，大小按病灶而定，然后用艾炷置其上，点燃施灸，则称为长蛇灸，可用治虚劳顽痹等。

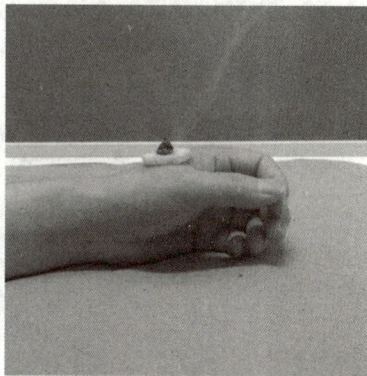

图12-4　间接灸

在施灸过程中的护理应注意：由于大蒜液对皮肤有一定的刺激性，施灸后容易起泡，为不使其起泡，可缓慢移动蒜片，或将蒜片向上稍提起即可。

（3）隔盐灸　将干燥食盐块研细末，撒满脐窝，在盐上面置放生姜片和艾炷施灸。一般灸5～9壮。灸毕，除去艾灰、姜片、食盐。隔盐灸有回阳、固脱、散寒、救逆的作用，但需连续施灸，以脉起、肢温、证候改善为止。适于寒证吐泻、腹痛、癃闭、四肢厥冷等，有回阳救逆作用。

在施灸过程中的护理应注意：一定要选择干燥的食盐，或在食盐上放置姜片后再置艾炷施灸，以防止食盐受火起爆而造成烫伤。一般施灸时其壮数视病情而定。

（4）隔附子饼灸　直接用鲜附子片或附子饼（附子研成细末，以黄酒或水调和制成直径约30mm、厚约8mm的附子饼），中间用针穿刺数孔，放在所选腧穴上。其上再放置艾炷施灸。艾炷燃尽，去艾灰，更换艾炷，依前法再灸，一般每穴灸3～9壮。施灸中，若感觉施灸局部灼痛不可耐受，术者用镊子将附子饼一端夹住端起，稍待片刻，重新放下再灸。灸毕去除附子片及艾灰。隔附子饼灸有温肾壮阳、消坚散结的作用，适用于治疗各种阳虚、命门火衰而致的阳痿、遗精、早泄和疮疡久溃不敛的病证。

（二）艾条灸

一般分为悬起灸和实按灸两大类。

1. 悬起灸　将艾条的一端点燃后，对准施灸部位或患处，距离皮肤1.5～3cm处进行熏烤的方法即称为悬起灸。包括温和灸、回旋灸、雀啄灸。

（1）温和灸　是将点燃艾条相对固定在距穴位1.5～3cm左右的高度进行熏烤，使局部有温热感而无灼痛的灸法。一般每处灸10～15分钟，至皮肤稍红晕为度，灸毕熄灭艾火。适用于保健和一些慢性疾病，如腰腿痛、风寒湿痹、面瘫、胃痛、泄泻、咳喘、胎位不正等（图12-5）。

在施灸过程中的护理应注意：患者施灸局部有温热感无灼痛感。若是局部感觉减退的患者如中风偏瘫或老人、小儿、体弱者等，医者可将自己的食、中二指平放在施灸部位两侧，通过医者的手指来感知患者局部受热程度，以便随时调整施灸的距离和时间，从而防止烫伤。施灸中注意及时掸除艾灰（图12-6）。

（2）回旋灸　又称熨热灸，将点燃的艾条接近施灸部位（距皮肤约3cm）平衡往复回旋熏灸，一般可灸20～30分钟。灸毕熄灭艾火。适用于病损表浅而面积大者，如神经性皮炎、股外侧皮神经炎、皮肤浅表溃疡、带状疱疹、褥疮等。亦可用于骨性关节炎及面神经炎的防治（图12-6）。

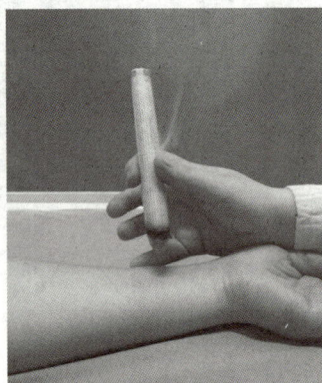

图12-5　温和灸

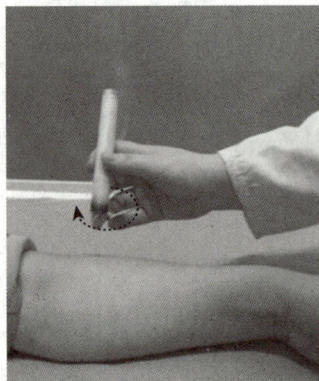

图12-6　回旋灸

（3）雀啄灸　是艾条燃着的一端，与施灸部位并不固定在一定距离，而是像鸟啄食一样，一上一下地移动，一般灸5分钟。灸毕熄灭艾火。适用于感冒、急性头痛、高血压、慢性泄泻、网球肘、前列腺炎的防治以及某些少儿急慢性病证等的预防保健（图12-7）。

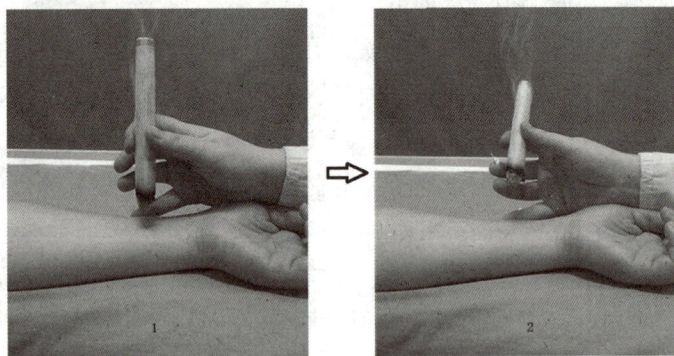

图12-7　雀啄灸

2. 实按灸　将点燃的艾条（通常用药艾条），隔布或棉纸数层，紧按在施术部位，使热气透入皮肉，待火灭热减后，再重新点火按灸。每穴可按灸几次至几十次，以灸熨处皮肤温热红润为度。临床常用即太乙针灸和雷火针灸。

太乙针灸是用纯净细软的艾绒150g，平铺在40cm²大的桑白皮纸上，取24g预先制备的药粉掺入艾绒内，紧卷成爆竹状，点燃一端，用布数层（一般为7层）包裹之后，然后立即紧按于穴位或患处，进行灸熨。灸冷则再燃再熨，如此反复7～10次即可。雷火针灸的制法、作用和操作方法等与太乙针灸大致相同，其不同之处是配方。

（三）温针灸

温针灸是针刺与艾灸相结合的一种方法，适用于针刺后既需要留针，又需要施灸的疾病。温针灸的主要刺激区为经穴、阿是穴。先取长度在 1.5 寸以上的毫针，刺入穴位得气后，在留针过程中，于针柄上或裹以纯艾绒的艾团，或取约 1~2 cm 长之艾条一段，套在针柄之上，无论艾团、艾条段，均应距皮肤 2~3cm，再从其下端点燃施灸。可预先用硬纸片垫隔于艾卷与皮肤之间，以防艾灰脱落。在燃烧过程中，如患者觉灼烫难忍，可在该穴区叠加一硬纸片，以稍减火力。每次如用艾团可灸 3~4 壮，艾条段则只需 1~2 壮。待艾条或艾绒完全燃尽成灰时，将针稍倾斜，把艾灰掸落在容器中，针柄冷却后出针（图 12 – 8）。

（四）温灸器灸

温灸器灸是指用温灸器具在腧穴上或患处施灸的一种方法。温灸器是一种专门用于施灸的器具，其形式多种多样，临床常用的温灸器有温灸盒、温灸筒等（图 12 – 9）。

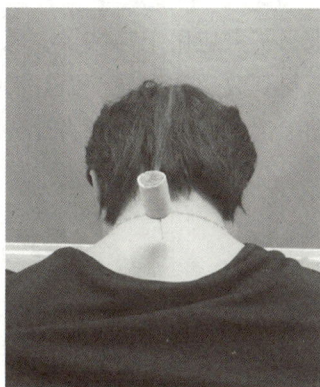

图 12 – 8　温针灸

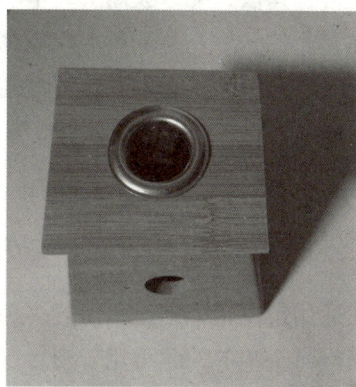

图 12 – 9　温灸盒

施灸时，将艾绒或加掺药物，装入温灸器的小筒，点燃后，将温灸器的盖子扣好，即可置于腧穴或应灸部位，进行熨灸，直到所灸部位的皮肤红润为度。

（五）其他灸法

其他灸法是指用艾绒以外的其他物品作为施灸材料的各种灸治方法，又称为非艾灸法。如灯火灸法。

灯火灸是民间沿用最久的一种简便灸法，又称灯草灸、油捻灸。施灸时，取 10~15cm 长的灯心草或纸绳，一端蘸上少许植物油，点燃，对准穴位快速动作，瞬间接触即迅速离开，同时可听到局部皮肤因受热后起泡、破裂发出的轻微"啪"声。如无音响，当重复进行。灸角孙穴，可治痄腮；灸少商、合谷、风池，治喉痹；灸足三里、内关、中脘、中枢、天枢，可治呕吐、泄泻。施灸时蘸油不要太多，以免油滴下烫伤患者皮肤，灸后皮肤可能会有一点发黄，有时可起小泡，注意勿使其感染，一般会自行消退或吸收。

四、注意事项

施灸的顺序临床操作一般先灸上部，后灸下部、腹部；先灸头身，后灸四肢。但在特殊情况下可以灵活运用，不必拘泥。

施灸时，应注意安全，防止艾绒脱落，烧损皮肤或衣物。凡实证、热证及阴虚发热者，一般不宜用灸法。颜面五官和大血管的部位不宜施瘢痕灸。孕妇的腹部和腰骶部不宜施灸。

施灸后局部皮肤出现微红灼热，属正常现象，无需处理，很快即可自行消失。如因施灸过量，时间过长，局部出现小水疱，注意不要擦破，任其自然吸收；若水疱较大，可用消毒毫针刺破水疱，放出疱液，或用注射器抽出疱液，再涂以龙胆紫，并以纱布包裹。如行化脓灸者，灸疮化脓期间，要注意适当休息，保持局部清洁，防止污染，可用敷料保护灸疮，待其自然愈合。如因护理不当并发感染，灸疮脓液呈黄绿色或有渗血现象者，可用消炎药膏或玉红膏涂敷。

第二节　拔罐法

拔罐法是以罐为工具，利用燃烧排除罐内空气，造成负压，使之吸附于腧穴或应拔部位的体表，产生刺激，使被拔部位的皮肤充血，以达到防治疾病的目的的一种方法。拔罐法有温经通络、行气和血、消肿止痛、祛湿逐寒的作用。

拔罐法古称角法，又称吸筒法，早在马王堆汉墓出土的帛书《五十二病方》中就有记载，历代中医文献中亦多论述，主要为外科治疗疮疡时，用来吸血排脓。后来又扩大应用于肺结核、风湿病等内科病证。随着医疗实践的不断发展，不仅罐的质料和拔罐的方法不断得到改进和发展，而且治疗的范围也逐渐扩大，外科、内科等都有它的适应证，并经常和针刺配合使用。因此，拔罐法成为针灸治疗中的一种重要方法。

一、适用范围

拔罐法适用范围较为广泛，一般多用于风湿痹痛，各种神经麻痹，以及一些急慢性疼痛，如腹痛、腰背痛、痛经、头痛等，还可用于感冒、咳嗽、哮喘、消化不良、胃脘痛、眩晕等脏腑功能紊乱方面的病证。此外，如丹毒、红丝疔、毒蛇咬伤、疮疡初起未溃等外科疾病亦可用拔罐法。

一般单罐适用于病变范围较小的病证；多罐适用于大部分疾病；闪罐适合外感病证；走罐适合于大面积、病变狭长的部位、痛证等；刺络拔罐一般适用于有固定痛点的地方或是皮肤病、毒蛇咬伤等；针罐法能起到针罐配合，加强针刺效果的作用。

二、操作前准备

（一）评估患者

评估、综合患者病情、体质及禁忌；并告知患者治疗方法，征得患者同意。

（二）物品准备

1. 罐的种类　罐的种类很多，目前临床常用的有竹罐、陶罐、玻璃罐和抽气罐等。

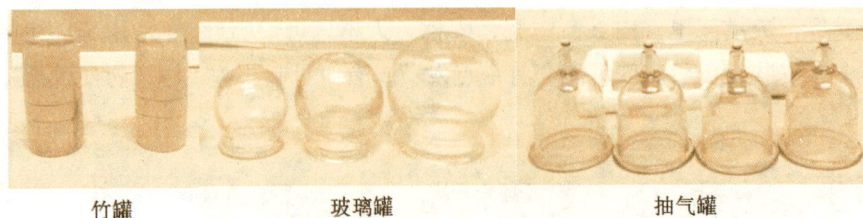

竹罐　　　　　　玻璃罐　　　　　　抽气罐

图 12 - 10　各种罐类

（1）竹罐　用直径 3～5cm 坚固无损的竹子，截成 6～8cm 或 8～10cm 长的竹管。一端留节作底，另一端作罐口，用刀刮去青皮及内膜，制成形如腰鼓的圆筒，用砂纸磨光，使罐口光滑平正。竹罐的优点是取材容易，价廉、轻巧，不易摔碎。缺点是容易爆裂漏气，不透明，吸附力不大。

（2）陶罐　用陶土烧制而成，罐的两端较小，中间略向外凸出，状如瓷鼓，底平，口径大小不一，口径小者较短，口径大者略长。这种罐的优点是吸力大，但质地较重，易破碎，不透明。

（3）玻璃罐　是在陶罐的基础上，改用玻璃加工而成，其形如球状，罐口平滑，分大、中、小三种型号。其优点是质地透明，使用时可直接观察局部皮肤的变化，便于掌握时间，临床应用较普遍；其缺点也是容易破碎。

（4）抽气罐　即用青霉素、链霉素药瓶或类似的小药瓶，将瓶底切去磨平，磨光滑，瓶口的橡胶塞须保留完整，以便于抽气时使用。现有用透明塑料制成的抽气罐，上面加置活塞，便于抽气。其优点是无烫伤的风险，操作简单；其缺点也是容易破碎。

2. 其他物品　95%的乙醇棉球、酒精或碘伏、无菌棉签，凡士林等施灸介质，艾灸盒等器具，抽气筒或注射器。

（三）患者体位选择和穴位选择

根据患者病情、体质，遵医嘱选择合适的体位和穴位。一般采用仰卧位或俯卧位，充分暴露施罐部位。

三、操作方法

（一）拔罐的方法

拔罐的方法可分为火罐法、水罐法、抽气罐法等。

1. 火罐法　利用燃烧时火的热力排出罐内空气，形成负压，将罐吸在皮肤上。具体操作有以下几种。

（1）闪火法　用镊子夹95%的乙醇棉球，点燃后在罐内绕1～3圈再抽出，并迅速将罐子扣在应拔的部位上。这种方法比较安全，是常用的拔罐方法，但须注意的是点燃的乙醇棉球切勿将罐口烧热，以免烫伤皮肤（图12-11）。

（2）投火法　将乙醇棉球或纸片燃着后投入罐内，乘火最旺时迅速将火罐扣在应拔的部位上即可吸住。这种方法吸附力强，但由于罐内有燃烧物质，火球落下很容易烫伤皮肤，故宜在侧面横拔。

（3）贴棉法　取一小方块棉花，略浸乙醇，压平贴在罐内壁的中下段或罐底，用火柴点燃后，将罐子迅速扣在选定的部位上，即可拔

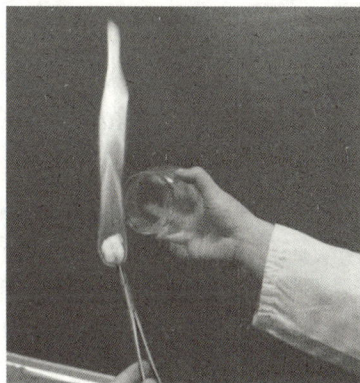

图12-11　闪火法

住。这种方法须注意棉花浸乙醇不宜过多，否则乙醇滴下时，容易烫伤皮肤。

（4）架火法　用一不易燃烧和不易传热的物体，如小瓶盖等（其直径要小于罐口），放在应拔的部位上，上置小块乙醇棉球，点燃后迅速将罐子扣上。这种方法吸附力也较强。

（5）滴酒法　在火罐内滴入95%乙醇1～3滴，翻倒之使其均匀地布于罐壁，然后点火，迅速将罐子扣在应拔的部位上。这种方法须注意滴入乙醇要适量，如过少不易燃，若过多滴下会灼伤皮肤。

2. 水罐法　此法一般是先用5～10枚完好无损的竹罐放在沸水或药液中，煮沸1～2分钟，然后用镊子夹住罐底，倒提出水面，甩出水液，迅速用干毛巾紧扣罐口，吸去罐口沸水或药液，立即将罐扣在应拔部位，即能吸附在皮肤上。多用于治疗风寒湿痹证。

3. 抽气罐法　此法是将罐紧扣在穴位上，将注射器从橡皮塞刺入瓶内，抽出空气，使其产生负压，即能吸住。或用抽气筒套在塑料杯罐活塞上，将空气抽出，使之吸拔在选定的部位上。

以上各种方法，一般留罐 10 ~ 15 分钟，待施术部位的皮肤充血、瘀血时，将罐取下。若罐大吸拔力强时，可适当缩短留罐的时间，以免起泡。

（二）拔罐法的应用

临床应用拔罐法时，可根据不同病情，选用不同的拔罐法。常见的拔罐法有以下 6 种。

1. 留罐 又称坐罐，即拔罐后将罐吸附留置于施术部位 10 ~ 15 分钟，然后将罐起下。此法一般疾病均可应用，而且单罐、多罐皆可应用（图 12 - 12）。

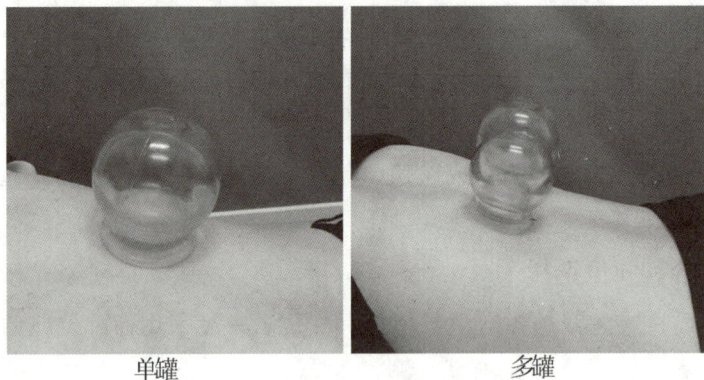

单罐　　　　　　　　　　　　　多罐

图 12 - 12　单罐与多罐

2. 走罐 又称为推罐，一般选用口径较大的罐，以玻璃罐最好，玻璃罐罐口厚实、平滑，先在施术部位涂适量的凡士林油膏、润肤露、橄榄油等润滑剂，用闪火法等操作将罐吸拔于操作部位，然后用右手或双手握住罐子，上下来回往返推移。注意推移时，前进方向的一侧可将罐口稍稍抬起，以减少前进阻力。反复走数遍后所拔部位皮肤潮红、充血甚或瘀血时，将罐起下即可。一般用于面积较大、肌肉较丰厚的部位，如肩背部、腰骶部、大腿部等。

3. 闪罐 采用闪火法将罐拔住后，又立即起下，再迅速拔住，如此反复多次地拔上起下，起下再拔，直至皮肤潮红为度。

4. 针罐 此法是将针刺和拔罐相结合应用的一种方法。即先针刺待得气后留针，再以针为中心点将火罐拔上，留置 10 ~ 15 分钟，然后起罐拔针。

5. 刺络拔罐 此法又称刺血拔罐。即在应拔部位的皮肤消毒后，用三棱针点刺出血或用皮肤针叩打后再行拔罐，使之出血，以加强刺血治疗的作用。一般针后拔罐留置 10 ~ 15 分钟（图 12 - 13）。

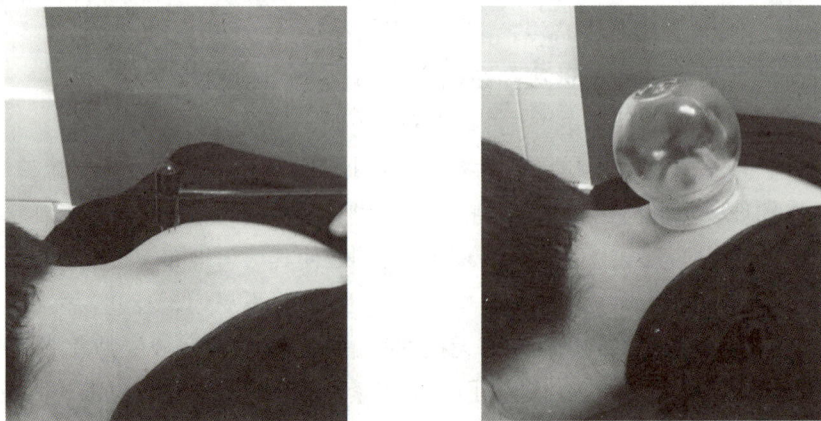

图 12 - 13　刺络拔罐

6. 药罐 是以中药浸煮的木罐或竹罐，利用高热排除罐内空气，造成负压，吸拔于相应的穴位上到达治疗疾病的效果。药罐法既有拔罐的温热刺激和机械刺激作用，又有中药的药理作用，可提高拔罐的治疗效果，在临床上可根据患者的病情不同辨证选择不同的中草药，如羌活、独活、防风、秦艽、没药等。根据药性决定煮沸时间，一般煮 10 ~ 15 分钟左右。

四、注意事项

拔罐时要选择适当的体位和肌肉丰厚的部位。体位不当或有所移动，及骨骼凸凹不平、毛发较多的部位，均不可用。

拔罐时要根据所拔部位的面积大小而选择大小适宜的罐。操作时必须迅速，才能使罐拔紧，吸附有力。

用火罐时应注意勿灼伤或烫伤皮肤。若烫伤或留罐时间太长而皮肤起水泡时，小泡无须处理，仅敷以消毒纱布，防止擦破即可。水泡较大时，用消毒针将水泡刺破放出水液，涂以龙胆紫药水，或用消毒纱布包敷，以防感染。

皮肤有过敏、溃疡、水肿，及大血管分布部位，不宜拔罐。高热抽搐者，以及凝血机制障碍者，孕妇的腹部、腰骶部，亦不宜拔罐。

选择闪火法时应注意选择大小合适的酒精棉球。在用到火时注意：火焰要旺，动作要快，扣罐要准，避免火源掉下及火罐烧得过热而烫伤皮肤。使用刺络拔罐时，出血量要适量，每次总量（成人）以不超过 20ml 为宜。使用针罐时，须避免将针撞压入深部或折断，造成损伤。

目标检测

答案解析

一、选择题

1. 有关灸法的注意事项，叙述不正确的是（　）
　　A. 先灸上部，后灸下部　　　　　　　　B. 施灸也应该注意补泻的操作方法
　　C. 先灸阴部，后灸阳部　　　　　　　　D. 壮数应先少后多
　　E. 先灸阳部，后灸阴部

2. 走罐法宜选用何种罐（　）
　　A. 竹罐　　　　　　　　　　　　　　　B. 玻璃罐
　　C. 陶罐　　　　　　　　　　　　　　　D. 抽气罐
　　E. 金属罐

3. 火罐法的操作有（　）
　　A. 闪火法　　　　　　　　　　　　　　B. 投火法
　　C. 架火法　　　　　　　　　　　　　　D. 滴酒法
　　E. 以上都是

4. 非化脓灸艾炷一般燃烧至剩（　），便可易炷再灸。
　　A. 1/4　　　　　　　　　　　　　　　　B. 1/2
　　C. 1/3　　　　　　　　　　　　　　　　D. 1/5
　　E. 2/5

5. 拔罐起泡处理不正确的是（　　）

A. 保持局部干燥清洁 　　　　　　　　B. 小水泡可不处理

C. 立即服抗生素预防感染 　　　　　　D. 水泡已破可用龙胆紫药水外涂

E. 水泡较大时，用消毒针将水放出

（李智红　米健国）

书网融合……

本章小结　　　　　　　微课　　　　　　　题库

第十三章　推拿与刮痧护理

◎ 学习目标

1. 通过本章学习，重点掌握常用推拿手法和刮痧操作。
2. 学会运用常用推拿手法和刮痧，给予患者个性化的护理。具有文化自信和民族自豪感，体现良好的职业道德和行为规范。

≫ 情境导入

情境描述　张某，男，50岁，腰部右侧疼痛伴右下肢放射痛2月余，加重2天。患者2月前在店中搬重物后，出现右侧腰痛伴右下肢放射痛。曾针灸治疗，口服维生素 B_1 和维生素 B_2，右腰部外贴膏药，治疗后疼痛有所缓解。近期因天冷腰痛加重。查体：右腰第三、四、五节椎体旁开2cm处压痛，叩击痛（－），右腿直腿抬高45°，左腿（－），CT提示：$L_{3/4}$－$L_{4/5}$椎间盘突出。

讨论　1. 张某所患何病？
　　　　2. 可采用何种推拿治疗方法？

第一节　常用推拿法

推拿又称按摩，是中医学的一个重要组成部分。推拿法是指在中医基础理论指导下，根据病情在人体体表特定部位或穴位上，运用各种手法及某些特定的肢体活动进行按摩，以调节机体生理、病理状态，从而达到防治疾病的一种外治方法。推拿疗法具有简便易行、行之有效、安全易学等优点，在临床护理中被广泛应用。

推拿疗法具有疏通经脉、调和气血、通畅气机、消瘀止痛，调整脏腑气血、增强人体抗病能力等治疗作用。

一、适用范围

推拿疗法临床应用范围广泛，不仅应用于骨伤、内、妇、儿、五官等科疾病的治疗，其保健和美容作用也日渐为人们所重视。

按照治疗人群分为成人推拿和小儿推拿，成人推拿适用于骨伤科疾病、内科疾病、妇科疾病、五官科疾病等，如腰椎间盘突出症、胃脘痛、月经失调、鼻炎等；小儿推拿适用于咳嗽、发热、哮喘、呕吐、厌食、便秘等。

二、操作前准备

（一）评估患者

核对并评估患者，综合患者病情、体质及禁忌；并告知患者治疗方法，征得患者同意。

（二）物品准备

准备推拿专用床、高低不等的凳子（旋转凳）、靠背椅、各种规格的软垫或大小不等的枕头、大毛巾等。按实际情况备推拿介质（如滑石粉、葱姜水、冬青膏、麻油等）。介质可加强手法作用，提高治疗效果，还可起到润滑和保护皮肤的作用。

操作者应仪表整洁，洗手，戴口罩。

（三）患者体位选择和穴位选择

核对患者姓名、诊断，帮助患者采取合理的体位，必要时做好遮挡及保暖工作。手法操作前要选择好恰当的体位。宜选择患者感觉舒适，肌肉放松，能维持较长时间的体位；宜选择操作者方便手法操作，并利于手法运用、力量发挥的操作体位。

三、操作方法

（一）推拿手法的分类

手法主要按其动作形态、作用部位、用力方向及应用对象等进行分类：根据手法的动作形态特点可分为摆动类、摩擦类、振动类、挤压类、叩击类及运动关节类；根据手法的主要作用部位可分为松解类和整复类；根据手法的用力方向可分为垂直用力类、平面用力类、对称合力类、对抗用力类及复合用力类；根据手法的应用对象可分为成人推拿手法和小儿推拿手法。

💡 素质提升

推拿手法要求

推拿手法要求持久、有力、均匀、柔和、深透。

"持久"要求手法操作能持续一定的时间，且动作规范不变形；"有力"要求手法必须具有恰当的力量，力量的大小应根据患者的体质、病情和治疗部位的不同进行调整，切忌使用拙力、暴力；"均匀"要求手法动作有节奏性，速度、压力在一定范围内维持恒定；"柔和"要求手法轻柔缓和，不能生硬粗暴；"深透"要求手法作用达到组织深层。

医者在进行推拿操作时，除严格遵循手法操作要求外，还应注重对患者的人文关怀，注重自身的仪表仪态，加强与患者的沟通交流，帮助患者提升信心。这些都能对提升治疗效果起到正向的作用。

（二）常用推拿手法

1. 摆动类手法 以指或掌、腕关节做协调的连续摆动，称摆动类手法。包括一指禅推法、㨰法和揉法等。

（1）一指禅推法 用大拇指指端、螺纹面着力于一定部位或穴位上。腕部放松，沉肩、垂肘、悬腕，肘关节略低于手腕，以肘部为支点，前臂做主动摆动，带动腕部和拇指关节做屈伸活动。手法频率为每分钟120～160次，腕部摆动时，尺侧要低于桡侧，使产生的力持续地作用于治疗部位上。本法接触面积较小，深透度大，适用于全身各部穴位。用于治疗头痛、胃痛、腹痛及关节筋骨酸痛等疾病（图13-1）。

（2）㨰法 用小鱼际和第五、四、三掌骨及其掌指关节部分着力于一定部位上，使腕关节做屈伸外转的连续活动，带动着力部位的运动。手法频率为每分钟120～160次。适用于肩、背、臀及四肢等肌肉较丰厚的部位。常用于治疗关节、肌肉等软组织损伤、腰椎间盘突出症、颈椎病、肩周炎等疾病（图13-2）。

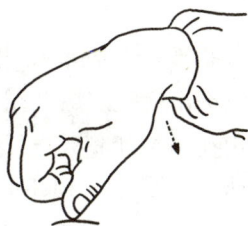

图 13 - 1 一指禅推法

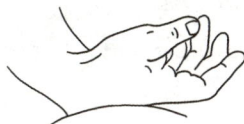

图 13 - 2 擦法

（3）揉法 分掌揉法、指揉法和肘揉法三种。掌揉法是用鱼际或掌心部垂直按于体表并带动皮下组织做环旋、上下、左右的揉动；指揉法是用手指螺纹面吸定受术部位，带动皮下组织做环形或上下、左右揉动；肘揉法则是以前臂近肘部着力按压于受术部位，带动皮下组织做环形或上下、左右揉动。揉法轻柔缓和，适用于全身各部。常用于治疗慢性胃炎、便秘、面神经麻痹、腰肌劳损等疾病（图 13 - 3）。

小儿揉法多以拇指、示指或中指固定在穴位或部位上，带动皮肤做回旋揉动。操作时要由腕关节发力，手法轻柔和缓，揉动时带动皮肤，频率为每分钟200 次。

2. 摩擦类手法 以掌、指或肘贴附在体表做直线或环旋移动称摩擦类手法，包括摩法、擦法、推法、搓法和抹法等。

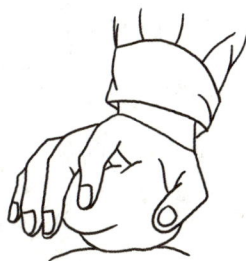

图 13 - 3 掌根揉法

（1）摩法 用掌面或示、中、无名指面，附着于一定部位上，以腕关节为中心，连同前臂做环旋移动。频率为每分钟 120 次左右。适用于胸腹、胁肋部。常用于治疗胃脘痛、食积腹胀、腹痛等疾病。

小儿摩法，动作要协调，用力要轻，速度要均匀，频率为每分钟 120 ~ 150 次。

（2）擦法 用手掌的鱼际或全掌附着在一定部位，进行直线来回摩擦。频率为每分钟 100 次左右。适用于胸胁、腹、肩背、腰臀及下肢部。常用于治疗内脏虚损和气血功能失常的疾病。

（3）推法 用指、掌或肘部着力于一定部位上做单方向的直线移动，分为指推法、掌推法和肘推法。适用于人体各部位，常用于治疗肌肉损伤、颈椎病、肌腱周围炎等疾病。

小儿推法包括直推法、旋推法和分推法。手法有节奏，蓄力于指腹，用力要均匀，频率为每分钟200 ~ 300 次。

（4）搓法 用双手掌面夹住一定部位，相对用力做快速搓揉，同时做上下往返移动。频率约为每分钟200 次。适用于腰部、背部、胁肋及四肢部，一般作为结束手法。

（5）抹法 用单手或双手拇指螺纹面紧贴皮肤，做上下或左右往返移动。适用于头面及颈项部。常用于配合治疗头晕、头痛及颈项强痛等疾病。

3. 振动类手法 以较频的节律性轻重交替刺激，持续作用于人体，称振动类手法。包括振法和抖法。

（1）振法 用手指或掌着力于体表，前臂和手部的肌肉强力地静止性用力，产生振颤动作。频率要求每分钟 300 次以上，分为指振法和掌振法。

掌振法温热效应明显，可用于治疗软组织损伤肿痛、胃痉挛疼痛、脾虚泄泻、便秘、咳嗽痰多、月经不调、高血压等疾病。

（2）抖法 用双手握住患者的上肢或下肢远端，用力做连续的小幅度的上下颤动。适用于四肢，尤其是上肢，多作为治疗的结束手法。

4. 挤压类手法 用指、掌或肢体其他部分按压或对称性地挤压体表，称挤压类手法。包括按法、点法、捏法、拿法、捻法和踩跷法等。

（1）按法　用拇指端或指腹、单掌或双掌重叠按压一定部位，分指按法和叠掌按法。适用于人体各部位，常用于治疗头痛、失眠、胃痛、半身不遂、颈椎病、腰椎间盘突出症等疾病（图13-4）。

小儿按法以拇指或掌根在一定穴位上逐渐向下用力按压，一般用拇指按压适用于头、面、肩及四肢；用掌根按压适用于胸腹部。按法有一定压力，由轻到重，逐渐增加，力量大小以小儿感到有酸麻胀重感为宜。压力在皮肤，而作用力深达肌肉、脏腑。

（2）点法　用拇指端或拇指、示指指间关节点压体表。适用于肌肉较薄的骨缝处，常用于脘腹挛痛、腰腿痛等疾病。

（3）捏法　用拇指与其他手指相对用力挤压受术部位，称为捏法。捏法刚柔相济，适用于背脊、四肢和颈项部，常用于伤风感冒、恶心呕吐、腹痛泄泻、四肢厥冷、伤筋错节、跌打损伤等疾病。

（4）拿法　是拇指与其余手指相对用力，在一定部位上或穴位上做一松一紧的提捏动作。适用于颈项、肩、四肢等部位，常用于治疗颈椎病、肩周炎、失眠、感冒等疾病。小儿拿法操作应适当减少作用力（图13-5）。

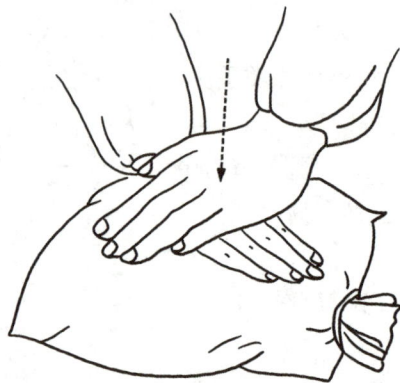

图13-4　叠掌按法

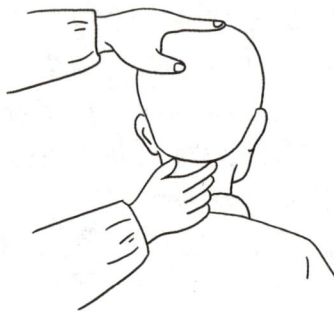

图13-5　拿法

（5）捻法　用拇、示指螺纹面捏住一定部位，两指相对做搓揉动作，频率约为每分钟200次。适用于四肢小关节，常配合其他手法治疗手指、足趾关节疼痛、肿胀或屈伸不利等疾病。

（6）踩跷法　用双足节律性地踩踏施术部位，称踩跷法。患者俯卧，操作者双手扶住预先设置好的横木，以控制自身体重和踩跳时的力量，同时用脚踩患者腰部并做适当的弹跳动作。跳时足尖不要离开腰部。根据患者体质，可逐渐加重踩踏力量和弹跳速度。同时嘱患者随弹跳的起落，配合呼吸，跳起时吸气，踩踏时呼气，切忌屏气。常用于治疗腰椎间盘突出症、腰部肌肉僵硬等疾病。

5. 叩击类手法　用手掌、拳背、手指、掌侧面或桑枝棒叩打体表，称叩击类手法。包括拍法、击法和弹法等。

（1）拍法　手指自然并拢，掌指关节微屈，拍打体表一定部位。适用于肩背、腰臀及下肢部，常用于肌肉痉挛、肌肉萎缩、风湿痹痛、关节麻木、胃肠痉挛疼痛等疾病。

（2）击法　用拳背、掌根、掌侧小鱼际、指尖或借助于桑枝棒叩击体表一定部位。适用于腰背、臀、四肢等部位，常用于风湿痹痛、脘腹痉挛、头痛、闪腰岔气等疾病。

（3）弹法　用一手指指腹紧压住另一手指甲，用力弹出，连续弹击体表一定部位，频率为每分钟120~160次，适用于全身各部位，尤以头面、颈项部常用，常配合其他手法治疗颈项强、头痛、面神经麻痹等疾病。

6. 运动关节类手法　对关节做被动性活动的手法，称为运动关节类手法。包括摇法、背法和扳法等。

（1）摇法　用双手托拿所摇关节的两端做环旋摇动，或用一手固定关节近端肢体，另一手握住关节远端肢体，以关节为轴，使肢体做被动的环旋动作。适用于颈、腰和四肢各关节，用以治疗半身不遂、颈椎病、肩周炎、急性腰扭伤、腰椎间盘突出症等疾病。

（2）背法　操作者和患者背靠背站立，操作者两肘套住患者肘弯部，然后弯腰屈膝挺臀，将患者反背起，使其双脚离地，以牵伸患者腰脊柱，再做快速伸膝挺臀动作，同时以臀部着力颤动或摇动患者腰部。治疗腰部扭伤疼痛、腰椎间盘突出症常用本法做配合治疗。

（3）扳法　以一手扶住关节近端，另一手握住关节远端，双手向同一方向或不同方向用力，使关节被动地在正常伸度内得以伸展。常用于腰、肩、颈、四肢关节，治疗关节错位或关节功能障碍等疾病。

四、注意事项

①患者过于饥饿、疲劳、精神紧张时，不宜立即进行推拿操作。

②按摩床和治疗巾保持柔软、干净、卫生，按摩室保持温暖舒适。治疗过程要注意保暖，并遮挡隐私部位。

③操作时安置患者于安全舒适的体位，手法既要达到深透、有力，又要均匀、柔和，以免损伤皮肤和筋骨。根据医嘱选用不同的推拿介质，操作者应随时观察患者反应。

④患儿需有家属或监护人陪伴，3 岁以下小儿为方便操作可由家长抱起放在双腿上进行。

⑤推拿操作前宜明确诊断，严格掌握推拿治疗的禁忌证和适应证。

⑥患者麻醉期间一般不可推拿，但特殊情况除外，例如：腰椎间盘突出症患者大推拿需麻醉下操作。

第二节　刮痧法

刮痧法是以中医经络腧穴理论为指导，通过特制的刮痧器具和相应的手法，在涂了不同介质的体表进行刮拭，使皮肤局部出现痧斑或者刮痕，从而达到解表祛邪、行气止痛、开窍醒神等作用的一种治疗方法。

刮痧法可调节肌肉的收缩和舒张，使组织间压力得到调节，以促进血液循环、淋巴循环，增加组织灌流量，促进全身新陈代谢，帮助体内代谢废物的排出，提高痛阈、强心发汗、增强免疫、恢复和提高经络对躯体的调控能力。从而起到解表祛邪、活血化瘀、行气止痛、调整阴阳、开窍醒神、养颜美容、防止皮肤老化等作用。

一、适用范围

刮痧法适用于感冒、颈椎病、痛经、发热、牙痛等内外妇儿五官科病证，也可用于预防保健，强身健体，减肥美容等。

二、操作前准备

（一）评估患者

核对患者姓名、诊断，遵照医嘱要求对患者疾病情况、体质及刮痧部位皮肤情况等进行评估，告知患者治疗方案并解释，征得患者理解和配合。

（二）物品准备

治疗盘、刮具、治疗碗内盛少量清水；必要时备浴巾、屏风等。

1. 刮具　用来制作刮痧器具的材料较多，主要有动物角类、玉石类、陶瓷类、木类，还有贝类、麻线、棉纱线团、铜钱、银圆、汤匙等。常用的主要是角类、玉石类等，形状各异，主要特点是圆钝（图13-6）。

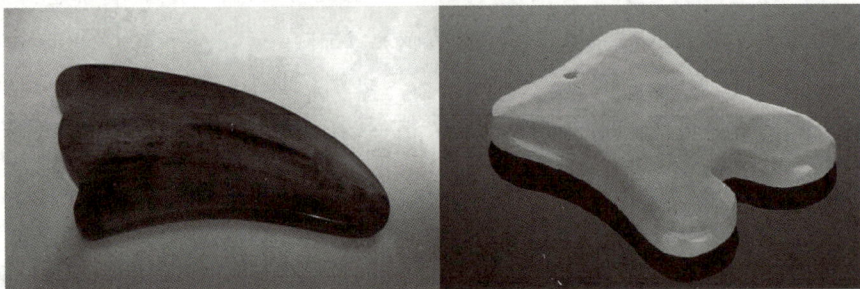

图13-6　刮痧板

（1）角类　常用的为牛角类。临床上尤以使用水牛角为多。水牛角味辛、咸、寒。辛可发散行气、活血消肿；咸能软坚润下；寒能清热解毒、凉血定惊。

（2）玉石类　玉石具有润肤生肌、清热解毒、镇静安神、辟邪散浊等作用。其质地温润光滑，便于持握，因其触感舒适，适宜面部刮痧。

不同形状的刮痧器具适用于不同的部位：椭圆形刮痧板适宜于人体脊柱双侧、腹部和四肢肌肉较丰厚部位；方形刮痧板一侧薄而外凸为弧形、对侧厚而内凹为直线形，适宜于人体躯干、四肢部位，治疗疾病多用薄面刮拭皮肤，保健多用厚面刮拭皮肤；缺口形刮痧板，适宜于手指、足趾、脊柱部位；三角形刮痧板棱角处便于点穴，适宜于胸背部、肋间隙、四肢末端部位；梳形刮痧板适宜于头部。

2. 介质　在刮痧过程中起保护皮肤、方便操作或增强疗效等作用。可分为液体、固体类。液体介质有专门的中药制成的刮痧油，具有清热解毒、活血化瘀、消炎镇痛、解肌发表、缓解疼痛等作用。适用于成人，或刮痧面积大，或皮肤干燥者。还可选择水、橄榄油、药液等。固体类的如面霜、凡士林、油脂较多的润肤霜等。

（三）患者体位选择和穴位选择

再次核对患者姓名、诊断。根据治疗处方，帮助患者采取合适的体位，暴露刮痧部位并注意保暖和保护隐私。刮痧常用体位有坐位和卧位。下面介绍几种常见体位。

1. 俯伏坐位　患者俯坐于凳上，暴露后背及项部，适用于取穴和刮拭脊柱两侧、头颈后面、肩部、背部、腰部及臀部等部位和穴位。

2. 仰靠坐位　患者仰坐在椅子上，暴露下颌缘以下，喉骨等部位，适用于取穴和刮拭头面部、颈前及喉骨两旁，胸部肋骨间隙等部位或穴位。

3. 仰卧位　患者面部朝上，平卧于床上，暴露腹部和上肢内侧部，适用于取穴和刮拭头面、胸部、腹部和上肢内侧及前侧、下肢前侧及外侧等部位和穴位，尤其适用于老年人、妇女和全身刮痧者。

4. 俯卧位　患者面部朝下平卧于床，适用于取穴和刮拭背部、腰部及下肢后面及足底部等部位或穴位。全身刮痧及背部刮痧配合拔罐、走罐时多采用此种体位。

5. 侧卧位　患者面部朝一侧，腿部微屈曲，身体侧卧，适用于取穴和刮拭一侧的面部、肩部和四肢的外侧部和胸部肋间隙、背部肋间隙和身体侧面部穴位。

三、操作方法

刮痧方法包括持具操作和徒手操作两大类。持具操作又包括刮痧法、挑痧法、放痧法；徒手操作又叫撮痧法，具体有扯痧法、挟痧法、挤痧法、拍痧法。这里主要介绍手持器具的直接刮痧的操作方法。

（一）刮痧板的手持方法

用手握住刮痧板，肩、肘、腕自然弯曲，刮痧板的底边横靠在手掌心部位，大拇指及另外四个手指呈弯曲状，分别放在刮痧板两侧。治疗时手握刮痧板厚的一面，保健时手握刮痧板薄的一面。

（二）刮痧的顺序及要点

1. 刮痧的顺序 总的原则是先阳经后阴经；先头面后手足；先胸腹后腰背；先上肢后下肢。刮拭的方向躯干和四肢都是从上向下，由内向外。当肢体有静脉曲张或肢体浮肿时，要从下向上刮拭。单方向刮拭，尽可能拉长距离。

（1）全身刮 一般按头部、颈部、背部、胸部、腹部、上肢、下肢的顺序，从上向下，从内向外刮拭。

（2）局部刮 不同部位有不同的刮拭顺序。

①头部一般由前向后刮拭。

②面部由正中向两侧，下颌向外上刮拭。

③胸部正中，应由上向下，肋间则应由内向外。

④背部、腰部、腹部应由上向下，逐步由内向外刮拭。

⑤四肢宜向末梢方向刮拭。

2. 刮痧要点 刮痧在方向、角度、力度、速度、长度、程度6个方面均有需要注意的地方。

（1）方向 单方向刮拭，不宜来回。

（2）角度 刮痧板与被刮部位皮肤保持45°~90°，根据部位和身体情况选择角度。

（3）力度 用力适中，均匀柔和。力度要深透有力，能够达到肌肉层。不同体质、部位所需压力大小不同，起收压力均匀平稳，以有力但无痛且有酸胀舒服感为最佳。

（4）速度 速度适中。速度越慢越舒服，根据身体情况选择合适的速度。

（5）长度 刮痧部位刮拭时应尽量拉长，如背部每条6~15cm。

（6）程度 一般一个部位刮拭20次左右，出现痧痕，停止刮拭。若刮痧部位不出痧或出痧少，不可强求。

（三）刮痧的时间和频率

1. 时间 一般情况下，肌肉丰厚、脂肪较厚的部位一般刮拭20~30次；肌肉欠丰厚、骨骼凸起明显、骨关节部位一般刮拭10~20次；特殊穴位可以点压、按揉3~5次或弹拨3~5次。从时间来说一般是3~5秒/次。刮痧时，汗孔开泄，消耗正气。为扶正祛邪，或祛邪而不损伤正气，故治疗时间一般不超过25分钟。

2. 频率 痧消退的时间一般为3~7天，故一般两次刮痧治疗应间隔3~7天。痧退的时间与患者体质、病情、出痧部位以及刮痧次数有直接关系。总原则是待痧退后方可进行第二次刮痧。

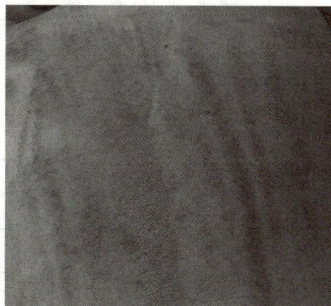

图 13 - 7 出痧

保健刮痧因刮拭力度较轻，每个部位刮拭时间短，几乎无痧出现，故保健刮痧不受时间限制，每天都可以进行。

（四）刮痧的补泻

刮痧疗法有补法、泻法、平补平泻，这与刮拭力量的轻重、速度的快慢、时间的长短等因素有关。

1. 补法 按压力度小、作用浅、速度慢、刺激轻、顺经络行走、刮拭时间相对较长，对皮肤、细胞、肌肉有兴奋作用。宜用于体弱多病、久病虚弱的虚证患者，或是对疼痛敏感者。

2. 泻法 按压力度大、作用深、速度快、刺激重、逆经络行走、刮拭时间相对较短，对皮肤、细胞、肌肉有抑制作用。宜用于身体强壮、疾病初期的实证患者以及骨关节疼痛患者。

3. 平补平泻 介于补法与泻法之间，按压力度和速度适中，时间因人而异。适宜于虚实夹杂体质者，尤适宜于亚健康人群和慢性病患者的康复。

（五）刮痧的程度

一般刮至皮肤出现潮红、紫红色等颜色变化，或出现粟粒状、丘疹样斑点，或片状、条索状等形态变化，并伴有局部热感或轻微疼痛。对于一些不易出痧，或出痧较少的患者，不可强求出痧。

（六）刮痧的护理

因刮痧时皮肤汗孔开泄，如遇风寒之邪，邪气可通过开泄的毛孔直接入里，不但影响刮痧的疗效，还会因感受风寒引发新的疾病。

①刮痧时应避风，注意保暖，室温较低时应尽量减少暴露部位，夏季高温时不可在电扇处或有对流风处刮痧，以防因感受风寒引发新的疾病。

②注意刮痕部位的清洁或消毒。

③刮痧后饮温热水一杯，不但能补充消耗的部分津液，还能促进新陈代谢，加速代谢产物的排出。

④刮痧后，须待皮肤毛孔闭合恢复原状后，方可洗浴，以避免风寒之邪侵袭。

四、注意事项及特殊情况处理

（一）注意事项

以下情况，不宜操作刮痧疗法。

①孕妇的腹部、腰骶部、三阴交、合谷等穴位禁刮；妇女的乳头禁刮；经期妇女的小腹部慎刮。

②有出血倾向的患者，如患血小板减少症、白血病、过敏性紫癜等慎刮。

③新发生的骨折患部不宜刮痧，外科手术后瘢痕处慎刮。

④皮肤化脓性炎症、渗液溃烂的局部皮肤表面（如：湿疹、疱疹、疔、疖、痈、疮等病证），以及传染性皮肤病的病变局部禁刮。

⑤原因不明的肿块及恶性肿瘤部位禁刮；严重的心脑血管疾病、肝肾功能不全、极度虚弱或者消瘦者禁刮；精神分裂、抽搐等不配合刮痧治疗者禁刮；大病初愈、重病、气虚血亏及醉酒、过饥、过饱、过度疲劳者禁刮。

（二）特殊情况处理

刮痧过程可能会遇到一些特殊情况比如晕厥现象，称之为晕刮。刮痧法虽然安全、无副作用，但个别患者有时因其本身在某个时刻不具备接受刮痧治疗的条件，或刮痧时操作者的刮拭手法不当、刮拭时间过长，则会出现晕刮现象，要注意做好医患沟通和晕刮处理。

1. 医患沟通 做好患者操作前的沟通工作，尤其是对初次接受刮痧治疗者，应消除患者顾虑。选择舒适的体位配合治疗。严格掌握刮痧的禁忌证，掌握好刮痧的手法、轻重，治疗刮痧部位宜少而精，掌握好刮痧时间。当夏季室温过高时，严格控制刮拭时间。在刮痧过程中，要善于观察患者的情况，及时发现晕刮的先兆。

2. 晕刮处理　发生晕刮时，轻者出现精神疲倦、头晕目眩、面色苍白、恶心欲吐、出冷汗、心慌等，重者血压下降、神志昏迷。当发生晕刮时，应立即停止原来的治疗刮痧，使其平卧，注意保暖，饮温开水或糖水，点按人中、内关等穴。

目标检测

答案解析

一、选择题

1. 不属于推拿疗法作用的是（　　）
   A. 疏通经脉　　　　　　　B. 调和气血　　　　　　C. 通畅气机
   D. 温经通脉　　　　　　　E. 消瘀止痛
2. 一指禅推法手法频率为（　　）
   A. 每分钟 100～160 次　　B. 每分钟 120～150 次　　C. 每分钟 120～160 次
   D. 每分钟 100～150 次　　E. 每分钟 100～120 次
3. 擦法的着力部位不包括（　　）
   A. 小鱼际　　　　　　　　　　　　　　B. 第五掌骨及其掌指关节
   C. 第四掌骨及其掌指关节　　　　　　　D. 第三掌骨及其掌指关节
   E. 第二掌骨及其掌指关节
4. 三角形刮痧板棱角处不适用于（　　）
   A. 胸部　　　　　　　　　B. 腹部　　　　　　　　C. 肋间隙
   D. 背部　　　　　　　　　E. 四肢末端
5. 撮痧法不包括（　　）
   A. 扯痧法　　　　　　　　B. 挟痧法　　　　　　　C. 挤痧法
   D. 拍痧法　　　　　　　　E. 挑痧法

（李智红　米健国）

书网融合……

本章小结　　　　　　微课　　　　　　题库

第十四章　熏洗法与湿敷法

◎· 学习目标

1. 通过本章学习重点把握熏洗法和湿敷法的操作方法、适应证和注意事项。

2. 能运用所学知识，正确评估熏洗法与湿敷法的适应证，对适应人群给予熏洗法与湿敷法的护理及健康指导。具有高度的工作责任心，体现严谨、细心的职业素养。

≫ 情境导入

情境描述　孙阿姨，58 岁，既往有慢性膝关节炎 20 余年，近期由于外出游玩受凉，膝关节疼痛明显，活动后加重，得温痛减，舌淡白苔薄，脉弦涩。要求入院进行疼痛护理。

讨论　1. 这位患者适合做哪些中医项目？

　　　　2. 如何为这位患者进行熏洗操作？

第一节　熏洗法

中药熏洗法是将药物煎汤后进行熏蒸皮肤或患处，待药液稍温后，再淋洗的一种中医治疗方法。本法是借助中草药的药力或蒸汽通过皮肤、黏膜渗入人体皮肤毛窍、经络，以疏通腠理、温经通络、流畅气血、祛风除湿、清热解毒、消肿祛瘀等，从而达到预防和治疗疾病的目的。

一、适用范围

①治疗湿痹证所致的关节肿胀、疼痛，缓解湿疹、疥癣等皮肤病引起皮肤瘙痒。

②治疗脑中风所致肢体麻木疼痛、肢体运动障碍、周围神经病变等。

③减轻眼结膜红肿、疼痛，治疗妇女会阴瘙痒。

④促进肛肠疾患伤口愈合等。

二、操作前准备

（一）评估

①核对患者信息、评估患者当前的病情缓急、发病原因、主要症状、临床表现、既往史及药物过敏史。

②评估患者体质及熏洗部位的皮肤情况。

③评估患者当前的心理状态、合作程度和对此项治疗方法的信任度。

（二）准备

1. 用物准备　治疗盘、药液、熏蒸容器（根据熏蒸部位的不同准备，也可备坐式便椅、有孔木盖浴盆或治疗碗等）、水温计、镊子、纱布、浴巾。必要时备屏风。

2. 自身准备　自身衣帽整洁，指甲已修剪，无多余的手饰。洗手，戴口罩。

3. 环境准备　环境安静、整洁，关闭门窗，无对流风。

4. 患者准备　患者意识清楚，告知患者操作的目的和方法，取得患者配合。患者无饥饿感，无便意。

三、操作方法

①核对医嘱，评估患者，做好解释。

②遵医嘱配制药液，携准备好的用物至床旁，协助患者取安全、舒适体位，暴露熏洗部位，并注意保暖，必要时屏风遮挡。

③将药液倒入熏蒸容器，测量药液温度，一般以 70 ～ 80℃为宜。熏洗眼部药液温度不宜太高，以 50～60℃为宜。对熏蒸部位进行熏蒸，待药液温度下降至38～40℃再进行淋洗或泡洗。如四肢熏洗时可将患肢架于盆上，用浴巾围盖患肢和盆，药液温度降至患者可耐受程度，可泡洗患处。眼部熏洗时可将药液倒入治疗碗，测量温度适宜后，将患眼对准碗口进行熏蒸。待药液温度适宜时，用镊子夹取纱布蘸药液洗患眼。熏洗完毕后，用纱布轻轻擦干眼部，然后闭目休息5～10分钟。

④熏洗过程中注意观察患者病情及局部皮肤情况，询问患者感受及时调整药液温度，如有不适应停止熏洗，报告医生及时处理。

⑤熏洗结束后，清洁并擦干局部皮肤，协助着衣，取舒适体位，整理床单。

⑥整理用物，做好记录。

素质提升

烫伤的处理

护士在工作中应避免给患者造成烫伤等意外伤害，一旦操作失误引起烫伤应立即处理，不能故意隐瞒或置之不顾。患者烫伤后会有剧烈疼痛，护士应保持镇静，首先持续冷水冲洗，时间在 20～30分钟以上，直到局部疼痛基本消失。身上衣物冲洗后才可除去，去除时不可撕破水泡，以免造成皮肤感染加重。冷水温度约为20℃，不可使用冰水，因冰水易造成二次创伤。对于特殊部位，如手指可放于冷水中浸泡，但颜面等部位不宜冲洗，可用毛巾冷敷处理，通过持续冲洗可止痛，减轻局部组织水肿，避免损伤进一步加重。

四、注意事项

冬季注意保暖，夏季宜避风寒，暴露部位尽量加盖衣被，以防着凉感冒。熏洗后应及时擦干皮肤，注意保暖，避免直接吹风。

熏洗过程中一定要根据病人的耐受程度调节适宜的药液温度以防烫伤。儿童、老人、感觉障碍者尤应注意。孕妇不适于熏洗。

伤口部位熏蒸，注意无菌技术操作。包扎部位熏蒸时，应除去敷料，熏洗后更换敷料。所用物品需清洁消毒，用具每人1份，用后消毒，避免交叉感染。

熏洗一般每日1～2次，每次15～30分钟。餐前、餐后30分钟不宜熏蒸，熏蒸前喝温开水100～200mL，避免出汗过多引起虚脱。

第二节 湿敷法

湿敷法是指选用不同药物，根据病情需要采用不同的温度，制备药液，用药液将无菌纱布浸透，敷于局部或腧穴，以达到疏通腠理、清热解毒、消肿散结等目的的一种外治方法。

一、适用范围

适用于丹毒、脱疽、关节炎、手足癣等疾病，局部具有肿胀、疼痛、瘙痒等症状。

二、操作前准备

（一）评估

①核对患者信息、评估患者当前的病情缓急、发病原因、主要症状、临床表现、既往史及药物过敏史。

②评估患者体质及湿敷部位的皮肤情况。

③评估患者当前的心理状态、合作程度和对此项治疗方法的信任度。

（二）准备

1. 用物准备 治疗车、治疗盘、遵医嘱配制的药液及容器、敷布、凡士林、镊子、弯盘、橡胶单或中单、纱布，必要时要准备屏风、浴巾、热水袋或冰袋。

2. 自身准备 自身衣帽整洁，指甲已修剪，无多余的手饰。洗手，戴口罩。

3. 环境准备 环境安静、整洁，关闭门窗，无对流风。

4. 患者准备 患者意识清楚，告知操作的目的和方法，争取患者配合。患者无饥饿感，无便意。

三、操作方法

①核对医嘱，评估患者，做好解释工作。

②备齐用物，携至床旁，做好解释，再次核对医嘱。

③取合适体位，暴露湿敷部位，注意保暖，铺好中单、橡胶单。

④遵医嘱配制药液，将温度适宜的药液倒入容器内，将敷布在药液中浸湿后，敷于患处。

⑤定时用无菌镊子夹取浸药后的纱布，淋药液于敷布上，保持湿润及温度。

⑥操作完毕，擦干局部药液，取下弯盘、中单、橡胶单，协助患者着衣，整理床单。

⑦整理用物，做好记录。

四、注意事项

①操作前向患者做好解释，以取得合作。注意保暖，防止受凉。

②注意好药液温度，防止烫伤。

③治疗过程中观察局部皮肤反应，如出现苍白、红斑、水疱、痒痛或破溃时，应立即停止治疗，报告医师，配合处理。

④疮疡脓肿迅速扩散者不宜湿敷。

目标检测

答案解析

一、选择题

1. 中药熏洗时间一般为（　　）

　　A. 15～30 分钟　　　　　B. 30～40 分钟　　　　C. 40～50 分钟

　　D. 1 小时　　　　　　　　E. 2 小时

2. 下列哪种忌用中药熏洗（　　）

　　A. 外痔　　　　　　　　　B. 骨折恢复期　　　　　C. 甲肝

　　D. 风湿性关节炎　　　　　E. 皮肤病

3. 下列哪种可以用中药熏洗（　　）

　　A. 孕妇　　　　　　　　　B. 头疼　　　　　　　　C. 饥饿

　　D. 饭前 30 分钟　　　　　E. 临终老人

4. 熏洗过程中怎样处理（　　）

　　A. 一直持续，直到水凉　　　　　　　　B. 不用询问患者

　　C. 及时调整药液温度　　　　　　　　　D. 不用观察患者病情

　　E. 不用观察皮肤情况

5. 中药熏洗前需要告知患者的有（　　）

　　A. 熏洗的操作方法　　　　B. 物品的准备　　　　　C. 核对医嘱

　　D. 消毒　　　　　　　　　E. 全部的药物

（李蔚林　李智红）

书网融合……

本章小结　　　　　　微课　　　　　　题库

第十五章　耳穴压豆法与药熨法

◎ 学习目标

1. 通过本章学习，重点把握耳穴压豆法、药熨法的操作方法、适应证和注意事项。
2. 能运用所学知识，正确对患者进行评估并实施耳穴压豆法、药熨法的护理。培养学生具有良好的人文关怀精神，体现精益求精的品德。

≫ 情境导入

情境描述　王先生，58 岁，高血压 10 余年，现血压控制在 130/90mmHg，由于最近失眠，血压有轻微升高，查体发现血压在 140/90mmHg，需要耳穴压豆进行治疗。

讨论　1. 如何为这位患者进行耳穴压豆的操作？
　　　　2. 需要向患者交代哪些注意事项？

第一节　耳穴压豆法

耳穴压豆法又称耳穴贴压法，是使用较硬的王不留行籽、绿豆、白芥子、磁珠等刺激耳郭上的穴位或反应点，达到防治疾病的目的的一种操作方法。

一、耳穴的定位

耳穴在耳郭上的分布有一定规律，与身体各部相应的耳穴在耳郭的分布像一个在子宫内倒置的胎儿。与头面相应的穴位在耳垂，与上肢相应的穴位在耳舟，与躯干、下肢相应的穴位在对耳轮和对耳轮的上、下脚，与内脏相应的穴位多集中在耳甲艇和耳甲腔（图 15 - 1、图 15 - 2）。

（一）耳轮穴位定位与主治

耳轮分为 12 区。耳轮脚为耳轮 1 区；耳轮脚切迹到对耳轮下脚上缘之间的耳轮分为 3 等份，自下而上依次为耳轮 2 区、3 区、4 区；对耳轮下脚上缘到对耳轮上脚前缘之间的耳轮为耳轮 5 区；对耳轮上脚前缘到耳尖之间的耳轮为耳轮 6 区；耳尖到耳轮结节上缘为耳轮 7 区；耳轮结节上缘到耳轮结节下缘为耳轮 8 区；耳轮结节下缘到轮垂切迹之间的耳轮分为 4 等份，自上而下依次为耳轮 9 区、10 区、11 区和 12 区，见表 15 - 1。

表 15 - 1　耳轮部的耳穴

耳穴名	部位	主治
耳中	在耳轮脚处，即耳轮 1 区	呃逆，荨麻疹，皮肤瘙痒，小儿遗尿，咯血
直肠	在耳轮脚棘前上方的耳轮处	便秘，腹泻，脱肛，痔疮
尿道	在直肠上方的耳轮处，即耳轮 3 区	尿频尿急、尿痛，尿潴留
外生殖器	对耳轮下脚前方的耳轮处，即耳轮 4 区	睾丸炎，附睾炎，外阴瘙痒

续表

耳穴名	部位	主治
肛门	三角窝前方的耳轮处,即耳轮5区	痔核,肛裂
耳尖	耳廓向前对折的上部尖端处,即耳轮6、7区交界处	发热、高血压、急性结膜炎、麦粒肿
结节	耳轮结节处,即耳轮8区	头晕,头痛,高血压
轮1	耳轮结节下方的耳轮处,即耳轮9区	扁桃体炎,上呼吸道感染,发热等
轮2	轮1区下方的耳轮处,即耳轮10区	扁桃体炎,上呼吸道感染,发热等
轮3	轮2区下方的耳轮处,即耳轮11区	扁桃体炎,上呼吸道感染,发热等
轮4	轮3区下方的耳轮处,即耳轮12区	扁桃体炎,上呼吸道感染,发热等

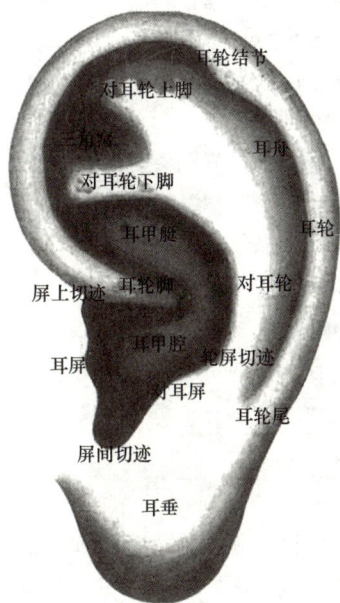

图15-1 耳部解剖图

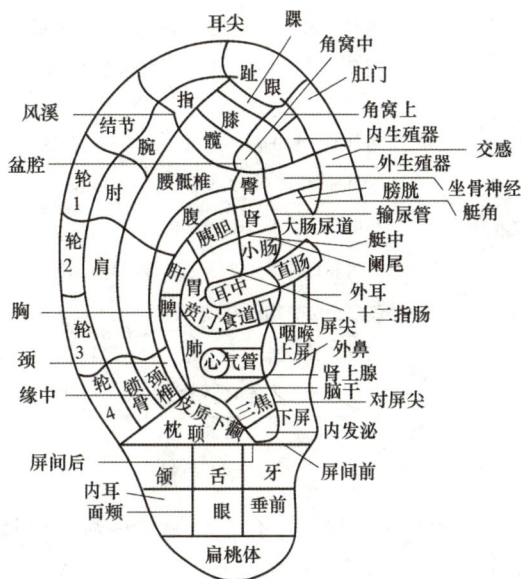

图15-2 耳穴穴位图

(二)耳舟穴位定位与主治

耳舟分为6等份,自上而下依次为耳舟1区、2区、3区、4区、5区和6区,见表15-2。

表15-2 耳舟部的耳穴

耳穴名	部位	主治
指	耳舟上方处,即耳舟1区	甲沟炎,手指疼痛和麻木
腕	指区的下方处,即耳舟2区	腕部疼痛
风溪	耳轮结节前方,指与腕区之间,即耳舟1、2区交界处	荨麻疹,皮肤瘙痒,过敏性鼻炎
肘	腕区的下方处,即耳舟3区	肱骨外上髁炎,肘部疼痛
肩	肘区的下方处,即耳舟4、5区	肩关节周围炎,肩部疼痛
锁骨	肩区的下方处,即耳舟6区	肩关节周围炎

(三)对耳轮穴位定位与主治

对耳轮分为13区。对耳轮上脚分为上、中、下3等份。下1/3为对耳轮5区,中1/3为对耳轮4区。再将上1/3分为上、下2等份,下1/2为对耳轮3区,再将上1/2分为前后2等份,后1/2为对耳轮2区,前1/2为对耳轮1区。对耳轮下脚分为前、中、后3等份,中、前2/3为对耳轮6区,后1/3

为对耳轮 7 区。将对耳轮体从对耳轮上、下脚分叉处至轮屏切还迹分为 5 等份，再沿对耳轮耳甲缘将对耳轮体分为前 1/4 和后 3/4 两部分，前上 2/5 为对耳轮 8 区，后上 2/5 为对耳轮 9 区，前中 2/5 为对耳轮 10 区，后中 2/5 为对耳轮 11 区，前下 1/5 为对耳轮 12 区，后下 1/5 为对耳轮 13 区，见表 15 - 3。

表 15 - 3　对耳轮部的耳穴

耳穴名	部位	主治
跟	对耳轮上脚前上部，即对耳轮 1 区	足跟痛
趾	耳尖一下方的对耳轮上脚后上部，即对耳轮 2 区	甲沟炎，趾部疼痛
踝	趾、跟区下方处，即对耳轮 3 区	踝关节扭伤
膝	对耳轮上脚中 1/3 处，即对耳轮 4 区	膝关节肿痛
髋	对耳轮上脚下 1/3 处，即对耳轮 5 区	髋关节疼痛，坐骨神经痛
坐骨神经	耳对耳轮下脚的前 2/3 处，即对耳轮 6 区	坐骨神经痛
交感	对耳轮下脚末端与耳轮内缘相交处，即对耳轮 6 区前端	胃肠痉挛，心绞痛，胆绞痛，输尿管结石，自主神经功能紊乱
臀	对耳轮下脚的后 1/3 处，即对耳轮 7 区	坐骨神经痛，臀筋膜炎
腹	对耳轮体前部上 2/5 处，即对耳轮 8 区	腹痛，腹胀，腹泻，急性腰扭伤
腰骶椎	腹区后方，即对耳轮 9 区	腰骶部疼痛
胸	对耳轮体前部中 2/5 处，即对耳轮 10 区	胸胁疼痛，胸闷，乳腺炎
胸椎	胸区后方，即对耳轮 11 区	胸胁疼痛，经前乳房胀痛，乳腺炎，产后泌乳不足
颈	对耳轮体前部下 1/5 处，即对耳轮 12 区	落枕，颈项肿痛
颈椎	颈区后方，即对耳轮 13 区	落枕，颈椎综合征

（四）三角窝穴位定位与主治

三角窝分为 5 区。三角窝由耳轮内缘至对耳轮上、下脚分叉处分为前、中、后 3 等份。中 1/3 为三角窝 3 区；再将前 1/3 分为上、中、下 3 等份，上 1/3 为三角窝 1 区，中、下 2/3 为三角窝 2 区；再将后 1/3 分为上、下 2 等份，上 1/2 为三角窝 4 区，下 1/2 为三角窝 5 区，见表 15 - 4。

表 15 - 4　三角窝部的耳穴

耳穴名	部位	主治
角窝上	三角窝前 1/3 的上部，即三角窝 1 区	高血压
内生殖器	三角窝前 1/3 的下部，即三角窝 2 区	痛经，月经不调，白带过多，功能性子宫出血，遗精，早泄
角窝中	三角窝中 1/3 处，即三角窝 3 区	哮喘
神门	三角窝后 1/3 的上部，即三角窝 4 区	失眠，多梦，痛证，戒断综合征
盆腔	三角窝后 1/3 的下部，即三角窝 5 区	盆腔炎

（五）耳屏穴位定位与主治

耳屏分成 4 区。耳屏外侧面分为上、下 2 等份，上部为耳屏 1 区，下部为耳屏 2 区。将耳屏内侧面分上、下 2 等份，上部为耳屏 3 区，下部为耳屏 4 区，见表 15 - 5。

表 15 - 5　耳屏部的耳穴

耳穴名	部位	主治
上屏	耳屏外侧面上 1/2 处，耳屏 1 区	咽炎、鼻炎
下屏	耳屏外侧面下 1/2 处，耳屏 2 区	鼻炎、鼻塞
外耳	屏上切迹前方近耳轮部，耳屏 1 区上缘处	外耳道炎，中耳炎，耳鸣

续表

耳穴名	部位	主治
屏尖	耳屏游离缘上部尖端，耳屏 1 区后缘	发热，牙痛
外鼻	耳屏外侧面中部，耳屏 1、2 区之间	鼻前庭炎，鼻炎
肾上腺	耳屏游离缘下部尖端，耳屏 2 区后缘	低血压，风湿性关节炎，腮腺炎，间日疟，链霉素中毒性眩晕
咽喉	耳屏内侧面上 1/2 处，耳屏 3 区	声音嘶哑，咽喉炎，扁桃体炎
内鼻	耳屏内侧面下 1/2 处，耳屏 4 区	鼻炎，副鼻窦炎
屏间前	屏间切迹前方耳屏最下部，耳屏 2 区下缘游离处	口腔炎，上颌炎，鼻咽炎

（六）对耳屏穴位定位与主治

对耳屏分为 4 区。由对屏尖及对屏尖至轮屏切迹连线之中点，分别向耳垂上线作两条垂线，将对耳屏外侧面及其后部分成前、中、后 3 区，前为对耳屏 1 区、中为对耳屏 2 区、后为对耳屏 3 区。对耳屏内侧面为对耳屏 4 区，见表 15-6。

表 15-6　对耳屏部的耳穴

耳穴名	部位	主治
额	对耳屏外侧面的前部，对耳屏 1 区	头痛，头晕，失眠，多梦
屏间后	屏间切迹后方对耳屏前下部，对耳屏 1 区下缘	额窦炎
颞	对耳屏外侧面的中部，对耳屏 2 区	偏头痛
枕	对耳屏外侧面的后部，对耳屏 3 区	头痛，头晕，哮喘，癫痫，神经衰弱
皮质下	对耳屏内侧面，对耳屏 4 区	痛证，间日疟，神经衰弱，假性近视
对屏尖	对耳屏游离缘的尖端，对耳屏 1、2、3、4 区交界处	哮喘，腮腺炎，皮肤瘙痒，睾丸炎，附睾炎
缘中	对耳屏游离缘上，对屏间与轮屏切迹之中点处，对耳 2、3、4 区交界处	遗尿，内耳眩晕
脑干	轮屏切迹处，对耳屏 3、4 区之间	后头痛，眩晕，假性近视

（七）耳甲穴位定位与主治

为了便于定取耳甲穴位，将耳甲用标志点、线进行划分。在耳轮的内缘上，设耳轮脚切迹至对耳轮下脚间中上 1/3 交界处为 A 点；在耳甲内由耳轮脚消失处向后作一条水平线与对耳轮耳甲缘相交，设交点为 D 点；耳轮脚消失处至 D 点连线中、后 1/3 交界处设为 B 点；外耳道口后缘上 1/4 与下 3/4 交界处设为 C 点。从 A 点向 B 点作一条与对耳轮耳甲艇缘弧度大体相仿的曲线；从 B 点向 C 点作一条与耳轮脚下缘弧度大体相仿的曲线。耳甲分为 18 个区。将 BC 线前段与耳轮脚下缘间分成 3 等份，前 1/3 为耳甲 1 区，中 1/3 为耳甲 2 区，后 1/3 为耳甲 3 区。ABC 线前方，耳轮脚消失处为耳甲 4 区。将 AB 线前段与耳轮脚上缘及部分耳轮内缘间分成 3 等份，后 1/3 为 5 区，中 1/3 为 6 区，前 1/3 为 7 区。将对耳轮下脚下缘前、中 1/3 交界处与 A 点连线，该线前方的耳甲艇部为耳甲 8 区。将 AB 线前段与对耳轮下脚下缘间耳甲 8 区以后的部分，分为前、后 2 等份，前 1/2 为耳甲 9 区，后 1/2 为耳甲 10 区。在 AB 线后段上方的耳甲艇部，将耳甲 10 区后缘与 BD 线之间分成上、下 2 等份，上 1/2 为耳甲 11 区，下 1/2 为耳甲 12 区。由轮屏切迹至 B 点作连线，该线后方、BD 线下方的耳甲腔部为耳甲 13 区。以耳甲腔中央为圆心，圆心与 BC 线间距离的 1/2 为半径作圆，该圆形区域为耳甲 15 区。过 15 区最高点及最低点分别向外耳门后壁作两条切线，切线间为耳甲 16 区。15、16 区周围为耳甲 14 区。将外耳门的最低点与对耳屏耳甲缘中点相连，再将该线下的耳甲腔部分为上、下 2 等份，上 1/2 为耳甲 17 区，下 1/2 为耳甲 18 区，见表 15-7。

表 15 – 7 耳甲部的耳穴

耳穴名	部位	主治
口	耳轮脚下方前 1/3 处，耳甲 1 区	面瘫，口腔炎，胆囊炎，胆石症，戒断综合征
食道	耳轮角下方中 1/3 处，耳甲 2 区	食道炎，食道痉挛
贲门	耳轮脚下方后 1/3 处，耳甲 3 区	贲门痉挛，神经性呕吐
胃	耳轮脚消失处，耳甲 4 区	胃痉挛，胃炎，胃溃疡，失眠，牙痛，消化不良
十二指肠	耳轮脚及部分耳轮与 AB 线之间的后 1/3 处，耳甲 5 区	十二指肠溃疡，胆囊炎，胆石症，幽门痉挛
小肠	耳轮脚及部分耳轮与 AB 线之间的中 1/3 处，耳甲 6 区	消化不良，腹痛，心动过速，心律不齐
大肠	耳轮脚及部分耳轮与 AB 线之间的前 1/3 处，耳甲 7 区	腹泻，便秘，咳嗽，痤疮
阑尾	小肠区与大肠区之间，耳甲 6、7 区交界处	单纯性阑尾炎，腹泻
艇角	对耳轮下脚下方前部，耳甲 8 区	前列腺炎，尿道炎
膀胱	对耳轮下脚下方中部，耳甲 9 区	膀胱炎，遗尿，尿潴留，腰痛，坐骨神经痛，后头痛
肾	对耳轮下脚下方后部，耳甲 10 区	腰痛，耳鸣，神经衰弱，肾盂肾炎，哮喘，遗尿，月经不调，遗精，早泄
输尿管	肾区与膀胱区之间，耳甲 9、10 区交界处	输尿管结石绞痛
胰胆	耳甲艇的后上部，耳甲 11 区	胆囊炎，胆石症，胆道蛔虫，偏头痛，带状疱疹，中耳炎，耳鸣，听力减退，急性胰腺炎
肝	耳甲艇的后下部，耳甲 12 区	胁痛，眩晕，经前期紧张症，月经不调，更年期综合征，高血压，假性近视，单纯性青光眼
艇中	小肠区与肾区之间，耳甲 6、10 区交界处	腹痛，腹胀，胆道蛔虫，腮腺炎
脾	BD 线下方，耳甲腔的后上部，耳甲 13 区	腹胀，腹泻，便秘，食欲不振，功能性子宫出血，白带过多，内耳眩晕
心	耳甲腔正中凹陷处，耳甲 15 区	心动过速，心律不齐，心绞痛，无脉症，神经衰弱，癔病，口舌生疮
气管	心区与外耳门之间，耳甲 16 区	咳喘
肺	心、气管区周围处，耳甲 14 区	咳喘，胸闷，声音嘶哑，痤疮，皮肤瘙痒，荨麻疹，扁平疣，便秘，戒断综合征
三焦	外耳门后下，肺与内分泌区之间，耳甲 17 区	便秘，腹胀，上肢外侧疼痛
内分泌	耳屏切迹内，耳甲腔的前下部，耳甲 18 区	痛经，月经不调，更年期综合征，痤疮，间日疟

（八）耳垂穴位定位与主治

耳垂分为 9 区。在耳垂上线至耳垂下缘最低点之间划两条等距离平行线，于该平行线上引两条垂直等分线，将耳垂分为 9 个区，上部由前到后依次为耳垂 1 区、2 区、3 区；中部由前到后依次为耳垂 4 区、5 区、6 区；下部由前到后依次为耳垂 7 区、8 区、9 区，见表 15 – 8。

表 15 – 8 耳垂部的耳穴

耳穴名	部位	主治
牙	耳垂正面前上部，耳垂 1 区	牙痛，牙周炎，低血压
舌	耳垂正面中上部，耳垂 2 区	舌炎，口腔炎
颌	耳垂正面后上部，耳垂 3 区	牙痛，颞颌关节功能紊乱
垂前	耳垂正面前中部，耳垂 4 区	神经衰弱，牙痛
眼	耳垂正面中央部，耳垂 5 区	假性近视
内耳	耳垂正面后中部，耳垂 6 区	内耳眩晕，耳鸣，听力减退
面颊	耳垂正面眼区与内耳区之间，耳垂 5、6 区交界处中点	周围性面瘫，三叉神经痛，痤疮，扁平疣
扁桃体	耳垂正面下部，耳垂 7、8、9 区	扁桃体炎，咽炎

（九）耳背穴位定位与主治

耳背分为5区，分别过对耳轮上、下脚分叉处耳背对应点和轮屏切迹耳背对应点作两条水平线，将耳背分为上、中、下3部，上部为耳背1区，下部为耳背5区，再将中部分为内、中、外3等份，内1/3为耳背2区，中1/3为耳背3区、外1/3为耳背4区，见表15－9。

表15－9 耳背部的耳穴

耳穴名	部位	主治
耳背心	耳背上部，耳背1区	心悸，失眠，多梦
耳背肺	耳背中内部，耳背2区	咳喘，皮肤瘙痒
耳背脾	耳背中央部，耳背3区	胃痛，消化不良，食欲不振
耳背肝	耳背中外部，耳背4区	胆囊炎，胆石症，胁痛
耳背肾	耳背下部，耳背5区	头痛，头晕，神经衰弱
耳背沟	对耳轮沟和对耳轮上、下脚沟处	高血压，皮肤瘙痒
上耳根	耳根最上处	鼻衄
耳迷根	耳轮脚后沟的耳沟处	胆囊炎，胆石症，胆道蛔虫，鼻塞，心动过速，腹痛，腹泻
下耳根	耳根最下处	低血压

二、耳穴的探查方法

探查耳穴反应点的方法有：观察法、按压法、触摸法、电阻测定法四种。

1. 观察法 直接观察耳郭形态、色泽等方面的病理性改变。如有无硬结、丘疹、凹陷、水疱、脱屑、充血、色素沉着等。

2. 按压法 用探棒均匀按压与疾病相应部位的耳穴皮肤，以此找出压痛最明显的反应点。

3. 触摸法 用手触摸耳郭皮肤有无隆起、增厚、结节等。

4. 电阻测定法 用耳穴测定仪测量出病变的反应点。一般患有疾病时，相应耳穴皮肤电阻下降，导电量增高，这些穴位又称"良导点"。

三、耳穴选穴原则

1. 辨证选穴 辨证选穴主要有经络辨证和脏腑辨证选穴法两种。经络辨证选穴是根据人体经络系统的循行分布、功能、证候及其与脏腑的相互关系辨证选穴，如上肢外侧疼痛取三焦，后头痛取膀胱穴等；脏腑辨证选穴是根据脏腑的生理功能、病理变化等理论辨证选穴，如眩晕选脾穴，荨麻疹选肺穴，心率不齐选心穴、小肠穴等。

2. 按病选穴 根据耳穴与疾病部位的对应关系选穴，如眼病选眼穴，月经不调选内生殖器穴，胃痛取胃穴等。

3. 按西医理论选穴 根据西医学的生理病理知识选穴，如风湿性关节炎选"肾上腺"，甲状腺功能亢进或低下选"内分泌"等。

4. 按经验选穴 根据临床实践积累的某些耳穴的经验用法，如治疗腰腿痛选"外生殖器"，治目赤肿痛选"耳尖"等。

四、耳穴压豆适用范围

①将籽贴压在耳部肺、内鼻、肾上腺等穴位可以预防感冒，提高自身免疫力。

②将籽贴压在耳部肾、神门、缘中等穴位可以达到醒脑开窍、安神养心。

③将籽贴压在耳部支气管、肺、神门等穴位，可以达到宣肺平喘的作用。

④将籽贴压在耳部相关穴位，可治疗各种疾病引起的疼痛、失眠、焦虑、便秘、耳鸣等。

五、操作前准备

（一）评估

①核对患者信息、评估患者当前的病情缓急、主要症状、有无习惯性流产病史及胶布、酒精过敏史。

②评估患者体质及耳朵的皮肤情况。

③评估患者当前的心理状态、合作程度和对此项治疗方法的信任度。

④评估患者对疼痛的耐受情况。

（二）准备

1. **用物准备** 治疗盘、75%酒精、棉签、胶布、耳穴压豆贴、耳穴探笔、镊子、弯盘、耳穴模型。

2. **自身准备** 自身衣帽整洁，指甲已修剪，无多余的手饰。洗手，戴口罩。

3. **环境准备** 环境安静、整洁，温湿度适宜。

4. **患者准备** 患者意识清楚，患者无饥饿感，无便意。告知患者耳穴压豆的目的和方法，操作时间，以取得合作。

六、操作方法

①核对医嘱，评估患者，做好解释工作

②备齐用物，携用物至床旁，再次核对患者。

③协助患者取合适体位。

④遵医嘱，参照耳穴模型的穴位，用耳穴探笔探查相应耳穴最敏感点，确定好按压部位。

⑤用沾有75%酒精的棉签擦穴位及耳部皮肤，用镊子夹起中间粘有王不留行籽或其他丸物的胶布，置于所选之穴区，并将其粘牢压紧。

⑥用拇食指对捏耳豆，做左右圆形捏动，反复对压，每穴按压30~60秒，按压的强度当根据患者自我感受而定，不可太过用力，使患者有热、麻、胀、痛等感觉，即为"得气"。

⑦操作后安置舒适体位，整理床单。

⑧洗手，做好记录。

七、注意事项

①每日自行按压3~5次，3~7日更换1次。

②耳穴多一侧取穴，双耳交替使用。

③操作中观察患者反应，如有头晕、恶心、身体明显不适时，应立刻停止操作，取下全部耳贴，让患者休息。

④有习惯性流产史的孕妇禁用本法。皮肤感染，皮肤过敏、耳郭有炎症、溃疡或皮损者，不宜采用贴压法。

⑤对年老体弱的高血压患者不宜行强刺激。

⑥在耳贴留置期间避免脱落或污染等情况的发生。如果胶布过敏，可用防过敏胶布替代。

⑦在饥饿、过饱、酒后、体弱、精神极度紧张、劳累太过、大出血时，不适合耳穴压豆。

第二节　药熨法

药熨法又称中药烫熨法，是将盐、白酒、食醋等加热后放入药袋，置于人体的局部或一定腧穴进行熨烫，借助温热之力，使药性通过体表毛窍透入经络、血脉，从而达到疏通经络和气血，促进身体康复的一种中医外治方法，现广泛应用于临床及生活中。

常用的中药袋制作方法：坎离砂熨法，将坎离砂置于盆中或锅中，倒入适量陈醋，搅拌均匀，以坎离砂湿润为度，装入准备好的布袋，用力揉搓，待温度升高至45～50℃，即可使用。葱熨法，将葱白切成 2～3cm 长，用炒锅炒至半熟时再倒入白酒进行翻炒，待温度达到 60～70℃时，装入布袋中备用。其他药物可先装入棉布袋，直接用微波炉加热或电磁炉蒸煮加热到 50～60℃，备用。

一、适用范围

因风湿痹证引起的关节疼痛、肢体麻木、酸胀等症；或跌打损伤引起的局部瘀血，肿胀等；以及寒湿内生引起虚寒型胃脘疼痛，呕吐等。

二、操作前准备

（一）评估

（1）核对患者信息、评估患者当前的病情缓急、发病原因、主要症状、临床表现、既往史及药物过敏史。

（2）评估患者体质及药熨部位的皮肤情况。

（3）评估患者当前的心理状态、合作程度和对此项治疗方法的信任度。

（二）准备

1. 用物准备　治疗盘、治疗巾、药物（遵医嘱准备药物），棉布袋 1 个，一次性包布 1 张，微波炉及专用容器、温度计、浴巾或毛毯、烫伤膏。必要时备屏风。

2. 自身准备　自身衣帽整洁，指甲已修剪，无多余的手饰。洗手，戴口罩。

3. 环境准备　环境安静、整洁，关闭门窗，无对流风。

4. 患者准备　患者意识清楚，愿意配合，无饥饿感，无便意。

三、操作方法

①核对医嘱，做好解释工作，做到知情同意，取得患者配合。评估患者操作部位皮肤完好可以操作，嘱患者排空二便。

②备齐用物，加热烫熨时需要的药物。根据医嘱将药物加热至 50～70℃，装入棉布袋，用浴巾包裹保温备用，携用物于床旁，再次核对患者。

③协助患者取合适体位后，暴露烫熨部位或穴位，铺治疗巾，注意保暖。必要时用屏风遮挡。

④先用棉签在患处涂少量凡士林，再将药袋置于药熨部位或相应穴位，采用来回或旋转烫熨的方法，不可用力过重。注意开始时温度较高，速度稍快，力量轻；后期温度降低，速度宜慢，用力稍大以便达到更好效果。

⑤药熨过程中注意询问患者的感受、观察患者的反应及局部皮肤颜色，防止烫伤。药熨时间一般不超过 30 分钟，每日 1～2 次。

⑥操作结束后擦干净局部皮肤，协助患者穿衣，取舒适体位。整理床单。

⑦整理所用物品，记录操作时间及效果。

四、注意事项

①药袋温度宜保持在 50～60℃，一般不超过 70℃，温度过低应及时加热。对年老体弱者，婴幼儿，高血压、心脏病、感觉功能障碍者应降低温度到 50℃ 以下。

②操作中注意观察局部皮肤，如出现烫伤应立即停止操作，局部皮肤可先涂上烫伤膏，再报告医生做相应处理。

③布袋用后应清洗、消毒备用。

④注意保护患者隐私，冬天注意保暖。

目标检测

答案解析

一、选择题

1. 与上肢相应的耳穴位置在（ ）

    A. 耳垂　　　　　　　B. 耳舟　　　　　　　C. 耳甲

    D. 耳轮　　　　　　　E. 对耳轮

2. 耳穴压豆的禁忌证不包括（ ）

    A. 有习惯性流产史的孕妇禁用本法　　　　　B. 皮肤感染

    C. 皮肤过敏　　　　　　　　　　　　　　　D. 耳郭溃疡或皮损者

    E. 高血压

3. 药熨温度一般不超过（ ）

    A. 50℃　　　　　　　　　　　　　　　　　B. 60℃

    C. 70℃　　　　　　　　　　　　　　　　　D. 80℃

    E. 90℃

4. 药熨时间一般不超过（ ）

    A. 10 分钟　　　　　　　　　　　　　　　　B. 20 分钟

    C. 30 分钟　　　　　　　　　　　　　　　　D. 40 分钟

    E. 50 分钟

5. 婴幼儿药熨温度应该控制在（　　）以下。

    A. 50℃   B. 40℃

    C. 30℃   D. 20℃

    E. 10℃

（李蔚林　李智红）

书网融合……

本章小结

微课

题库

第四篇 体质及常见病证的中医辨证护理

第十六章 体质辨识及调养

PPT

◎ 学习目标

1. 通过本章学习，重点把握中医体质构成及影响因素；中医体质检测和评判方法；中医九类体质的特点及调养方法。

2. 学会运用所学知识，进行体质检测及评判，确定体质受测者体质类型，给予患者个性化的养生调理建议。具有良好的人际沟通能力和中医思辨能力，体现中医"大医精诚"的良好品德。

体质，又称禀赋、禀质、气禀、形质等，即人体的质量。体质是禀受于先天，受后天影响，在生长、发育过程中所形成的与自然、社会环境相适应的人体形态结构、生理功能和心理状态综合的相对稳定的固有特征。这种特性往往决定着机体对某些致病因素的易感性和疾病传变转归中的某种倾向性。先天禀赋是人体体质形成的重要因素，但体质的发展与强弱在很大程度上又取决于后天因素的影响，后天各种因素的影响，都有可能使体质发生改变。所以，人的体质既具有相对稳定性，又具有动态可变性。因此，可以通过体质辨识，在了解人的中医体质类型及不同体质发病倾向后，给予个性化的养生调理建议，通过干预可以使人的体质偏颇失衡状态得到改善与调整，从而弥补先天之不足，控制后天患病，达到气血平和的健康状态。

≫ 情境导入

情境描述 王女士，30岁，天生丽质，身体柔弱，虽然是白领阶层中的佼佼者，但是她却总是乐不起来，并且平时总是容易感冒，在日常生活总感觉全身乏力，疲惫不适，或见气短，多汗，运动后加剧。

讨论 1. 王女士属于哪种类型的体质？
2. 该类体质人群如何进行调养？

第一节 体质的构成

体质主要由形态结构、生理功能和心理状态三方面的差异性构成。

一、形态结构的差异性

人体形态结构上的差异性是个体体质特征的重要组成部分，包括外部形态结构和内部形态结构（有脏腑、经络、气血津液等）。根据《内经》"司外揣内"的认识方法，外部形态结构是体质的外在表现，内部形态结构是体质的内在基础。因此，形态结构在内部结构完好、协调的基础上，主要通过身体外部形态结构体现出来，它以躯体形态为基础，并与内部脏器结构有密切的关系，故人的体质特征首先表现为外部形态结构特征，包括体格、体型、营养状况等方面。

二、生理功能的差异性

人体的生理功能是其内部形态结构完整性、协调性的反映，是脏腑及精、气、血、津液功能的体现。人体生理功能的差异，可以反映脏腑机能和精、气、血、津液的盛衰偏颇，因此生理功能的差异是体质构成的一个重要因素。从心率、心律、面色、唇色、脉象、舌象、呼吸状况、语言的高低、食欲、口味、体温、对寒热的喜恶、二便情况、生殖机能、活动能力、睡眠状况、视听触嗅觉、耐痛的程度、皮肤和肌肉的弹性、须发的多少和光泽等方面可以了解人体生理功能的差异。

三、心理状态的差异性

心理是指客观事物在大脑中的反映，是感觉、知觉、情感、记忆、思维、性格、能力等的总称，属于中医学神的范畴。中医认为"形与神俱"，形与神是统一的整体。一定的形态结构与生理功能，是心理状态产生的基础，而心理状态在长期的显现中，又影响着形态结构与生理功能，并表现出相应的行为特征。体质是特定的形态结构、生理功能与相关心理状况的综合体，形态、生理、心理之间具有内在的相关性。因此，心理状态是体质概念中不可缺少的内容，心理状态的差异性可以从人格、气质、性格等方面观察。

第二节　体质的影响因素

体质禀受于先天，受制于后天，主要取决于脏腑经络气血的强弱盛衰。因此，凡能影响脏腑经络、精、气、血、津液功能活动的因素，均可影响体质。

一、先天禀赋

先天因素，又称禀赋，是指人出生以前在母体内所禀受的一切特征。既包括父母双方生殖之精的质量、父母双方所赋予的遗传性、父母生育的年龄，又包括子代在母体内发育过程中的营养状态，以及母体在妊娠期间所给予的种种影响。先天禀赋的差异会导致个体在形态结构、功能强弱上的差异，还会影响个体脏腑经络气血的盛衰。先天禀赋充足，则小儿出生后体质强壮而少偏颇；反之，先天禀赋不足，则会导致各种体质类型的出现。因此，先天因素是决定体质形成和发展的主要内在因素，决定了体质的基调。

二、后天因素

后天因素是人出生之后赖以生存的各种因素的总和。包括年龄、性别、饮食、劳逸、情志、地理因素及疾病针药等其他因素。

（一）年龄变化

年龄是影响体质的重要因素之一，在人体生、长、壮、老、已的整个生命过程中，人体的结构、机能与代谢随着年龄的增长而发生规律性的变化，体质也会随着个体发育不同阶段而不断进行演变，每个阶段的体质特征均不同。小儿为"稚阴稚阳"之体，小儿体质特点为脏腑娇嫩，形气未充，易虚易实，易寒易热。至青春期，体质渐趋成熟并基本定型。成年人一般精气血津液充盛，脏腑功能强健，故体质强壮。老年阶段由于阴阳失调，脏腑功能减弱，精气神日渐衰少，气血郁滞，体质常以虚为主，兼夹痰瘀。

（二）性别差异

男女在体型、脏器结构与生理功能上均有所不同，体质也存在着性别差异。男性多为阳刚之体，脏腑功能较强，体魄健壮魁梧，能胜任繁重的体力和脑力劳动，性格多外向，粗犷，心胸开阔；女性多具阴柔之质，脏腑功能较弱，体形小巧苗条，性格多内向，喜静，细腻，多愁善感。

男子以肾为先天，以精、气为本；女子以肝为先天，以血为本。男子多用气，故气常不足；女子多用血，故血常不足。男子病多在气分，女子病多在血分。男子之病，多由伤精耗气所致，女子之病，多由伤血所致。女子由于有经、带、胎、产、乳等特殊生理过程，在月经期、妊娠期、产褥期体质也会发生相应改变。

（三）饮食因素

饮食结构和营养状况对体质有明显的影响。食物各有不同的成分或性味特点，长期的饮食习惯和固定的膳食品种质量，日久可因体内某些成分的增减等变化而影响体质。如饮食不足，影响精气血津液的化生，可使体质虚弱。饮食偏嗜，使体内某种物质缺乏或过多，可引起人体脏气偏盛或偏衰，形成有偏颇趋向的体质。如嗜食肥甘厚味可助湿生痰，形成痰湿体质；嗜食辛辣则易化火灼津，形成阴虚体质。合理的膳食结构，科学的饮食习惯，适当的营养水平，则能保持和促进身体的正常生长发育，使精气神旺盛，脏腑功能协调，痰湿不生，阴阳平秘，体质强壮。

（四）劳逸所伤

过度的劳动和安逸是影响体质的又一重要因素。适度的劳作或体育锻炼，可强壮筋骨，通利关节，使脏腑功能旺盛，气血运行通畅；适当的休息，有利于消除疲劳，恢复体力和脑力，维持人体正常的功能活动。劳逸结合，有利于人体的身心健康，保持良好的体质。但过度的劳作，则易于损伤筋骨，消耗气血，致脏腑精气不足，功能减弱，形成虚性体质。

（五）情志因素

情志的变化，可以直接影响脏腑气血的变化，进而影响人体的体质。情志和调，则气血和调，脏腑功能正常，体质强壮。反之，长期、强烈、持久的情志刺激，超过了人体的生理调节能力，可导致人体气机紊乱，脏腑功能失常，形成偏颇的体质，常见的有气郁质、血瘀质、阴虚质。

（六）地理因素

人在不同地理环境中，受到不同水土性质、气候类型、生活条件、饮食习惯影响，可形成东、南、西、北、中五方人的体质差异。一般而言，南方多风、热、暑、湿之邪，北方多风、寒、燥之邪，受外邪影响，南方人体质以阴虚内热多见，北方人体质以阳虚内寒多见。滨海临湖之人，多湿多痰。居住环境的寒冷潮湿，易形成阴盛体质或湿盛体质。

（七）疾病、针药及其他因素

疾病是促使体质改变的一个重要因素。一些慢性病迁延日久会损伤人体气血，使体质虚弱。此外，体质类型还会随着疾病变化而发生变化，如慢性肝炎早期多为气滞型体质，随着病变的发展可转为瘀血型、阴虚型等不同类型的体质。

药物的性味特点和针灸的补泻效果，能够调整脏腑精气阴阳之盛衰及经络气血之偏颇，用之得当，将会收到补偏救弊的功效，使病理体质恢复正常；用之不当，或针药误施，将会加重体质损害，使体质由壮变衰，由强变弱。

第三节 体质自我检测

中华中医药学会发布的《中医体质分类与判定》标准，将中医体质分为九种基本类型，根据人体形态结构、生理功能、心理特点及反应状态，结合受测者近一年的体验和感觉，回答以下表格中的问题，选择对应数值。

一、体质检测

（一）平和质（表 16–1）

表 16–1　平和质（A 型）

	没有 （基本不）	有时 （有些）	经常 （相当）	时时 （总是）
1. 您精神充足吗？	1	3	4	5
2. 您容易感到疲惫吗？	5	3	2	1
3. 您说话声音无力吗？	5	3	2	1
4. 您感到情绪低落吗？	5	3	2	1
5. 您比别人耐受不了冰冷（冬天冷，夏天空调、电扇）吗？	5	3	2	1
6. 您能顺应外界自然和社会环境的变化吗？	1	3	4	5
7. 您容易失眠吗？	5	3	2	1
8. 您容易忘事吗？	5	3	2	1

总分（原始分值）：

（二）气虚质（表 16–2）

表 16–2　气虚质（B 型）

	没有 （基本不）	很少 （有一点）	有时 （有些）	经常 （相当）	时时 （总是）
1. 您容易疲倦吗？	1	2	3	4	5
2. 您容易气短（呼吸气促，接不上气）吗？	1	2	3	4	5
3. 您容易心慌吗？	1	2	3	4	5
4. 您容易头晕或站起时晕眩吗？	1	2	3	4	5
5. 您比别人容易感冒吗？	1	2	3	4	5
6. 您喜欢安静懒得说话吗？	1	2	3	4	5
7. 您说话会有气无力吗？	1	2	3	4	5
8. 您活动量稍大时就出虚汗吗？	1	2	3	4	5

总分（原始分值）：

（三）阳虚质（表 16 - 3）

表 16 - 3 阳虚质（C 型）

	没有 （基本不）	很少 （有一点）	有时 （有些）	经常 （相当）	时时 （总是）
1. 您手脚发凉吗？	1	2	3	4	5
2. 您胃脘部、背部或腰膝部怕冷吗？	1	2	3	4	5
3. 您感到怕冷、衣服比别人穿得多吗？	1	2	3	4	5
4. 您比一般人耐受不了寒冷（冬天的寒冷，夏天的冷空调、电扇等）吗？	1	2	3	4	5
5. 您比别人容易患感冒吗？	1	2	3	4	5
6. 您吃（喝）凉的东西会感到不舒服或者怕吃（喝）凉东西吗？	1	2	3	4	5
7. 您受凉或吃（喝）凉的东西后，容易腹泻（拉肚子）吗？	1	2	3	4	5

总分（原始分值）：

（四）阴虚质（表 16 - 4）

表 16 - 4 阴虚质（D 型）

	没有 （基本不）	很少 （有一点）	有时 （有些）	经常 （相当）	时时 （总是）
1. 您感到手脚心发热吗？	1	2	3	4	5
2. 您感觉身体、脸上发热吗？	1	2	3	4	5
3. 您皮肤或口唇干吗？	1	2	3	4	5
4. 您口唇的颜色比一般人红吗？	1	2	3	4	5
5. 您容易便秘或大便干燥吗？	1	2	3	4	5
6. 您面部两颧潮红或偏红吗？	1	2	3	4	5
7. 您感到眼睛干涩吗？	1	2	3	4	5
8. 您感到口干咽燥、总想喝水吗？	1	2	3	4	5

总分（原始分值）：

（五）痰湿质（表 16 - 5）

表 16 - 5 痰湿质（E 型）

	没有 （基本不）	很少 （有一点）	有时 （有些）	经常 （相当）	时时 （总是）
1. 您感到胸闷或腹部胀满吗？	1	2	3	4	5
2. 您感到身体沉重不轻松或不爽快吗？	1	2	3	4	5
3. 您腹部肥满松软吗？	1	2	3	4	5
4. 您有额部油脂分泌多的现象吗？	1	2	3	4	5
5. 您上眼睑比别人肿（有轻微隆起的现象）吗？	1	2	3	4	5
6. 您嘴里有黏黏的感觉吗？	1	2	3	4	5
7. 您平时痰多，特别是咽喉部总感到有痰堵着吗？	1	2	3	4	5
8. 您舌苔厚腻或有感觉舌苔厚吗？	1	2	3	4	5

总分（原始分值）：

（六）湿热质（表16-6）

表16-6　湿热质（F型）

	没有 （基本不）	很少 （有一点）	有时 （有些）	经常 （相当）	时时 （总是）
1. 您面部或鼻部有油腻感或者油亮发光吗？	1	2	3	4	5
2. 您容易生痤疮或疮疖吗？	1	2	3	4	5
3. 您感到口苦或嘴里有异味吗？	1	2	3	4	5
4. 您大便黏滞不爽、有解不尽的感觉吗？	1	2	3	4	5
5. 您小便时尿道有发热感、尿色浓（深）吗？	1	2	3	4	5
6. 您带下色黄（白带颜色发黄）吗（限女性回答)？	1	2	3	4	5
7. 您的阴囊部位潮湿吗（限男性回答)？	1	2	3	4	5

总分（原始分值）：

（七）血瘀质（表16-7）

表16-7　血瘀质（G型）

	没有 （基本不）	很少 （有一点）	有时 （有些）	经常 （相当）	时时 （总是）
1. 您的皮肤在不知不觉中会出现青紫瘀斑（皮下出血）吗？	1	2	3	4	5
2. 您两颧部有细微红丝吗？	1	2	3	4	5
3. 您身体上有哪里疼痛吗？	1	2	3	4	5
4. 您面色晦暗或容易出现褐斑吗？	1	2	3	4	5
5. 您容易有黑眼圈吗？	1	2	3	4	5
6. 您容易忘事（健忘）吗？	1	2	3	4	5
7. 您口唇颜色偏暗吗？	1	2	3	4	5

总分（原始分值）：

（八）气郁质（表16-8）

表16-8　气郁质（H型）

	没有 （基本不）	很少 （有一点）	有时 （有些）	经常 （相当）	时时 （总是）
1. 您感到闷闷不乐、情绪低沉吗？	1	2	3	4	5
2. 您容易精神紧张、焦虑不安吗？	1	2	3	4	5
3. 您多愁善感、感情脆弱吗？	1	2	3	4	5
4. 您容易感到害怕或受到惊吓吗？	1	2	3	4	5
5. 您胁肋部或乳房胀痛吗？	1	2	3	4	5
6. 您无缘无故叹气吗？	1	2	3	4	5
7. 您咽喉部有异物感，且吐之不出、咽之不下吗？	1	2	3	4	5

总分（原始分值）：

（九）特禀质（表16-9）

表16-9 特禀质（I型）

	没有 （基本不）	很少 （有一点）	有时 （有些）	经常 （相当）	时时 （总是）
1. 您没有感冒时也会打喷嚏吗？	1	2	3	4	5
2. 您没有感冒时也会鼻塞、流鼻涕吗？	1	2	3	4	5
3. 您有因季节变化、温度变化或异味等原因而咳喘的现象吗？	1	2	3	4	5
4. 您容易过敏（对药物、食物、气味、花粉或在季节交替气候变化时）吗？	1	2	3	4	5
5. 您的皮肤容易起荨麻疹（风团、风疹块、风疙瘩）吗？	1	2	3	4	5
6. 您的皮肤因过敏出现过紫癜（紫红色痛点、瘀斑）吗？	1	2	3	4	5
7. 您的皮肤一抓就红，并出现抓痕吗？	1	2	3	4	5
总分（原始分值）：					

二、体质评判方法

回答上述表格中的全部问题，每一问题按5级评分，计算原始分及转化分，依标准判定体质类型。

原始分 = 各个条目分值相加

转化分数 = ［（原始分 - 条目数）/（条目数 ×4）］ ×100

三、判定标准

平和质为正常体质，其他8种体质为偏颇体质。判定标准见下表。

表16-10 平和质与偏颇体质判定标准表

体质类型	条件	判定结果
平和质	转化分≥60分	是
	其他8种体质转化分均<30分	
	转化分≥60分	基本是
	其他8种体质转化分均<40分	
	不满足上述条件者	否
偏颇体质	转化分≥40分	是
	转化分30~39分	倾向是
	转化分<30分	否

举例说明。

示例1：某人平和质65分，阳虚质50分，其余体质均低于30分，可判定为阳虚质。

示例2：某人平和质65分，痰湿质32分，其余体质均低于30分，可判定为基本是平和质，有痰湿质倾向。

示例3：某人平和质65分，阳虚质70分，痰湿质50分，其余体质均低于30分，可判定为阳虚兼痰湿质。

第四节　辨体施养

体质与强国

不论何种社会，也不论何种生产方式和生产关系，人的体质都是社会最为基础的物质因素。一个民族体质的强弱与国家经济科学文化的发展有着密切关系。一个民族的体质水平与其所处的政治、经济、科学、文化发展水平息息相关，而群体体质水平的发展又会有力地推动社会的物质文明和精神文明的发展。随着现代科学技术的迅猛发展，世界各国综合国力的竞争，主要是人才的竞争。人的素质不仅仅是以知识为标志，而应是知识、道德、体质的结合体。体质强健，精力充沛，才能为社会创造更多的财富。

一、体质分类方法

中医体质学主要是根据中医学阴阳五行、脏腑、精气血津液等基本理论来确定人群中不同个体的体质差异性。其具体分类方法有阴阳分类法、五行分类法、脏腑分类法、体型肥瘦分类法，以及禀性勇怯分类法等。2009 年中华中医药学会正式发布了《中医体质分类与判定》标准，将体质分为平和质、气虚质、阳虚质、阴虚质、痰湿质、湿热质、血瘀质、气郁质、特禀质等九种基本类型。

二、辨体施养方法

（一）平和质

1. 体质特点　阴阳气血和调，以体态适中、面色红润、精力充沛为特征。体形匀称健壮，面色、肤色润泽，头发稠密有光泽，目光有神，鼻色明润，嗅觉通利，味觉正常，唇色红润，精力充沛，不易疲劳，耐受寒热，睡眠安和，胃纳良好，二便正常，舌色淡红，苔薄白，脉和缓有力。性格随和开朗，患病较少，抵抗力较强，耐寒热，对自然环境和社会环境适应能力较强，不易感受外邪，即使患病，往往可自愈或易于自愈。

2. 调体法则　平补固本，维护平衡。

3. 调理方法　平和体质的人重在维护，能做到饮食要有节制，避免过冷过热或不干净的食物，合理搭配膳食结构，少食过于油腻及辛辣之物。坚持规律作息，不过度劳累，保持充足的睡眠，并根据年龄及身体状况适度运动，便能长期保持这种体质的最佳状态。

（二）气虚质

1. 体质特点　元气不足，以疲乏、气短、自汗等气虚表现为主要特征。肌肉松软不实，平素语音低怯，气短懒言，肢体容易疲乏，精神不振，目光少神，头晕，健忘，易出汗，舌体胖大、边有齿痕，脉弱。性格内向，不喜冒险，不耐受风、寒、暑、湿邪，易患感冒、内脏下垂等病。

2. 调体法则　培补元气，补气健脾。

3. 调理方法　具体调理方法如下。

（1）精神调养　阳气不足者精神上易出现悲哀的情绪，常表现出情绪不佳，易于悲哀，故必须加强精神调养，培养豁达乐观的生活态度，保持稳定平和的心态，不宜思虑或悲伤太过。

（2）起居调养　气虚者由于卫阳不足，易于感受外邪，应注意保暖，不可劳汗当风，不可过于劳作，以免更伤正气。居室空气流通，但应避免穿堂风、直吹风。

（3）饮食调养　可常食粳米、糯米、小米、黄米、大麦、山药、籼米、马铃薯、大枣、胡萝卜、香菇、豆腐、鸡肉、鹅肉、兔肉、鹌鹑、牛肉、狗肉、青鱼、鲢鱼。若气虚甚者，当选用"人参莲肉汤"补养。

（4）体育锻炼　不宜过激活动，气虚之人可选择运动量较小的方式进行锻炼，如广播操、太极拳、散步、慢跑及按摩四肢及胸腹等。

（5）药物养生　平素气虚之人宜服金匮薯蓣丸。脾气虚，宜选四君子汤，或参苓白术散。肺气虚，宜选补肺汤。肾气虚，多服肾气丸。

（三）阳虚质

1. 体质特点　阳气不足，以畏寒怕冷、手足不温等虚寒表现为主要特征。肌肉松软不实，平素畏冷，手足不温，喜热饮食，易出汗，精神不振，睡眠偏多，小便清长，大便溏薄，舌淡胖嫩，边有齿痕，脉沉迟。性格多沉静、内向，耐夏不耐冬，易感风、寒、湿邪，易患痰饮、肿胀、泄泻等病，感邪易从寒化。

2. 调体法则　补肾温阳，益火之源。

3. 调理方法　具体调理方法如下。

（1）精神调养　阳气不足的人常表现出情绪不佳，因此，要善于调节自己的感情，消除或减少不良情绪的影响。

（2）起居调养　此种人适应寒暑变化之能力差，稍微转凉，即觉冷不可受。因此，在严寒的冬季，要"避寒就温"，在春夏之季，要注意培补阳气"无厌于日"，夏季人体阳气趋向体表，毛孔、腠理开疏，阳虚体质之人切不可在室外露宿，睡眠时不要让电扇直吹。有空调设备的房间，要注意室内外的温差不要过大，同时避免在树荫下、水亭中及过堂风很大的过道久停，注重足下、背部及丹田部位的保暖。

（3）饮食调养　饮食上要注意尽量避免生冷寒凉食物，以温性食物为主，如羊肉、狗肉、鹿肉、鸡肉、生姜等，可选用当归、羊肉煲汤。根据"春夏养阳"的法则，夏日三伏，每伏可食附子粥或羊肉附子汤一次，配合天地阳旺之时，以壮人体之阳，最为有效。

（4）体育锻炼　因"动则生阳"，故阳虚体质之人，要加强体育锻炼，春夏秋冬，坚持不懈，每天进行1~2次。具体项目，因体力强弱而定，如散步、慢跑、太极拳、五禽戏、八段锦、内养操、工间操、球类活动和各种舞蹈活动等，亦可常做日光浴、空气浴，强壮卫阳。

（5）药物养生　可选用补阳祛寒、温养肝肾之品。常用药物有鹿茸、海狗肾、蛤蚧、冬虫夏草、巴戟天、淫羊藿、仙茅、肉苁蓉、补骨脂、胡桃、杜仲、续断、菟丝子等。成方可选用金匮肾气丸、右归丸。若偏心阳虚者，桂枝甘草汤加肉桂常服，虚甚者可加人参；若偏脾阳虚者，选择理中丸，或附子理中丸；脾肾两虚者可用济生肾气丸。

（四）阴虚质

1. 体质特点　阴液亏少，以口燥咽干、手足心热等虚热表现为主要特征。体形偏瘦，面色潮红、有烘热感，手足心热，目干涩，视物花，鼻微干，唇红微干，平素易口燥咽干，口渴喜冷饮，眩晕耳鸣，睡眠差，小便短涩，大便干燥，舌红少津，脉细数。性情急躁，外向好动，活泼，耐冬不耐夏，不耐受暑、热、燥邪，易患虚劳、失精、不寐等病，感邪易从热化。

2. 调体法则　滋补肾阴，壮水制火。

3. 调理方法　具体调理方法如下。

（1）精神调养　阴虚体质之人性情急躁、常常心烦易怒，这是阴虚火旺、火扰神明之故，允应遵循《内经》"恬淡虚无""精神内守"之养神大法。平素加强自我涵养，常读自我修养的书籍，自觉地养成冷静、沉着的习惯。在生活和工作中，对非原则性问题，少与人争，以减少激怒，要少参加争胜负的文娱活动。

（2）起居调养　阴虚者，故常手足心热，口咽干燥，常畏热喜凉，冬寒易过，夏热难受。因此，每逢炎热的夏季，应注意避暑，有条件的应到海边、高山之地旅游。"秋冬养阴"对阴虚体质之人更为重要，特别是秋季气候干燥，更易伤阴。居室环境应安静，最好住坐北朝南的房子，可睡子午觉。

（3）饮食调养　饮食调理的原则是保阴潜阳。宜服芝麻、糯米、蜂蜜、乳品、甘蔗、蔬菜、水果、豆腐、鱼类等清淡食物。可食用沙参粥、百合粥、枸杞粥、桑椹粥、山药粥。条件许可者，可食用燕窝、银耳、海参、淡菜、龟肉、蟹肉、冬虫夏草等。对于葱、姜、蒜、韭、薤、椒等辛辣燥烈之品则应少吃。

（4）体育锻炼　不宜过激活动，着重调养肝肾功能，如太极拳、八段锦、慢跑、快走等动静结合的项目，运动后及时补水。

（5）药物养生　可选用滋阴清热、滋养肝肾之品。女贞子、山茱萸、五味子、旱莲草、麦门冬、天门冬、黄精、玉竹、玄参、枸杞子、桑椹、龟板诸药，均有滋阴清热之作用，可依证情选用。由于阴虚体质，又有肺阴虚、心阴虚、脾阴虚、肾阴虚、肝阴虚等不同，故应随其阴虚部位和程度而调补之。肺阴虚，宜服百合固金汤；心阴虚，宜服天王补心丸；脾阴虚，宜服养真汤；肾阴虚，宜服六味地黄丸；肝阴虚，宜服一贯煎。

（五）痰湿质

1. 体质特点　痰湿凝聚，以形体肥胖，腹部肥满松软，口黏苔腻等痰湿表现为主要特征。常自觉胸闷、气短、乏力，食欲不振，活动时喜出黏汗，嘴里常有黏腻或甜腻感；伴随有口臭、嗳气、气喘、腹胀等症状，苔腻，脉滑。性格温和，稳重，多善于忍耐，对梅雨季节及湿重环境适应能力差，易患消渴、中风、胸痹等病。

2. 调体法则　健脾利湿、化痰泄浊。

3. 调理方法　具体调理方法如下。

（1）精神调养　可适当增加社会活动，培养兴趣爱好，开阔眼界，合理安排休闲活动，以调畅气机，舒畅情志，改善体质。

（2）起居调养　不宜居住在潮湿的环境里；在阴雨季节，要注意湿邪的侵袭。

（3）饮食调养　少食肥甘厚味，酒类也不宜多饮，切勿过饱。一些具有健脾利湿，化痰祛湿的食物，更应多食之，如白萝卜、荸荠、紫菜、海蜇、洋葱、枇杷、白果、大枣、扁豆、薏苡仁、红小豆、蚕豆、包菜等。

（4）体育锻炼　痰湿之体质，多形体肥胖，身重易倦，故应长期坚持体育锻炼，散步、慢跑、球类、武术、八段锦、五禽戏，以及各种舞蹈，均可选择。活动量应逐渐增强，让疏松的皮肉逐渐转变成结实、致密之肌肉。

（5）药物养生　痰湿之生与肺脾肾三脏关系最为密切，故重点在于调补肺脾肾三脏。若因肺失宣降，津失输布，液聚生痰者，当宣肺化痰，方选二陈汤；若因脾不健运，湿聚成痰者，当健脾化痰，方选六君子汤，或香砂六君子汤；若肾虚不能制水，水泛为痰者，当温阳化痰，方选金匮肾气丸。

（六）湿热质

1. 体质特点　以面垢油光、口苦、苔黄腻等湿热表现为主要特征。形体中等或偏瘦，口苦口干，易生痤疮，身重困倦，心烦懈怠，眼睛红赤，男易阴囊潮湿，女易带下增多，小便短赤，大便燥结或黏滞，舌质偏红，苔黄腻，脉滑数。性格多急躁易怒，对夏末秋初湿热气候，湿重或气温偏高环境较难适应，易患疮疖、黄疸、热淋等病。

2. 调体法则 分消湿浊、清泄伏火。

3. 调理方法 具体调理方法如下。

（1）精神调养 多参加开朗轻松的活动，放松身心。

（2）起居调养 避暑湿，环境宜干燥通风，不宜熬夜过劳，长夏应避湿热侵袭。

（3）饮食调养 多吃西红柿、黄瓜、绿豆、芹菜、薏米、苦瓜等。忌辛温滋腻，少喝酒，少吃海鲜。

（4）体育锻炼 适合大运动量锻炼，如中长跑、游泳、爬山、球类等，以祛湿散热。夏季应凉爽时锻炼。

（5）药物养生 可用甘淡苦寒清热利湿之品，如黄芩、黄连、栀子。代表中成药龙胆泻肝软胶囊。

（七）血瘀质

1. 体质特点 以肤色晦暗、舌质紫暗等血瘀表现为主要特征。胖瘦均见，多见面色晦滞，易长斑，口唇色暗，眼眶暗黑，肌肤干燥，舌紫暗或有瘀点，脉细涩。易烦，健忘，不耐受寒邪，易患癥瘕及痛证、血证等。

2. 调体法则 活血祛瘀、疏利通络。

3. 调理方法 具体调理方法如下。

（1）精神调养 血瘀体质在精神调养上，要培养乐观的情绪。精神愉快则气血和畅，营卫流通，有利血瘀体质的改善。反之，苦闷、忧郁则可加重血瘀倾向。

（2）起居调养 血得寒则凝，得温则行。血瘀体质之人应避免寒冷刺激，注意保暖。日常注意动静结合，以促进血液运行，不可贪图安逸，以免加重气血瘀滞。也可在晚上洗热水澡以使全身血脉通畅。

（3）饮食调养 可常食桃仁、油菜、慈菇、黑大豆等具有活血祛瘀作用的食物，酒可少量常饮，醋可多吃，山楂粥、花生粥亦颇相宜。

（4）体育锻炼 多做有益于心脏血脉的活动，如各种舞蹈、太极拳、八段锦、动桩功、长寿功、内养操、保健按摩术，均可实施，总以全身各部都能活动，以助气血运行为原则。

（5）药物养生 可选用活血养血之品，如地黄、丹参、川芎、当归、五加皮、地榆、续断等，代表中成药桂枝茯苓丸。

（八）气郁质

1. 体质特点 气机郁滞，以神情抑郁、忧虑脆弱等气郁表现为主要特征。形体消瘦者为多，面色苍暗或萎黄，时或性情急躁易怒，易于激动，时或忧郁寡欢，胸闷不舒，时欲太息，舌淡红、苔白、脉弦。性格内向不稳定、敏感多虑，对精神刺激适应能力较差，不适应阴雨天气，易患脏躁、梅核气、百合病及郁证等病。

2. 调体法则 疏肝解郁，调畅气机。

3. 调理方法

（1）精神调养 此类体质人群性格内向，神情常处于抑郁状态，根据《黄帝内经》"喜胜忧"的原则，应主动寻求快乐，多参加社会活动，集体文娱活动，常看喜剧、滑稽剧、听相声，以及富有鼓励、激励的电影、电视、勿看悲剧、苦剧。多听轻松、开朗、激动的音乐，以提高情志。多读积极的、鼓励的、富有乐趣的、展现美好生活前景的书籍，以培养开朗、豁达的意识，在名利上不计较得失，知足常乐。

（2）起居调养 衣着要宽松，平时多参加户外活动及外出旅游，既欣赏自然美景，呼吸新鲜空气，又能沐浴阳光，调剂精神，使心胸愉快，气血流通，解气机之郁结，消除多愁善感的抑郁状态，从而增强体质。

（3）饮食调养　可少量饮酒，以活动血脉，提高情绪。多食一些行气的食物，如佛手、橙子、柑皮、荞麦、韭菜、茴香菜、大蒜、火腿、高粱、刀豆、香橼等。

（4）体育锻炼　多参加体育锻炼，可选择强度较大的运动，如跑步、登山、游泳、各种球类、武术等。体育锻炼有鼓动气血、舒发肝气、促进食欲、改善睡眠的作用。也可选择下棋、打牌、瑜珈等体娱游戏，以闲情怡志，促进人际交流。

（5）药物养生　常用香附、乌药、川楝子、小茴香、青皮、郁金等善于疏肝理气解郁的药为主组成方剂，如越鞠丸等。若气郁引起血瘀，当配伍活血化瘀药，代表中成药逍遥丸。

（九）特禀质

1. 体质特点　先天失常，以生理缺陷、过敏反应为主要特征。过敏性疾病者适应能力差，易患哮喘、荨麻疹、花粉症及药物过敏等。常见哮喘、咽痒、鼻塞、喷嚏，或皮肤常出现风团；遗传性疾病有垂直遗传、先天性、家族性特征如血友病、先天愚型等；胎传性疾病具有母体影响胎儿个体生长发育及相关疾病特征如五迟、五软、解颅、胎惊等。性格随禀质不同情况各异。

2. 调体法则　益气固表、养血消风。

3. 调理方法　具体调理方法如下。

（1）精神调养　保持愉快乐观情绪，适应环境，调整体质，才能彻底防治过敏性疾病的发生。

（2）起居调养　保持室内清洁通风，被褥、床单要经常洗晒。室内装修后不宜立即搬进居住，应打开窗户，让油漆、甲醛等化学物质气味挥发干净后再搬。春季室外花粉较多时，要减少室外活动时间。不宜养宠物，以免对动物皮毛过敏。

（3）饮食调养　在饮食上宜清淡、均衡，粗细搭配适当，荤素配伍合理。多食益气固表的食物，少吃荞麦（含致敏物质荞麦荧光素）、蚕豆、白扁豆、牛肉、鹅肉、鲤鱼、虾、蟹、茄子、酒、辣椒、浓茶、咖啡等辛辣食物，以及腥膻发物或含致敏物质的食物。

（4）体育锻炼　积极参加体育锻炼，增强体质。天气寒冷时锻炼要注意防寒保暖。

（5）药物养生　针对特禀质应益气固表、养血消风来增强抵抗能力，常用药物有防风、蜂房、荆芥、苦参、蝉衣、白鲜皮、蛇床子等，代表中成药消风散。

目标检测

答案解析

一、选择题

1. 下列对中医体质的描述错误的是（　　）

　　A. 体质的形成禀赋于先天，受后天多种因素影响

　　B. 体质具有相对稳定性

　　C. 个性化的养生调理可以使体质发生改变

　　D. 体质形成后是不可变的

　　E. 体质决定着机体对某些致病因素的易感性和病变过程的倾向性

2. 某人平和质 40 分，气虚质 60 分，瘀血质 35 分，其余体质均低于 30 分，可判定为（　　）体质。

　　A. 平和质　　　　　　B. 气虚兼瘀血质　　　　　　C. 瘀血质

　　D. 气虚质　　　　　　E. 以上都不是

3. 下列哪项<u>不属于</u>痰湿质的特征（　　）

    A. 体形肥胖，腹部肥软　　　　　　　　B. 常感到肢体酸困沉重

    C. 性格温和，多善忍耐　　　　　　　　D. 对梅雨季节及湿重环境适应能力差

    E. 易患疮疖、热淋等病

4. 下列哪项属于阴虚质的特征（　　）

    A. 体质虚弱，易患感冒　　　　　　　　B. 体形偏瘦

    C. 易患泄泻、阳痿等病　　　　　　　　D. 耐夏不耐冬

    E. 易生痤疮，身重困倦

5. 阳虚体质的调理正确的是（　　）

    A. 中药可用甘温补气之品

    B. 冬天在大风大寒大雾大雪及空气污染的环境中锻炼

    C. 宜食寒凉食品

    D. 冬避寒就温，春夏培补阳气，多日光浴。注重足下、背部及丹田部位的保暖

    E. 宜服六味地黄丸

（任旭　李智红）

书网融合……

本章小结　　　　　微课　　　　　题库

第十七章　内科常见病证护理

◎ **学习目标**

　　1. 通过本章学习，重点把握感冒和咳嗽的概念；消渴和中风病人的护理措施。
　　2. 学会运用所学知识，评估消渴和中风病人的病情，提出护理问题，制定并实施护理措施和健康指导，具有良好的人文关怀精神，体现精益求精的品德。

情境导入

　　情境描述　李某，男，30岁。因冒雨受凉后出现发热，鼻塞流涕，周身疼痛，自用感冒药未见好转，两天后出现发热重，微恶风寒，流浊涕，咳嗽咽痛，舌红苔薄黄，脉浮数。
　　讨论　1. 该病例是什么病？证型是什么？
　　　　　　2. 该如何辨证施护及健康指导？

第一节　感　冒

　　感冒是因感受风邪，引起肺卫功能失调出现鼻塞、流涕、打喷嚏、头痛、恶寒、发热、全身不适、脉浮等为主要临床表现的常见外感病证。西医学中的急性上呼吸道感染表现为本病特征者，可参照本节辨证施护。

　　感冒是由于六淫、时行病毒侵袭人体而致病。风邪为主因，常以风为先导。病程常为3～7天。四季均可发生，冬春两季较多。不同季节，每与当令之气相合伤人，而表现为不同证候。

　　其病机为卫外功能减弱，外邪从皮毛、口鼻入侵肺卫，卫表不和而致病。病机重点为卫表不和。病位主要在肺卫。

　　临床上须辨风寒、风热和暑湿兼夹之证，还需注意体虚外感者邪正虚实的主次关系等进行治疗与护理。

一、辨证施护

1. 风寒束表

【证候表现】恶寒重，发热轻，无汗，头痛，肢节酸痛，鼻塞声重，或鼻痒喷嚏，时流清涕，咽痒，咳嗽，咳痰稀薄色白，口不渴或渴喜热饮，舌苔薄白而润，脉浮或浮紧。

【护治法则】辛温解表。

【护理措施】

　　（1）起居护理　病室宜空气新鲜，避免直接吹风。生活起居有规律，注意休息。室温宜偏暖，可多加衣被；室内每日进行空气消毒，可用食醋熏蒸或紫外线灯照射。

　　（2）饮食护理　饮食宜清淡富营养、易消化。宜热食，忌生冷、油腻，多喝热稀粥（也可是防风粥），或饮生姜红糖茶，亦可用糯米、生姜、连须葱白煮制葱姜粥，趁热食用。

（3）情志护理　情志舒畅，乐观开朗有利于增强正气，祛邪外达。

（4）用药护理　荆防败毒散加减，汤药宜热服，服后应卧床休息，稍加衣被使微微汗出。汗后勿当风，以防复感外邪。

（5）适宜技术　①拔罐；②艾灸；③穴位按摩。拔罐主要用闪罐法以散寒，循督脉、膀胱经走罐，之后在大椎、肺俞穴留罐10分钟；艾条灸法，取大椎、风门、肺俞穴，每穴灸20分钟左右，每日2~3次；鼻塞、流涕者可按摩迎香穴。

（6）穴位选择　大椎、肺俞、风门、风池、迎香等穴位。

2. 风热犯表

【证候表现】身热较著，微恶风，汗泄不畅，头胀痛，面赤，咳嗽，痰黏或黄，咽燥，或咽喉乳蛾红肿疼痛，鼻塞，流黄浊涕，口干欲饮，舌边尖红，苔薄白或微黄，脉浮数。

【护治法则】辛凉解表。

【护理措施】

（1）起居护理　室内宜通风凉爽，发热身痛者宜卧床休息。

（2）饮食护理　宜食凉润之品，多补充水分，多食蔬菜和水果，忌辛辣、油腻、煎炸之品，热盛口渴多汗者可给淡盐水、冬瓜汤、芦根茶等。

（3）情志护理　发热、头身疼痛等症状较甚者，可有心烦、焦虑等表现，应做好解释和安慰，指导患者了解疾病的发生、发展过程，积极配合治疗。

（4）用药护理　银翘散加减，汤药宜温服。咽喉肿痛者，可用金银花、桑叶、麦冬、甘草煎汤代茶饮。

（5）适宜技术　①拔罐；②刮痧；③穴位按摩；④耳穴埋豆。可根据患者情况选择1~3种护理技术。

（6）穴位选择　印堂、太阳、大椎、百会、迎香、风池、曲池、合谷、十宣等穴位。

3. 暑湿伤表

【证候表现】身热，微恶风，汗少，肢体酸重或疼痛，头昏重胀痛，咳嗽痰黏，鼻流浊涕，心烦口渴，或口中黏腻，渴不多饮，胸闷脘痞，泛恶，腹胀，小便短赤，舌苔薄黄而腻，脉濡数。

【护治法则】清暑祛湿解表。

【护理措施】

（1）起居护理　室内宜通风凉爽。

（2）饮食护理　宜清淡饮食，多食西瓜、薏苡仁粥、绿豆汤等清热解暑之品，忌食冷、甜、黏、油炸之品。

（3）情志护理　情志舒畅，乐观开朗有利于增强正气，祛邪外达。

（4）用药护理　新加香薷饮加减，汤药宜温服。暑湿头痛者，可用藿香、佩兰、薄荷各10g，煎汤代茶饮，以清暑利湿。

（5）适宜技术　①刮痧；②拔罐。外感暑湿兼发热头身痛者可用刮痧或拧痧法，取脊背两侧、颈部、胸肋间隙、肩、臂、肘窝、腋窝等部位，刮痧用力均匀，以出现紫色出血点为止。

（6）穴位选择　风池、秉风、曲垣以及膀胱经上穴位。

4. 气虚感冒

【证候表现】恶寒较甚，发热，无汗，头身痛，咳嗽，痰白，咳痰无力，平素神疲体弱，气短懒言，易感冒，舌淡苔白，脉浮而无力。

【护治法则】益气解表。

【护理措施】

（1）起居护理　生活起居有规律，注意休息。平时应根据体质状况适当运动，以增强正气。

（2）饮食护理　可选食山药粥、黄芪大枣粥、牛奶等健脾补气之品。

（3）情志护理　年老体虚患者，病情容易反复，应指导患者的生活起居，树立治疗的信心，合理调摄情志。

（4）用药护理　参苏饮加减，汤药宜热服，服药后再进热粥或热饮，卧床休息避风，盖被以利汗出，注意防过汗和汗出当风复感外邪。

（5）适宜技术　素体虚弱者，可耳穴埋籽。取肾上腺、内分泌、肾、肺等穴以扶正祛邪。

（6）穴位选择　耳穴取肾上腺、内分泌、肾、肺等穴。

二、健康指导

①生活起居有规律，劳逸结合，避免过度疲劳。气候变化时，及时增减衣着。天暑地热时，切忌坐卧湿地，汗出当风。

②加强运动锻炼，增强体质，以御外邪。可选用太极拳、八段锦、快走等适宜个体的运动方式，以疏通经脉，增强体质，抵御外邪。

③易感冒者，可坚持每天按摩迎香、太阳、风池等穴，或根据体质情况进行耐寒锻炼，如冷水洗脸、洗澡等。感冒流行季节，也可服用防感汤药。

④感冒流行期间尽量少去公共场所，外出戴口罩，防止交叉感染。室内每日进行空气消毒，养成经常洗手的好习惯。

第二节　咳　嗽

咳嗽是指肺气上逆作声，咯吐痰液，有声无痰为咳，有痰无声为嗽。一般多为痰、声并见，故统称咳嗽。咳嗽既是肺系多种疾病的一个症状，又是独立的病证。西医学中的上呼吸道感染、急慢性支气管炎、部分支气管扩张、慢性咽炎等疾病以咳嗽为主要表现者，均可参照本节辨证施护。

本病病因有外感、内伤两类。外感咳嗽为六淫外邪侵袭肺系，内伤咳嗽为饮食、情志及肺脏自病等致脏腑功能失调，内邪干肺。其基本病机为内外邪气犯肺，肺失宣肃，肺气上逆。临床应根据病势、病程、咳嗽及痰液特点、舌脉等情况，来区别外感内伤及证候虚实。

一、辨证施护

1. 风寒袭肺

【证候表现】咳嗽声重，气急，咽痒，咳痰稀薄色白，鼻塞，流清涕，头痛，肢体酸楚，或恶寒发热，无汗，舌苔薄白，脉浮或浮紧。

【护治法则】疏风散寒，宣肺止咳。

【护理措施】

（1）起居护理　保持室内空气清新流通，温度宜偏暖，切勿当风受凉；避免尘埃和烟雾等刺激。

（2）饮食护理　饮食宜清淡、易消化，忌肥甘厚腻、辛辣刺激之物，戒烟。可适当进食葱白、生姜、茴香、紫苏叶等辛温发散之品，忌生冷瓜果、冰制饮料。

（3）情志护理　病程较长者应予安慰和鼓励，消除思想顾虑，增强治疗的信心。

（4）用药护理　止嗽散加减，汤药宜热服，服药后加盖衣被或同时进服热饮以助药力。

（5）适宜技术　①艾灸；②隔姜灸；③拔罐；④穴位贴敷；⑤中药烫熨。可根据患者情况选择1～3种护理技术。

（6）穴位选择　天突、肺俞、风门、合谷、至阳等穴位。

2. 风热犯肺

【证候表现】咳嗽频剧，气粗或咳声嘶哑，喉燥咽痛，咳痰不爽，痰黏稠或稠黄，咳时汗出，鼻流黄涕，口渴，头痛，恶风，身热，舌质红，苔薄黄，脉浮数或浮滑。

【护治法则】疏风清热，宣肺止咳。

【护理措施】

（1）起居护理　保持室内空气清新流通，温湿度适宜，衣被适中，不宜过暖。

（2）饮食护理　饮食宜清淡、易消化，忌肥甘厚腻；宜食疏风清热之品，如菊花、白萝卜、梨、薄荷叶等，忌辛热助火之品，避免食用酸涩之物。

（3）情志护理　保持心情愉悦，避免精神刺激，指导患者学会自我情绪调节。

（4）用药护理　桑菊饮加减，汤药宜温服。

（5）适宜技术　①中药烫熨；②穴位按摩；③刮痧；④耳穴埋豆。可根据患者情况选择1~3种护理技术。

（6）穴位选择　大椎、大杼、风池、肺俞、脾俞、膻中、曲池、尺泽、列缺、合谷等穴。

3. 风燥伤肺

【证候表现】干咳，连声作呛，无痰或痰少而黏，不易咳出，喉痒，唇鼻干燥，咳甚则胸痛，或痰中带血丝，口干，咽干而痛，或鼻塞，头痛，微寒，身热，舌质红，苔薄白或薄黄，干而少津，脉浮数或小数。

【护治法则】疏风清肺，润燥止咳。

【护理措施】

（1）起居护理　病室内湿度宜稍高，可使用加湿器，或常在地面洒水。

（2）饮食护理　宜多食黄瓜、番茄、油菜等多汁蔬菜及梨、枇杷、荸荠等新鲜水果，也可用川贝炖梨，以清热润肺化痰，忌温燥、煎炸之品。

（3）情志护理　消除思想顾虑，增强治疗的信心，保持心情愉悦。

（4）用药护理　桑杏汤加减，汤药可少量多次频服。

（5）适宜技术　①穴位按摩；②穴位贴敷；③刮痧。可根据患者情况选择。

（6）穴位选择　肺俞、脾俞、太渊、尺泽、曲池、丰隆等穴位。

4. 痰湿蕴肺

【证候表现】咳嗽痰多，咳声重浊，痰白黏腻或稠厚或稀薄，每于晨间咳痰尤甚，因痰而嗽，痰出则咳缓，胸闷脘痞，呕恶纳差，腹胀，体倦，大便时溏，舌苔白腻，脉濡滑。

【护治法则】燥湿化痰，理气止咳。

【护理措施】

（1）起居护理　室内湿度应适宜，不宜太高。

（2）饮食护理　应饮食有节，配健脾利湿化痰的食物，如薏苡仁、扁豆，忌糯米、甜食及肥肉类食物。

（3）情志护理　调适情志，避免过度忧思伤脾生痰。

（4）用药护理　二陈平胃散合三子养亲汤加减，汤药宜温服。

（5）适宜技术　①闪罐；②穴位贴敷；③刮痧。可根据患者情况选择1~3种护理技术。痰多黏稠者还可用鹿蹄草、鱼腥草等中药进行雾化吸入，以化痰止咳。

（6）穴位选择　足三里、中脘、丰隆、肺俞、水分等穴位。

5. 痰热郁肺

【证候表现】咳嗽气息粗促，或喉中有痰声，痰多，质稠色黄，咳吐不爽，或有热腥味，或咳吐血痰，胸胁胀满，咳时引痛，面赤，或有身热，口干而黏，欲饮水，舌质红，苔薄黄腻，脉滑数。

【护治法则】清热化痰，肃肺止咳。

【护理措施】

（1）起居护理　保持室内空气清新流通，室内温度宜偏低，汗多者应及时擦汗更衣。

（2）饮食护理　饮食宜食竹笋、豆芽、荸荠等寒凉的食物，忌辛热之品。

（3）情志护理　保持心情愉悦，避免精神刺激。

（4）用药护理　清金化痰汤加减，汤药宜稍凉服。

（5）适宜技术　①拔罐；②刮痧；③穴位按摩。可根据患者情况选择1~2种护理技术。

（6）穴位选择　大椎、大杼、风池、肺俞、尺泽、委中等穴位。

6. 肺阴亏耗

【证候表现】干咳，咳声短促，痰少黏白，或痰中夹血，或声音逐渐嘶哑，午后潮热，颧红，手足心热，夜寐盗汗，口干咽燥，起病缓慢，日渐消瘦，神疲，舌质红，少苔，脉细数。

【护治法则】滋阴润肺，化痰止咳。

【护理措施】

（1）起居护理　室温宜偏低，湿度宜偏高。

（2）饮食护理　可选用银耳、百合、甲鱼等滋阴之品，多食水果，或用麦冬、沙参等养阴之品泡水代茶饮，或食用杏仁猪肺粥。

（3）情志护理　劝慰其戒怒，宽容，保持心情舒畅，避免因情绪波动而加重病情。

（4）用药护理　沙参麦冬汤加减，汤药可少量多次温服。

（5）适宜技术　①穴位按摩；②中药烫熨。

（6）穴位选择　肺俞、太渊、膻中、膏肓、尺泽、复溜等穴位。

二、健康指导

①注意四时气候变化，随气温冷暖增减衣被，防寒保暖，避免外邪侵袭。改善生活环境，消除烟尘及有害气体的污染。

②增强体质，适当进行锻炼。根据自身体质选择活动项目，如散步、呼吸操、太极拳等。平素易感冒者，可常按摩迎香穴，艾灸足三里，也可坚持进行耐寒锻炼，如用冷水洗脸、冷水浴等。

③注意饮食有节，忌肥甘、辛辣、过咸之品，戒烟，忌酒。

④注意调节情志，保持乐观情绪，解除顾虑及烦恼，避免急躁易怒。

第三节　消　渴

消渴是因先天禀赋不足，复因饮食不节、情志失调等导致机体阴虚燥热，出现以多饮、多食、多尿、形体消瘦等为主要临床表现的病证。根据本证"三多"症状的主次，可分为上消、中消、下消。消渴多发于中年以后，病情初起多形体肥丰，日久渐之肌肉消瘦，疲乏无力，并可出现多种并发症，严重危害人体健康。

西医学中的糖尿病、尿崩症等疾病，以口渴，善饥，尿多，消瘦为主要表现者均可参照本节辨证施护。

一、辨证施护

1. 燥热伤肺

【证候表现】 烦渴多饮，口舌干燥，尿频量多，舌边尖红，苔薄黄，脉洪数。

【护治法则】 清热润肺，生津止渴。

【护理措施】

（1）起居护理 患者应慎起居，劳逸结合，不宜食后即卧或终日久坐。合理安排有规律的体育锻炼，保持一定的日运动量，以不感到疲劳为度。寒冷季节应注意保暖，以免血行瘀滞。

（2）饮食护理 控制饮食是消渴病最基本的治疗措施。嘱患者遵医嘱严格控制饮食，定时、定量进食，避免随意添加食物，忌食甜食、油腻、辛辣、烟酒。主食提倡粗制米面和适量杂粮，多食清热养阴生津之品，如黄瓜、番茄、菠菜、鳝鱼等，也可用鲜芦根、麦冬、沙参等泡水代茶饮。

（3）情志护理 本病病程长，易产生急躁或悲观心理，指导患者掌握疾病相关知识，提高自我防治疾病的能力，消除轻视、麻痹的思想，养成良好的行为习惯，有效控制血糖，减少并发症。

（4）用药护理 消渴方加减。汤剂一般宜温服。口干烦渴者，可口服玉泉丸，或用鲜芦根煎汤代茶，或用生地黄、玄参、花粉泡水代茶。降糖药物应遵医嘱按时准确服用，一般在饭前30分钟服用或注射，用药后30分钟应进餐，以免低血糖的发生。

（5）适宜技术 ①穴位贴敷；②耳穴贴压；③穴位按摩；④中药沐足；⑤中药贴敷。可根据患者情况选择1~3种护理技术。

（6）穴位选择 肺俞、脾俞、肾俞、三阴交、太溪、太渊、少府等穴。

2. 胃热炽盛

【证候表现】 多食易饥，口渴，尿多，形体消瘦，大便干燥，苔黄，脉滑实有力。

【护治法则】 清胃泻火，养阴增液。

【护理措施】

（1）起居护理 衣服鞋袜穿着要宽松，寒冷季节要注意四肢末端保暖，做好足部护理，避免袜紧、鞋硬，以免影响局部的血液循环。

（2）饮食护理 控制饮食是消渴病最基本的治疗措施。嘱患者遵医嘱严格控制饮食，定时、定量进食，避免随意添加食物，忌食甜食、油腻、辛辣、烟酒。宜用瘦肉、番茄汤、石斛汤、萝卜汤等，一般主食应控制在每日300~400g，可多食燕麦片、荞麦面等粗杂粮。

（3）情志护理 本病病程长，易产生急躁或悲观心理，对五志过极，郁怒气逆者，可采用以情胜情、劝说开导及释疑解惑等方法，调适患者情志，避免因七情过极而加重病情。

（4）用药护理 玉女煎加减。汤剂一般宜温服。便秘者可用番泻叶泡服。降糖药物应遵医嘱按时准确服用，一般在饭前30分钟服用或注射，用药后30分钟应进餐，以免低血糖的发生，可在三餐用药前先测量血糖，根据测量结果，调整胰岛素注射剂量。

（5）适宜技术 ①穴位贴敷；②耳穴贴压；③穴位按摩；④中药沐足；⑤中药贴敷。可根据患者情况选择1~3种护理技术。

（6）穴位选择 肺俞、脾俞、肾俞、三阴交、太溪、内庭、地机等穴。

3. 肾阴亏虚

【证候表现】 尿频量多，混浊如脂膏，失眠心烦，乏力，头晕耳鸣，口干唇燥，皮肤干燥，瘙痒，舌红苔少，脉细数。

【护治法则】 滋阴固肾，润燥止渴。

【护理措施】

（1）起居护理 剪短磨平指甲，避免搔抓、摩擦皮肤或热水烫洗。保持皮肤和会阴部的清洁，以减轻瘙痒和痈疖的发生。

（2）饮食护理 控制饮食是消渴病最基本的治疗措施。嘱患者遵医嘱严格控制饮食，定时、定量进食，避免随意添加食物，忌食甜食、油腻、辛辣、烟酒。宜选用黄芪瘦肉汤、地黄粥、枸杞粥、桑椹汁和猪胰汤等滋肾养阴之食物。

（3）情志护理 指导患者掌握疾病相关知识，提高自我防治疾病的能力，消除轻视、麻痹的思想，养成良好的行为习惯，有效控制血糖，减少并发症。

（4）用药护理 六味地黄丸加减。也可服用知柏地黄丸，或枸杞子煎水代茶，以滋阴养肝肾。降糖药物应遵医嘱按时准确服用。

（5）适宜技术 ①穴位贴敷；②耳穴贴压；③穴位按摩；④中药沐足；⑤中药贴敷。可根据患者情况选择 1~3 种护理技术。

（6）穴位选择 肺俞、脾俞、肾俞、三阴交、太白、太溪、复溜、太冲、涌泉等穴。

4. 阴阳两虚

【证候表现】 小便频数，甚至饮一溲二，混浊如膏，面色黧黑，耳轮干焦，腰膝酸软，形寒肢冷，阳痿早泄或月经不调，舌淡苔白有齿印，脉沉细无力。

【护治法则】 温阳滋阴，补肾固摄。

【护理措施】

（1）起居护理 卧床休息，避免过度劳累，监测血糖变化，低血糖及时救治。注意视力变化，定期检查眼底，减少阅读、看电视及使用电脑时间。

（2）饮食护理 控制饮食是消渴病最基本的治疗措施。嘱患者遵医嘱严格控制饮食，定时、定量进食，避免随意添加食物，忌食甜食、油腻、辛辣、烟酒。主食提倡粗制米面和适量杂粮，多食新鲜蔬菜；可用猪肾、黑豆、黑芝麻等补肾助阳。

（3）情志护理 本病病程长，指导患者掌握疾病相关知识，提高自我防治疾病的能力，养成良好的行为习惯，有效控制血糖，减少并发症。

（4）用药护理 金匮肾气丸加减。降糖药物应遵医嘱按时准确服用，用药后注意观察药物疗效及不良反应。

（5）适宜技术 ①穴位贴敷；②耳穴贴压；③穴位按摩；④中药沐足；⑤中药贴敷；⑥中药灌肠。可根据患者情况选择 1~3 种护理技术。

（6）穴位选择 肺俞、脾俞、肾俞、三阴交、太溪、关元、命门、睛明、四白、丝竹空等穴。

二、健康指导

①养成良好的生活习惯，提高自我护治能力。坚持有规律的体育锻炼，如散步、打太极拳、练养生功等，运动量以不感到疲乏为宜。注意体重、尿量变化，控制病情发展。

②加强个人卫生习惯，注意皮肤、口腔、足部的清洁卫生，预防感染的发生，寒冷季节应注意四肢末端的保暖，预防糖尿病足的发生。

③注意饮食宜忌，饮食以清淡为主，不可过饱，平时可常用山药煮熟代食，具有养阴生津止渴作用，口渴多饮时可用鲜芦根煎汤代茶饮。

④学会自我监测血糖，掌握低血糖的症状及处理方法。掌握预防酮症酸中毒的知识。按医嘱定时服药或注射胰岛素，防止并发症的发生。

第四节 中 风

中风是卒中的俗称，是由于阴阳失调，气血逆乱，导致脑络痹阻或血溢脑脉之外，以突然昏仆、半身不遂、口眼喎斜、言语謇涩或不语、偏身麻木为主要临床表现的病证。临床分为中经络与中脏腑。西医学中的急性脑血管病与本病相似，包括出血性中风和缺血性中风，均可参照本节辨证施护。

本病以情志不调、久病体虚、饮食不节、素体阳亢为基础，复因烦劳、恼怒、醉饱无常、气候变化等因素诱发，导致阴阳失调，气血逆乱，以致瘀血阻滞，痰热内生，心火亢盛，肝阳暴亢，风火相煽，上冲于脑，形成脑络痹阻或血溢脑脉之外而发为中风。病理性质多属本虚标实，肝肾阴虚，气血衰弱为致病之本，风、火、痰、气、瘀为发病之标。病位在脑，与心、肝、脾、肾有关。

一、辨证施护

（一）中经络

1. 风痰入络

【证候表现】头晕目眩，肌肤不仁，肢体麻木，甚则突发半身不遂，手足拘急，口眼喎斜，口角流涎，言语不利，舌黯红，苔白腻，脉弦滑。

【护治法则】祛风化痰通络。

【护理措施】

（1）起居护理　病室环境应安静，光线柔和，空气流通，温湿度适宜。急性期患者需卧床休息，减少探视，注意患肢保暖。有痰时应将头部偏向一侧，以利排痰，痰多不能自主咳嗽者给予翻身拍背，以利咳出，防止窒息。加强生活护理及口腔、皮肤、眼睛、会阴护理，预防压疮，注意保持肢体功能位，用沙袋或软枕辅助，防止关节挛缩。

（2）饮食护理　饮食以清淡、低盐、低脂、易消化为原则，宜食祛风化痰通络之品，如黑豆、藕、香菇、桃、梨等，忌肥甘、辛辣和发物，如公鸡、猪头肉、海产品，狗肉等，戒烟酒。

（3）情志护理　避免暴怒、焦虑、恐惧等不良情绪刺激，使患者心平气和，情绪稳定。恢复期，要详细、耐心地讲解肢体及语言康复的重要性和方法，取得家属和患者的配合。

（4）用药护理　半夏白术天麻汤加减，中药汤剂宜温服，服中药后避免受风寒，汗出后用毛巾擦干。

（5）适宜技术　①艾灸；②中药烫熨；③穴位注射；④穴位贴敷；⑤穴位按摩。可根据患者情况选择1~3种护理技术。

（6）穴位选择　肩髃、曲池、外关、内关、人中、三阴交、极泉、尺泽、委中、丰隆、合谷等穴位。

2. 风阳上扰

【证候表现】平素头痛头晕，耳鸣目眩，突发口眼喎斜，舌强语謇，或手足重滞，甚则半身不遂，或面红目赤，口苦咽干，心烦易怒，尿赤便干，舌质红，苔黄，脉弦有力。

【护治法则】平肝潜阳，息风通络。

【护理措施】

（1）起居护理　患者需卧床休息，减少探视，注意患肢保暖。头稍垫高，枕头15°~30°为宜，以免气血上逆，加重神昏。卧床期间，加强生活护理及口腔、皮肤、眼睛、会阴护理，预防压疮，注意保持肢体功能位，用沙袋或软枕辅助，防止关节挛缩。

（2）饮食护理　饮食以清淡、低盐、低脂、易消化为原则，宜食清热平肝潜阳之品，如绿豆、菠菜、冬瓜、梨、芹菜等；忌肥甘、辛辣和发物，如公鸡、猪头肉、海产品等，戒烟酒。

（3）情志护理　嘱患者平时注意克制情绪激动，尤其是要特别强调"制怒"，从而使气血运行通畅，减少复发的因素。

（4）用药护理　天麻钩藤饮加减，钩藤宜后下，石决明宜打碎先煎，中药宜稍凉服用。入睡困难、烦躁不安者，遵医嘱服镇静安眠药。

（5）适宜技术　①穴位贴敷；②穴位注射；③穴位按摩。失眠或烦躁不安者睡前按摩涌泉穴。可根据患者情况选择1~3种护理技术。

（6）穴位选择　人迎、地仓、颊车、下关、人中、内关、三阴交、极泉、尺泽、委中、太冲、太溪等穴位。

3. 阴虚风动

【证候表现】平素眩晕耳鸣，腰膝酸软，烦躁失眠，五心烦热，手足蠕动，突发口眼㖞斜，半身不遂，言语謇涩，舌质红或黯红，苔少或无苔，脉弦细数。

【护治法则】滋阴潜阳，息风通络。

【护理措施】

（1）起居护理　病室环境应安静，光线柔和，空气流通，温湿度适宜。急性期患者需卧床休息，减少探视，注意患肢保暖。肢体强直痉挛或躁扰不宁者，应加床档并适当约束保护，防止跌仆。

（2）饮食护理　宜食滋阴清热之品，如百合莲子粥、甲鱼汤、银耳汤等。

（3）情志护理　避免暴怒、焦虑、恐惧等不良情绪刺激，使患者心平气和，情绪稳定。

（4）用药护理　镇肝息风汤加减。龙骨、牡蛎、赭石、龟甲均宜打碎先煎。汤药宜久煎、凉服。

（5）适宜技术　①穴位贴敷；②穴位注射；③头针疗法；④穴位按摩。可根据患者情况选择1~3种护理技术。

（6）穴位选择　承浆、大椎、内关、人中、三阴交、极泉、尺泽、委中、风池、太溪等穴位。

（二）中脏腑

1. 闭证

（1）阳闭

【证候表现】突然昏仆，不省人事，牙关紧闭，半身不遂，口噤不开，言语不利，两手握固，大小便闭，肢体强痉，面红目赤，鼻鼾痰鸣，躁扰不宁，舌质红绛，苔黄腻，脉弦滑数。

【护治法则】清热涤痰，醒神开窍。

【护理措施】

1）起居护理　病室环境应安静，光线柔和，空气流通，温湿度适宜。患者可因痰涎壅盛而导致呼吸道阻塞，出现呼吸不顺或喉中痰鸣时，予吸痰器吸痰，保持呼吸道通畅。

2）饮食护理　宜予偏凉化痰之品，如白菜汤、绿豆汤、冬瓜瘦肉汤、梨汁、西瓜汁等鼻饲，忌食肥甘厚味。

3）情志护理　神志昏蒙者，应加强对家属的安慰和指导，介绍疾病相关知识，给予情感支持。

4）用药护理　至宝丹或安宫牛黄丸合羚角钩藤汤加减。

5）适宜技术　①中药烫熨；②穴位注射；③艾灸；④穴位按摩；⑤耳穴贴压；⑥头针疗法。可根据患者情况选择1~3种护理技术。

6）穴位选择　内关、人中、三阴交、极泉、尺泽、委中、曲池、内庭、水道、支沟、丰隆等穴位。

（2）阴闭

【证候表现】突然昏仆，不省人事，牙关紧闭，口噤不开，两手握固，肢体强急，大小便闭，痰涎壅盛，面白唇暗，静卧不烦，四肢不温，舌质黯淡，苔白腻，脉沉滑缓。

【护治法则】燥湿化痰，宣郁开窍。

【护理措施】

1）起居护理　急性期患者需卧床休息，减少探视，注意患肢保暖。有痰时应将头部偏向一侧，以利排痰。牙关紧闭者，应取下假牙，使用牙垫，防止舌损伤。卧床期间，加强生活护理及口腔、皮肤、眼睛、会阴护理，预防压疮，注意保持肢体功能位，用沙袋或软枕辅助，防止关节挛缩。

2）饮食护理　病情稳定后可给予清淡、易消化的流质饮食，饮食宜温化痰浊的食物，如南瓜、石花菜等，忌食生冷以防助湿生痰。

3）情志护理　神志昏蒙者，应加强对家属的安慰和指导，介绍疾病相关知识，给予情感支持。

4）用药护理　苏合香丸合涤痰汤加减。

5）适宜技术　①中药烫熨；②穴位注射；③艾灸；④穴位按摩；⑤耳穴贴压。可根据患者情况选择1~3种护理技术。

6）穴位选择　内关、人中、三阴交、极泉、尺泽、委中、曲池、合谷、阳陵泉、阴陵泉、丰隆等穴位。

2. 脱证

【证候表现】突然昏仆，不省人事，手撒肢冷，肢体瘫软，目合口张，鼻鼾息微，汗出如珠，手撒肢冷，二便自遗，舌痿，苔白腻，脉微欲绝。

【护治法则】回阳救逆，益气固脱。

【护理措施】

（1）起居护理　病室环境应安静，光线柔和，空气流通，温湿度适宜。急性期患者需卧床休息，减少探视，注意患肢保暖。头部平放，下肢稍抬高15°~20°。卧床期间，加强生活护理及口腔、皮肤、眼睛、会阴护理，预防压疮，注意保持肢体功能位，用沙袋或软枕辅助，防止关节挛缩。

（2）饮食护理　宜予益气之品，黄芪汤、西洋参瘦肉汤等鼻饲。

（3）情志护理　神志昏蒙者，应加强对家属的安慰和指导，介绍疾病相关知识，给予情感支持。

（4）用药护理　参附汤合生脉散加减。

（5）适宜技术　①艾灸；②穴位注射；③中药烫熨；④穴位按摩；⑤耳穴贴压。可根据患者情况选择1~3种护理技术。

（6）穴位选择　百会、关元、神阙、气海、膻中、内关、人中、三阴交、极泉、尺泽、委中、中极、曲骨等穴位。

二、健康指导

①起居有常，避免过劳，谨避四时虚邪贼风，尤其是寒邪，预防复中。

②平素饮食宜清淡易消化，忌食肥甘厚味、动风、辛辣刺激之品，戒烟酒。多食瓜果蔬菜，保持大便通畅。

③保持心情舒畅，戒恼怒、忧思等不良情绪。保证睡眠，睡前可循经按摩督脉、心经，点按三阴交、百会、安眠穴等或按揉劳宫、涌泉穴以助眠。

④坚持康复训练，增强自理能力，早日回归社会。

⑤积极治疗原发病，原有高血压、高血脂、糖尿病、冠心病等患者，坚持遵医嘱服药治疗。每天定时监测血压变化，出现手指麻木，头痛眩晕频发时，提示中风先兆，应及早诊治。

目标检测

答案解析

一、选择题

1. 患者身热,微恶风,汗少,肢体酸重,头昏重胀痛,咳嗽痰黏,鼻流浊涕,心烦,口渴,舌苔薄黄而腻,脉数。治疗应首选 ( )

    A. 银翘散　　　　B. 桑菊饮　　　　　　C. 新加香薷饮　　　　D. 桑白皮汤　　　　E. 藿香正气散

2. 患者,男,23岁。恶寒,发热,鼻塞声重,流清涕,头痛,咳嗽,口不渴,舌苔薄白,脉浮紧。其治法是 ( )

    A. 益气解表　　　B. 滋阴解表　　　　　C. 清暑解表　　　　　D. 辛温解表　　　　E. 辛凉解表

3. 患者,男,40岁。咳嗽气促,咳痰量多痰质黏稠而黄,咯吐不爽,胸胁胀满,面赤身热,口干,舌红苔黄,脉滑数。治疗应首选 ( )

    A. 止嗽散　　　　B. 桑菊饮　　　　　　C. 二陈汤　　　　　　D. 清金化痰汤　　　　E. 加减泻白散

4. 患者,男,54岁。咳嗽气粗,痰多色黄,面赤身热,口干欲饮,舌红苔黄腻,脉滑数。其证候是 ( )

    A. 肺阴亏耗　　　B. 风燥伤肺　　　　　C. 痰热郁肺　　　　　D. 风热犯肺　　　　E. 风寒袭肺

5. 患者烦渴多饮半月余,口干舌燥,尿频量多,舌边尖红,苔黄,脉洪数有力。方选 ( )

    A. 消渴方　　　　B. 玉女煎　　　　　　C. 七味白术散　　　　D. 六味地黄丸　　　　E. 金匮肾气丸

6. 消渴病变的脏腑主要是 ( )

    A. 肺脾肾　　　　B. 肺胃肾　　　　　　C. 心肝肾　　　　　　D. 肝脾肾　　　　E. 脾胃肾

7. 中风之中脏腑与中经络的鉴别要点是 ( )

    A. 神志不清　　B. 半身不遂　　　C. 语言不利　　　　D. 肢体软瘫　　　E. 口舌歪斜

8. 患者突然昏仆,不省人事,肢体软瘫,目合口张,鼻鼾息微,手撒肢冷,汗多便自遗,舌痿,脉微欲绝。其中风 ( )

    A. 中经络　　　B. 阳闭证　　　　C. 阴闭证　　　　　D. 脱证　　　　E. 后遗症

(米健国 李智红)

书网融合……

本章小结　　　　　微课　　　　　题库

第十八章 妇科常见病证护理

PPT

◎- 学习目标

    1. 通过本章学习，重点把握痛经和月经不调的概念及证型。

    2. 学会运用所学知识，评估痛经和月经不调病人的病情，制定并实施护理措施，给予健康指导。树立为基层服务的意识，体现爱岗敬业，严谨务实的品德。

≫ 情境导入

    情境描述　马某，女，18岁，未婚，学生。患者既往月经正常，6个月前适逢暑期，经前3天吃冰激凌后出现经行小腹部冷痛，逐月加重，周期性发作，得热减轻。平素腰腿疲软，小便清长。就诊时正值经期，小腹冷痛，月经少，经色黯淡。舌苔白润，脉沉。

    讨论　1. 该病例是什么病？证型是什么？

           2. 该如何辨证施护及健康指导？

第一节　痛　经

    妇女正值经期或经行前后，出现周期性小腹疼痛，或痛引腰骶，甚至剧痛晕厥者，称为"痛经"，亦称"经行腹痛"。常伴头痛、头晕、乏力、恶心等，影响生活和工作。西医学中的原发性痛经及子宫内膜异位症、子宫腺肌病、宫颈狭窄、盆腔炎等引起的继发性痛经，均可参照本节辨证施护。

    本病的发生与冲任、胞宫的周期性生理变化密切相关。主要病机为邪气内伏或精血素亏，正值经期前后冲任二脉气血的生理变化急骤，导致冲任气血运行不畅，经血流通受阻，以致"不通则痛"，或冲任、胞宫失于濡养而"不荣则痛"，故使痛经发作。

    本病病位在冲任、子宫，变化在气血，表现为痛证。临床有虚实之别，虚证多为气血虚弱、肾气亏损所致；实证多为气滞血瘀、寒湿凝滞或湿热瘀阻所致。

一、辨证施护

1. 肝肾亏虚

【证候表现】经期或经后1~2天内，小腹隐隐作痛，喜按，月经量少，经色暗淡，质稀，面色晦暗，头晕耳鸣，腰酸腿软，舌淡红，苔薄，脉沉细。

【护治法则】滋补肝肾，调经止痛。

【护理措施】

    （1）起居护理　居室安静、冷暖适宜，劳逸结合。经期注意卫生，腹痛剧烈者，注意休息，严禁房事。

    （2）饮食护理　宜食有营养、易消化的食物，避免生冷食品，以免诱发或加重痛经，忌食辛辣等刺激性食物及酸性食品，如青梅、杨梅、酸枣等。宜食补益肝肾之品，如黑芝麻、核桃、菟丝子粥、猪肝等。

    （3）情志护理　情志与痛经关系密切。对紧张、恐惧者，应予疏导、劝慰，或采用转移法进行情志调适，消除紧张、恐惧心理。

（4）用药护理　六味地黄汤合四物汤，温水送服。或选择其成药，温服。

（5）适宜技术　①雷火灸；②艾灸；③穴位按摩。

（6）穴位选择　关元、肾俞、命门、肝俞、太溪、三阴交等穴。

2. 气血虚弱

【证候表现】经期或经后小腹隐痛，或小腹及阴部空坠，喜按，月经量少，色淡质稀，面色不华，神疲乏力，头晕心悸，舌淡，苔薄，脉细弱。

【护治法则】补气养血，调经止痛。

【护理措施】

（1）起居护理　居室安静、冷暖适宜，经期注意卫生，劳逸结合，避免过劳，以免耗伤正气。

（2）饮食护理　宜食有营养、易消化的食物，避免生冷食品，以免诱发或加重痛经，可选择补益气血的食物，如桂圆、大枣、枸杞子、山药等。

（3）情志护理　郁郁寡欢者，可采用以情胜情法进行调摄。

（4）用药护理　圣愈汤加减，温水送服。

（5）适宜技术　①艾灸；②耳穴贴压；③穴位按摩。

（6）穴位选择　取气海、关元、命门、肾俞、次髎、足三里、血海等穴艾灸，或用掌根揉法。耳穴贴压选穴有神门、交感、子宫、皮质下、脾、肾等穴。

3. 气滞血瘀

【证候表现】经前或经期，小腹胀痛，拒按，胸胁、乳房胀痛，经量少，经行不畅，经色紫暗有块，血块排出后痛减，经净后痛消失，舌紫暗，或有瘀点，苔薄白，脉弦。

【护治法则】理气行滞，化瘀止痛。

【护理措施】

（1）起居护理　居室安静、冷暖适宜，劳逸结合。可听轻音乐舒缓情绪，保持心情舒畅，及时排解烦躁、抑郁等不良情绪。

（2）饮食护理　避免生冷食品，以免诱发或加重痛经，忌食辛辣等刺激性食物及酸性食品，如青梅、杨梅、酸枣等。宜食理气活血食物，如胡萝卜、枳实、橘皮、佛手等。

（3）情志护理　鼓励患者平时多参加娱乐活动，以改善心境，避免因情志加重症状。

（4）用药护理　膈下逐瘀汤加减，餐后温服。亦可经前服用益母草膏，以活血化瘀，助经血排出。

（5）适宜技术　①艾灸；②按摩；③耳穴贴压。

（6）穴位选择　艾灸取中极、气海、血海、三阴交、太冲、合谷等穴。按摩少腹，揉气海、关元，拿揉血海、三阴交、合谷，按揉肝俞、膈俞、肾俞、次髎，擦肾俞及八髎。耳穴贴压选穴有神门、交感、子宫、皮质下、肝等穴。

🔅 素质提升

富有革新精神的中医学家——王清任

膈下逐瘀汤是治疗气滞血瘀的经典名方，出自清代王清任的《医林改错》典籍中。王清任出生在医学世家，20多岁医术在家乡就很有名气，30多岁在京城开设"知一堂"成为名医。王清任是我国解剖学的先者，认为"治病不明脏腑，何异盲子夜行"，为此王清任冲破封建礼教的束缚，进行了30多年的解剖实践研究，最终著成了《医林改错》，修订了很多解剖学中的许多讹谬，为后世医者留下很多宝贵的资料。王清任实地观察，亲自动手的大医精神也为后世树立了榜样。

4. 寒凝血瘀

【证候表现】经前或经期小腹冷痛，拒按，得热则痛减，经血量少，色暗有块，畏寒肢冷，面色青白，舌暗，苔白，脉沉紧。

【护治法则】温经散寒，化瘀止痛。

【护理措施】

（1）起居护理　经期注意避寒保暖，可用热水袋敷于腹部，以免因寒而血滞。

（2）饮食护理　避免生冷食品，宜食温经散寒食物，如羊肉、狗肉等。

（3）情志护理　对紧张、恐惧者，应予疏导、劝慰，或采用转移法进行情志调适，消除紧张、恐惧心理。

（4）用药护理　温经汤加减，应温热服，也可服生姜红糖水，或艾叶煎汤或饮黄酒适量，以温经散寒，行血止痛。中成药选用艾附暖宫丸或温经丸或桂枝茯苓丸，温水或黄酒送服。

（5）适宜技术　①雷火灸；②艾灸；③耳穴贴压；④穴位敷贴。

（6）穴位选择　疼痛时雷火灸小腹部、腰骶部，或药物敷贴次髎、关元、中极、神阙穴。艾灸中极、关元、次髎、地机、三阴交等穴。耳穴贴压选穴有神门、交感、子宫、皮质下、脾、三焦等穴。

5. 湿热瘀阻

【证候表现】经前或经期小腹痛，有灼热感，拒按，痛连腰骶，或平时小腹痛，至经前疼痛加剧，经量多或经期长，经色紫红，质稠或有血块，平素带下量多，黄稠臭秽，或伴低热，小便黄赤，舌红，苔黄腻，脉弦数或濡数。

【护治法则】清热除湿，化瘀止痛。

【护理措施】

（1）起居护理　病室温度适宜，凉爽通风，整洁卫生，注意经期卫生和产后调护，忌冒雨涉水、坐卧湿地等。

（2）饮食护理　宜食清热利湿之品，如薏苡仁、苦瓜、冬瓜等。

（3）情志护理　鼓励患者平时多参加娱乐活动，以改善心境，避免因情志加重症状。

（4）用药护理　清热调血汤加减，宜在经前5~7天开始服，宜偏温凉服。

（5）适宜技术　①穴位按摩；②耳穴贴压。

（6）穴位选择　取气海、三阴交、行间、太冲等穴，用泻法。耳穴贴压选穴有神门、交感、子宫、三焦、肾、耳尖等穴。

二、健康指导

①养成良好的生活规律，经期注意保暖，避免过劳或剧烈运动，避免冒雨涉水。讲究个人卫生，保持外阴清洁，勤换内裤。经期忌盆浴、房事和游泳。

②日常生活中，学会自我调节情绪，避免不良情绪的刺激，以免诱发或加重腹痛症状。

③经期注意饮食调摄，避免贪凉饮冷。小腹可用热水袋热敷。指导患者遵医嘱合理使用止痛药，防止成瘾。

④坚持周期性治疗，标本结合。积极治疗原发病。

第二节　月经不调

月经不调是以月经的周期、经期、经量、经色、经质出现异常，或伴随月经周期，或于经断前后出现明显症状为主要临床表现的病证。西医学中的排卵型功能失调性子宫出血、盆腔炎、子宫肌瘤、子宫内膜异位症、子宫内膜结核等疾病，以月经的周期、经期、经量、经色、经质出现异常者，均可参照本节辨证施护。

　　本病的发生由外感邪气、内伤七情、劳房多产、饮食不节、体质因素等原因而致。常见证型有血热型、血寒型、气滞型、血瘀型、血虚型等。

一、辨证施护

1. 血热型

【证候表现】月经提前，经量多或正常，色鲜红，或紫红，质黏稠，面色红，唇赤，或口渴，或心烦，小便短黄，大便燥结，舌质红，苔黄，脉数或滑数。

【护治法则】清热凉血，固冲调经。

【护理措施】

（1）起居护理　居室湿温度适宜，注意休息，避免重体力活动或剧烈运动。

（2）饮食护理　宜予以清热、滋阴、止血、补血食品，如新鲜蔬菜、黑木耳、莲子、莲藕等，忌食辛辣、温燥助阳之品。

（3）情志护理　应尽量避免情绪激动、暴怒等。

（4）用药护理　清经散加减，宜凉服。

（5）适宜技术　①穴位按摩；②耳穴贴压。

（6）穴位选择　取关元、气海、曲池、三阴交等穴，用泻法。耳穴贴压选穴有神门、交感、子宫、卵巢、内分泌、三焦等穴。

2. 血寒型

【证候表现】月经周期延后，量少色暗，可伴有面色白，畏寒肢冷，小腹隐痛，喜温喜按，腰膝酸软无力，神疲乏力，小便清长，大便溏薄；舌淡胖嫩，苔白，脉沉迟或细弱。

【护治法则】扶阳祛寒，温肾调经。

【护理措施】

（1）起居护理　经前、经期注意保暖，不宜受凉、涉水等；劳逸结合，保持适度的活动和充足睡眠，避免外邪侵袭。

（2）饮食护理　宜食温经活血行滞之品，如艾叶生姜煮鸡蛋，忌食生冷、苦寒、酸涩之品。

（3）情志护理　平时要调节情绪，保持心情舒畅，减少不良情绪刺激。

（4）用药护理　温肾调气汤加减，汤剂宜热服。

（5）适宜技术　①雷火灸；②艾灸；③穴位敷贴。

（6）穴位选择　疼痛时雷火灸小腹部、腰骶部，或药物敷贴次髎、关元、中极、神阙穴。艾灸中极、关元、次髎、地机、三阴交等穴。

3. 气滞型

【证候表现】月经周期延后或先后无定，经量或多或少，色质正常或紫红质稠，或有血块，可伴精神抑郁，善太息，经前胸胁、乳房、小腹胀痛，经来痛减，舌质正常或红，苔薄白或薄黄，脉弦或弦数。

【护治法则】理气活血，行滞调经。

【护理措施】

（1）起居护理　居室湿温度适宜。经量多或腹痛重时，应卧床休息；经期不宜劳累，严禁行房事、游泳、盆浴、阴道用药及阴道检查。

（2）饮食护理　宜食疏肝理气食物，如陈皮、柑橘等，忌食油腻酸涩、产气多的食物。

（3）情志护理　平时要调节情绪，保持心情舒畅。鼓励患者参加娱乐活动，减少不良情绪刺激。

（4）用药护理　乌药汤加减。

（5）适宜技术　①耳穴贴压；②按摩。

（6）穴位选择　耳穴贴压选穴有神门、交感、子宫、皮质下、肝等穴。按摩少腹，揉气海、关元，拿揉血海、三阴交、合谷，按揉肝俞、膈俞、肾俞、次髎，擦肾俞及八髎。

4. 血瘀型

【证候表现】经期先后不定、经量少或多、颜色暗淡、有块、经行不畅、小腹痛如针刺，甚至闭经。舌质紫暗，有瘀点，脉沉涩。

【护治法则】活血化瘀、止痛调经。

【护理措施】

（1）起居护理　经前、经期注意调适寒温，不宜受凉、涉水等；经量多或腹痛重时，应卧床休息。

（2）饮食护理　保证饮食清淡，避免进食寒凉的食物，例如西瓜、柿子、火龙果、苦瓜以及冰淇淋等。可食活血调经之药膳，如益母草粥等。

（3）情志护理　平时注意调畅情志，鼓励患者参加娱乐活动，减少不良情绪刺激。

（4）用药护理　少腹逐瘀汤加减。也可以服用有活血化瘀调理月经作用的中成药，如益母草颗粒等。

（5）适宜技术　①艾灸；②按摩；③耳穴贴压；④中药泡脚。

（6）穴位选择　艾灸取关元、气海、三阴交、太冲、合谷等穴。按摩可一指禅推气海、关元、三阴交、太冲各2分钟。耳穴贴压选穴有神门、交感、子宫、皮质下、肝等穴。

5. 血虚型

【证候表现】月经延后，经量少，色淡红，质清稀，或伴有小腹绵绵作痛，面色苍白或萎黄，头晕眼花，心悸失眠，唇舌淡白，脉细弱。

【护治法则】补血益气调经。

【护理措施】

（1）起居护理　注意休息，保证睡眠，避免重体力活及剧烈运动，起立时不可过快过猛，防止跌仆，注意经期卫生。

（2）饮食护理　多食血肉有情之品，如鱼、肉、蛋、乳类，或服用补血类药膳。

（3）情志护理　平时要调节情绪，保持心情舒畅，鼓励患者参加娱乐活动，减少不良情绪刺激。

（4）用药护理　大补元煎加减，宜饭前热服；服药期间切勿另服过多的滋补之品，以防伤及阳气。

（5）适宜技术　①艾灸；②按摩；③耳穴贴压。

（6）穴位选择　取气海、关元、命门、肾俞、次髎、足三里、血海等穴艾灸；按摩取仰卧位，用指擦法由两侧小腹擦至腹股沟，直至有温热感；耳穴贴压选穴有神门、交感、子宫、皮质下、脾、肾等穴。

二、健康指导

①做好月经期卫生保健，注意经期及产后卫生，避免受寒、淋雨、涉水及过食生冷。劳逸结合，避免过劳及剧烈运动。

②保持心情舒畅，避免恐惧、焦虑、郁怒等不良情绪的刺激。

③饮食宜清淡、易消化，忌油腻生冷或过食辛辣之品。注意饮食调护，血寒者可食桃仁粥；气虚者可食黄芪粥。

④加强宣传，指导患者了解月经不调的相关知识，做好自我调摄，合理选用有效的节育方法，减少人流，节制房事。

目标检测

答案解析

一、选择题

1. 患者，女，32岁，已婚。患痛经2年，每于行经第1～2天，小腹冷痛，喜热，拒按，经量少色暗，有块，舌苔白，脉沉紧。其证候是（　）
   - A. 气滞血瘀
   - B. 阳虚内寒
   - C. 湿热下注
   - D. 肾气亏损
   - E. 寒凝血瘀

2. 患者，女，28岁，已婚。经前小腹疼痛拒按，有热感，平素少腹时隐痛，经来时疼痛加剧，低热，经色暗红，质黏，带下黄稠，溲黄，舌红苔黄腻，脉弦数。其治法是（　）
   - A. 理气活血，化瘀止痛
   - B. 清热除湿，化瘀止痛
   - C. 益气补血，化瘀止痛
   - D. 养血柔肝，理气止痛
   - E. 调和营卫，化瘀止痛

3. 患者，女，30岁，已婚。每经行小腹冷痛，得热痛减，月经量少，持续2～3天，色暗、质稀，腰腿酸软，舌淡苔白，脉沉细尺弱。其治法是（　）
   - A. 散寒除湿止痛
   - B. 温经暖宫止痛
   - C. 行气活血止痛
   - D. 利湿活血止痛
   - E. 益肾养肝止痛

4. 患者，女，22岁，未婚。经期延后，量少、色暗、有血块，腹痛喜热，畏寒，舌暗苔白，脉沉紧。其治法是（　）
   - A. 暖宫止痛调经
   - B. 理气行滞调经
   - C. 补血益气调经
   - D. 扶阳祛寒调经
   - E. 温经散寒调经

5. 患者，女，35岁，已婚。月经后期，40～50天一行，量少、色暗、时有血块，小腹较胀，乳房胀痛，舌略暗苔薄，脉弦。其证候是（　）
   - A. 血寒
   - B. 血虚
   - C. 肾虚
   - D. 气滞
   - E. 血瘀

（米健国　李智红）

书网融合……

本章小结　　　微课　　　题库

第十九章　儿科常见病证护理

1. 通过本章学习，重点把握积滞和泄泻的概念及证型。
2. 学会运用所学知识，评估积滞和泄泻病人的病情，制定并实施护理措施，给予健康指导，树立为基层服务的意识，体现爱岗敬业，严谨务实的品德。

情境导入

情境描述　患儿刘某，男，4岁，神疲乏力，面色萎黄，形体消瘦，平素不思饮食，食则饱胀，腹满，喜伏卧，呕吐酸馊，夜寐不安，大便溏薄，日2～3次，夹有食物残渣。舌淡红，苔白腻，脉细弱。

讨论　1. 该病例是什么病？证型是什么？
　　　　2. 该如何辨证施护及健康指导？

第一节　积　滞

积滞是指因小儿内伤乳食，停聚中脘，积而不化，气滞不行所致，以不思乳食、食而不化、嗳气酸腐、脘腹胀满、大便不调为主要临床表现的一类慢性脾胃病证。任何年龄的小儿均可发生，其中以婴幼儿最为多见。西医学中的慢性消化不良、轻度营养不良等，均可参照本节辨证施护。

本病主要是由乳食失节、损伤脾胃，导致脾胃运化功能失调或脾胃虚弱，腐熟运化不及，乳食停滞不化所致。本病的病位在脾胃，其基本病理改变为乳食停聚中焦，积而不化，气滞不行。

一、辨证施护

1. 乳食内积

【证候表现】乳食少思或不思，嗳腐吞酸，恶心呕吐，脘腹胀满，疼痛拒按，烦躁哭闹，夜眠不安，手足心热，大便秽臭，舌质淡红，苔白垢腻，脉象弦滑，指纹紫滞。

【护治法则】消乳化食，导滞和中。

【护理措施】

（1）起居护理　居室环境整洁安静，温度适宜。生活有规律，保证足够的睡眠时间，养成良好的生活习惯。

（2）饮食护理　注意调节饮食，乳食要定时定量。纠正偏食、挑食的习惯。婴幼儿不宜食用煎炸食品。因乳食内积，停乳的婴儿暂不哺乳，不强迫哺喂。

（3）情志护理　本病易使小儿产生抑郁、焦虑的负性情绪。应鼓励他们积极参与娱乐活动，使患儿情绪乐观、放松。

（4）用药护理　乳积者，选消乳丸加减；食积者，选保和丸加减。中药汤剂宜浓煎分次喂服，丸剂宜用温水溶化喂服。

（5）适宜技术　①耳穴贴压；②小儿推拿。

（6）穴位选择　耳穴贴压，取胃、脾、大肠、神门、交感等耳穴，左右交替；小儿推拿可以按揉中脘、足三里，推下七节骨，分腹阴阳，可配合捏脊法。

2. 食积化热

【证候表现】不思乳食，口干，脘腹胀满，腹部灼热，手足心热，心烦易怒，夜寐不安，小便黄，大便臭秽或秘结，舌质红，苔黄腻，脉滑数，指纹紫。

【护治法则】清热导滞，消积和中。

【护理措施】

（1）起居护理　居室环境整洁安静，温度适宜。生活有规律，保证足够的睡眠时间，养成良好的生活习惯。

（2）饮食护理　注意调节饮食，乳食要定时定量。呕吐者，暂停饮食，给予生姜水数滴滴舌；便秘者，给予蜂蜜水冲服，必要时用开塞露导泻通便。

（3）情志护理　应积极仔细地倾听患儿诉说，及时觉察患儿的情绪变化，进行心理疏导。

（4）用药护理　枳实导滞丸加减。宜用温水溶化喂服，服药期间饮食宜温热。

（5）适宜技术　①耳穴贴压；②小儿推拿。

（6）穴位选择　耳穴贴压可选脾、胃、大肠、直肠、交感、皮质下、神门等耳穴，左右交替。小儿推拿可按摩中脘、足三里、气海、大肠俞、胃俞、脾俞等穴，以助消积。

3. 脾虚夹积

【证候表现】面色萎黄，形体消瘦，神倦乏力，不思乳食，食则饱胀，腹满喜按，呕吐酸馊，夜寐不安，大便溏薄酸臭，夹有乳瓣或食物残渣，舌质淡，苔白腻，脉细滑，指纹淡滞。

【护治法则】健脾助运，消食化滞。

【护理措施】

（1）起居护理　居室环境整洁安静，温度适宜。生活有规律，保证足够的睡眠时间，养成良好的生活习惯。

（2）饮食护理　饮食宜松软、清淡，循序渐进添加辅食，避免过多、过杂。腹胀者，轻轻按摩腹部。

（3）情志护理　鼓励他们积极参与娱乐活动，使患儿情绪乐观、放松。

（4）用药护理　健脾丸加减。宜用温水溶化喂服，中药汤剂宜温服，服药期间饮食宜温热。

（5）适宜技术　①耳穴贴压；②小儿推拿。

（6）穴位选择　耳穴贴压，取胃、肝、脾、神门、交感、十二指肠、小肠、大肠、皮质下等耳穴，左右交替。小儿推拿可以补脾经，揉按足三里，也可配合捏脊法。

二、健康指导

①鼓励家长母乳喂养，定时定量。添加辅食要遵循从一种到多种，由少到多，由稀到稠，循序渐进的原则。

②少吃肥甘滋腻和生冷坚硬的食物，婴幼儿不宜食煎炸食品，应鼓励小儿多食蔬菜，少吃零食，不挑食、偏食，养成良好的饮食习惯。

③养成良好的生活习惯，合理安排作息时间，保证充足的睡眠，经常到户外活动，增强抗病能力，促进身心健康。

第二节　小儿泄泻

小儿泄泻是指由于脾胃功能失调所致，以大便次数明显增多，粪质稀薄，或如水样为主要临床表现的病证。本病发病年龄以 2 岁以下婴幼儿最多见，是我国婴幼儿最常见的疾病之一，发病季节以夏秋多见。西医学中的消化不良、小儿肠炎、秋季腹泻、肠功能紊乱等，出现泄泻症状者，可参照本节辨证施护。

本病病因以感受外邪、内伤乳食、脾胃虚弱为主。病位在脾胃，可累及肝肾。基本病机为脾虚湿盛。

一、辨证施护

1. 寒湿泻

【证候表现】大便清稀，多有泡沫，臭气不甚，腹痛肠鸣，或伴发热恶寒，鼻流清涕，咳嗽，舌淡，苔白腻，脉浮紧，指纹淡红。

【护治法则】疏风散寒，化湿和中。

【护理措施】

（1）起居护理　病室宜温暖向阳，注意腹部防寒保暖，避免吹风及冷水浴。经常参加户外活动，多晒太阳。重症者卧床休息。

（2）饮食护理　控制饮食，以减轻脾胃负担。饮食宜温热易消化，宜进健脾散寒除湿食物如山药、薏苡仁，忌食煎炸、油腻、生冷、辛辣刺激性及生冷瓜果、凉拌菜等食品。

（3）情志护理　加强巡视，多关心、安抚患儿，消除紧张情绪。

（4）用药护理　藿香正气散加减。中药汤剂宜偏热服。

（5）适宜技术　①艾灸；②小儿推拿；③脐部穴位贴敷；④热敷。可根据患儿情况选择 1~3 种护理技术，以温中散寒祛湿。

（6）穴位选择　艾灸可取中脘、足三里、气海、三阴交等穴，或隔盐隔姜灸神阙穴，同时灸天枢、长强等穴；小儿推拿可揉外劳宫，推三关，摩腹，揉脐，揉龟尾。

2. 湿热泻

【证候表现】暴注下迫，量多次频，大便稀薄，如水样或蛋花汤样，色黄或黄褐，气味秽臭，可夹少许黏液，肛门灼热发红，小便短赤，常伴腹痛，纳差，呕吐，发热，烦躁口渴，疲乏倦怠，舌红，苔黄腻，脉滑数，指纹红紫。

【护治法则】清肠解热，化湿止泻。

【护理措施】

（1）起居护理　保持病室整洁安静，空气流通凉爽。

（2）饮食护理　宜食赤豆、冬瓜、茯苓，可用芦根、竹叶煎水代茶饮，忌油腻辛辣和生热燥火的食物。

（3）情志护理　腹痛时多与交流，分散其注意力，以减轻疼痛。

（4）用药护理　葛根芩连汤加减。

（5）适宜技术　①脐部穴位贴敷；②小儿推拿。

（6）穴位选择　小儿推拿可揉天枢、中脘、阴陵泉穴；腹痛者可行腹部按摩；呕吐者可指掐合谷、内关、胃俞穴。

3. 伤食泻

【证候表现】大便稀溏，夹有不消化食物残渣，气味酸臭，状如败卵，伴脘腹胀满，泻前腹痛，泻后痛减，腹痛拒按，嗳气酸馊，口臭纳呆，或伴呕吐，哭闹，夜卧不安，舌苔厚腻，脉滑实，指纹滞暗。

【护治法则】运脾和胃，消食化滞。

【护理措施】

（1）起居护理　保持病室整洁安静，空气流通，温湿度适宜。

（2）饮食护理　应严格控制饮食，停食脂肪类和不易消化的食物，待腹中宿食泻净，自流食开始，逐渐恢复进食，注意少食多餐；忌食辛辣刺激性、煎炸、油腻、生冷瓜果及凉拌菜等食品。食疗方有萝卜山楂粳米粥。

（3）情志护理　加强巡视，多关心、安抚患儿，对患儿进行各项护理操作时，做好解释，尽量减少患儿的痛苦和恐惧。

（4）用药护理　保和丸加减。

（5）适宜技术　①小儿推拿；②耳穴贴压；③脐部穴位贴敷；④中药烫熨。可根据患者情况选择1~3种护理技术。

（6）穴位选择　推拿可推板门，摩腹，点揉天突；耳穴贴压取胃、肝、脾、神门、交感、十二指肠、小肠、大肠等耳穴，左右交替；腹胀者可给予腹部热敷，或用食盐炒热温熨脐部，或用葱姜泥敷脐。

4. 脾虚泻

【证候表现】久泻不止，多于食后作泻，时轻时重，反复不已，大便稀溏，色淡不臭，面色少华，肌肤松弛，形体消瘦，神疲倦怠，舌淡，苔薄白，脉沉无力，指纹淡。

【护治法则】健脾益气，助运止泻。

【护理措施】

（1）起居护理　多休息，少劳累，劳逸适度。室温宜暖，注意腹部保暖，天气变化注意着衣及避风寒。经常参加户外活动，多晒太阳。

（2）饮食护理　宜食芡实粥、扁豆粥、山药核桃粥、薏仁粥等补中健脾之品。忌食煎炸、油腻、生冷、辛辣刺激性食品。

（3）情志护理　多关心、安抚患儿，消除紧张情绪。

（4）用药护理　参苓白术散加减。汤药宜热服。

（5）适宜技术　①艾灸；②小儿推拿；③耳穴贴压；④脐部穴位贴敷。可根据患者情况选择1~3种护理技术。

（6）穴位选择　艾灸取中脘、神阙、天枢、脾俞、胃俞、足三里、涌泉等穴位；小儿推拿可推三关，摩腹，推上七节骨，捏脊，重按肺俞、脾俞、大肠俞；耳穴贴压取脾、胃、肝、神门、交感、皮质下等耳穴，左右交替。

5. 脾肾阳虚泻

【证候表现】久泄不止，食入即泻，大便稀溏，澄澈清冷，完谷不化，形寒肢冷，面色㿠白，精神萎靡，寐时露睛，甚则脱肛；舌淡，苔白，脉细弱，指纹色淡。

【护治法则】温补脾肾，固涩止泻。

【护理措施】

（1）起居护理　多休息，少劳累，劳逸适度。室温宜暖，注意腹部保暖，天气变化注意着衣及避风寒。经常参加户外活动，多晒太阳。

（2）饮食护理　可食党参粥、黄芪粥、山药大枣粥等，以补脾温肾。忌食煎炸、油腻、生冷、辛辣刺激性及生冷寒凉的瓜果、饮料等食品。食疗方有胡椒生姜小米牛肉粥。

（3）情志护理　加强巡视，多关心、安抚患儿，消除紧张情绪，对患儿进行各项护理操作时，做好解释，尽量减少患儿的痛苦和恐惧。

（4）用药护理　附子理中汤加减。

（5）适宜技术　①小儿推拿；②艾灸；③脐部穴位贴敷；④耳穴贴压。可根据患者情况选择1~3种护理技术。

（6）穴位选择　小儿推拿可推三关，摩腹，推上七节骨，捏脊，重按肾俞、脾俞、大肠俞；艾灸取中脘、神阙、天枢、脾俞、胃俞、肾俞、足三里、涌泉等穴位；耳穴贴压可取大肠、直肠、脾、肾、交感、皮质下等耳穴，左右交替。

二、健康指导

（1）指导家长及患儿注意饮食卫生，养成良好的卫生习惯，食物应新鲜、清洁；饮食宜定时定量，勿暴饮暴食，食具定期消毒，教育患儿饭前便后洗手，勤剪指甲。

（2）指导合理喂养，宣传母乳喂养的优点，提倡母乳喂养，尽量避免在夏季或患儿生病时断奶，按时逐步添加辅食，不宜过快，品种不宜过多，防止过食、偏食及饮食结构突然变化。食欲不振或情志不畅时，不宜强制进食。

（3）指导患儿适当参加户外活动，多晒太阳，以增强体质。

（4）注意气候变化，及时增减衣服，防止受凉或过热，冬天注意保暖，尤其注意避免腹部受凉，夏天多饮水。

💡 素质提升

儿科大家——钱乙

钱乙（约1032—1113），字仲阳，祖籍浙江钱塘，后迁到今山东东平，是北宋时期著名的儿科学家。

钱乙研习中医药，不拘一格，善于拆解古方，创制新方。如他发明的六味地黄丸，由熟地黄、山药、山茱萸、茯苓、泽泻、丹皮六味中药组成。此外，钱乙还创造了许多有效的药方，如痘疹初起的升麻葛根汤，专治小儿心热的导赤散，治小儿肺盛气促咳喘的泻白散，还有治疗寄生虫感染的安虫散、使君子丸等，至今仍是中医临床常用的名方。钱乙在实践中认识到，小儿"脏腑柔嫩""五脏六腑，成而未全，全而未壮""易虚易实，易寒易热"。所以，要解决儿科疾病难以诊治这道难关，必须对小儿的生理、病理有正确而全面的认识。

钱乙学术思想的形成，是儿科学发展史上一个重要的里程碑，奠定了儿科后世发展的基础，对祖国儿科医学的发展产生了深远的影响。

目标检测

答案解析

一、选择题

1. 患儿，3岁。面色萎黄，困倦乏力，不思乳食，食则饱胀，呕吐酸馊，大便溏薄酸臭。舌质淡，

苔白腻，脉细滑，指纹色淡。其治法是（　）

  A. 健脾和胃，消食导滞　　　　　　　　B. 和脾助运，降逆止呕

  C. 消乳化食，和中导滞　　　　　　　　D. 补土抑木，消食导滞

  E. 健脾助运，消食化滞

2. 患儿，2岁。纳差2个月。平素食欲不振，挑食偏食，面色萎黄，形体消瘦，神倦乏力，大便溏薄酸臭，夹有乳瓣或食物残渣，舌质淡，苔薄白，脉缓无力。治疗应首选（　）

  A. 异功散　　　　　　B. 健脾丸　　　　　　C. 保和丸

  D. 不换金正气散　　　E. 增液汤

3. 小儿泄泻的好发年龄是（　）

  A.2周岁以内　　　　B.2周岁~3周岁　　　C.4周岁~6周岁

  D.7周岁~9周岁　　　E.9周岁以上

4.《景岳全书·泄泻》云：泄泻之本，无不由于（　）

  A. 脾、胃　　　　　　B. 肝、胆　　　　　　C. 心、小肠

  D. 肺、大肠　　　　　E. 肾、膀

5. 患儿，6岁。泄泻1天，泻下稀薄如水注，粪色深黄臭秽，夹有少量黏液。腹部时感疼痛，食欲减退，恶心欲吐，口渴引饮，舌红苔黄腻。其证候是（　）

  A. 肾阳虚泻　　　　　B. 伤食泻　　　　　　C. 风寒泻

  D. 湿热泻　　　　　　E. 脾虚泻

（米健国　李智红）

书网融合……

本章小结　　　微课　　　题库

实践指导

实践一　常用腧穴定位

【实践目标】

掌握体表标志定位法、骨度分寸法、手指同身寸法、简便取穴法。

掌握常见腧穴的定位。

【实践内容】

腧穴定位。

【实践用物】

记号笔、尺子等。

【实践方法】

教师示教—录像演示—学生分组练习—教师巡回指导—学生回示—达标考核。

【评分标准】

常用腧穴定位操作步骤及评分标准

姓名_____　班级_____　学号_____　成绩_____

项目	要求	分值	扣分
目的	1. 掌握体表标志定位、骨度分寸法、手指同身寸、简便取穴法 2. 掌握常见腧穴的定位	10	
实验准备	记号笔、尺子等	5	
操作步骤	1. 选择体位：根据取穴部位，选择合适的体位	10	
	2. 腧穴定位方法 （1）体表标志定位 （2）骨度分寸法 （3）手指同身寸 （4）简便取穴法	15	
	3. 常用腧穴定位 （1）列缺、合谷、曲池、迎香、天枢、足三里、丰隆、三阴交、神门、后溪、肾俞、委中、昆仑、至阴、涌泉、内关、劳宫、肩井 （2）关元、气海、神阙、膻中、大椎、百会、水沟 （3）太阳、四神聪	35	
注意事项	1. 定位正确 2. 能合理运用手指同身寸	15	
评价	1. 操作动作娴熟、流畅 2. 注意与患者解释和沟通 3. 了解操作相关理论知识	10	

实践二　舌　诊

【实践目标】

掌握舌诊的方法与步骤。

熟悉舌的结构和正常舌象的特征；熟悉常见病理舌象的特征及临床意义。

【实践内容】

集体观看舌诊录像。

分小组观看舌象模型，注意观察各种病理性舌象的特征。

熟悉舌的不同部位与脏腑的分属关系，掌握正常舌象的特征。

观察几位具有病理舌象的学生的舌象，分析总结。

【实践用物】

舌诊录像、舌象模型、电脑、诊疗桌子、坐椅、治疗床、压舌板、手电筒。

【实践方法】

教师示教—录像演示—学生分组练习—教师巡回指导—学生回示—达标考核。

【评分标准】

舌诊操作步骤及评分标准

姓名＿＿＿＿＿　班级＿＿＿＿＿　学号＿＿＿＿＿　成绩＿＿＿＿＿

项目	考核要求	分值	扣分
舌诊方法	1. 面向光亮，嘱患者正坐位，正确张口伸舌	5	
	2. 全面仔细，先观舌体，再观舌苔	5	
舌诊内容	1. 舌体（舌色、舌形、舌态）	5	
	2. 舌苔（苔质、苔色）	5	
望舌体	1. 舌色（淡红舌、淡白舌、红舌、绛舌、紫舌）	10	
	2. 形质（老、嫩舌，胖、瘦舌，点、刺舌，裂纹舌，齿痕舌）	10	
	3. 舌态（萎软舌，强硬舌，歪斜舌，颤动舌，短缩舌）	10	
望舌苔	1. 苔质（厚薄苔，润燥苔，腐腻苔，剥落苔，偏全苔）	15	
	2. 苔色（白苔，黄苔，灰黑苔）	15	
舌下络脉	长度，形态，色泽，粗细，舌下小血络	10	
问　答	正常舌象 舌诊：舌色淡红；舌形适中、柔软；舌态灵动 舌苔：苔质薄润；苔色薄白苔	10	
合计			

实践三　艾灸法

【实践目标】

掌握艾灸法的适应证和禁忌证。

掌握艾灸法的操作步骤。

掌握艾灸法的注意事项。

【实践内容】

艾灸法。

【实践用物】

治疗盘、艾条、火柴、弯盘、小口瓶，必要时备浴巾、屏风等。

【实践方法】

教师示教—录像演示—学生分组练习—教师巡回指导—学生回示—达标考核。学生每2~4人一组，分组练习灸法的基本方法。

【评分标准】

艾灸法操作步骤及评分标准

姓名_____ 班级_____ 学号_____ 成绩_____

项目		要求	分值	扣分
目的		1. 掌握艾灸法的适应证和禁忌证 2. 掌握艾灸法的操作步骤 3. 掌握艾灸法的注意事项	10	
实验准备	施术者准备	遵照医嘱要求，对患者评估正确，全面 洗手，戴口罩	20	
	患者准备	核对姓名、诊断、介绍并解释，患者理解与配合		
	物品准备	治疗盘、艾条、施灸介质、火柴、弯盘、小口瓶，必要时备浴巾、屏风等		
操作步骤		1. 选择体位：根据患者的病情，确定治疗部位，选择合适的体位	10	
		2. 定位：再次核对；明确腧穴部位及施灸方法	10	
		3. 艾灸 （1）直接灸：用艾绒先做成圆锥形的艾炷。把艾炷直接置放在皮肤上施灸，可根据施灸程度的不同分为瘢痕灸（起泡化脓，愈后留有瘢痕）和无瘢痕灸（灸后局部不起泡化脓，愈后不留有瘢痕） （2）隔姜灸：用鲜生姜切成约1mm厚的薄片中间以针刺数孔，置于施术处，上面再放艾炷灸之 （3）隔附子饼灸：将附子切细研末，以黄酒调和作饼，约1cm左右厚上置艾炷点燃施灸 （4）隔盐灸：用纯净干燥的食盐填平脐窝，上置大艾炷施灸的方法，因本法只用于脐部，故又称神阙灸 （5）温和灸：将艾条的一端点燃，对准施灸处，距0.5~1寸进行熏烤，使病人局部有温热感而无灼痛。一般每处灸3~5分钟，至皮肤稍起红晕为度 （6）雀啄灸：艾条燃着的一端，与施灸处不固定距离，而是像鸟雀啄食样，上下移动或均匀地向左右方向移动或反复旋转施灸 （7）温针灸：选择小腿部、腹部的穴位操作。先针刺得气后，将毫针留在适当深度，再将艾绒捏在针柄上，直到艾绒燃完为止。或在针柄上穿置一段长1~2cm的艾条施灸，使热力通过针身透入体内，达到治疗效果	25	

续表

项目	要求	分值	扣分
注意事项	1. 部位正确、灸法适当 2. 一般先灸上部，后灸下部、腹部；先灸头身，后灸四肢 3. 遵医嘱在施灸过程中，随时询问患者有无灼痛感，调整距离，防止烫伤。观察病情变化及有无不适 4. 凡实证、热证及阴虚发热者，一般不宜用灸法。颜面五官和大血管的部位不宜施瘢痕灸。孕妇的腹部和腰骶部不宜施灸 5. 施灸后局部皮肤出现微红灼热，属于正常现象。如灸后出现小水泡时，无需处理，可自行吸收。如水泡较大时，可用无菌注射器抽去疱内液体，覆盖消毒纱布，保持干燥，防止感染	15	
评价	1. 物品准备齐全 2. 操作动作娴熟、流畅 3. 注意操作前评估、核对及与患者解释和沟通 4. 了解操作相关理论知识	10	

实践四　拔罐法

【实践目标】

掌握拔罐法的适应证和禁忌证。

掌握拔罐法的操作步骤。

掌握拔罐法的注意事项。

【实践内容】

拔火罐法。

【实践用物】

治疗盘，罐具，酒精灯，酒精棉球，打火机，血管钳，弯盘，盛水的治疗碗，凡士林油等。

【实践方法】

教师示教—录像演示—学生分组练习—教师巡回指导—学生回示—达标考核。

【评分标准】

拔罐法操作步骤及评分标准

姓名_____　班级_____　学号_____　成绩_____

项目		要求	分值	扣分
目的		1. 掌握拔罐法的适应证和禁忌证 2. 掌握拔罐法的操作步骤 3. 掌握拔罐法的注意事项	10	
实验准备	施术者准备	遵照医嘱要求，对患者评估正确，全面 洗手，戴口罩	20	
	患者准备	核对姓名、诊断、介绍并解释，患者理解与配合		
	物品准备	治疗盘、罐具、酒精灯、酒精棉球、打火机、血管钳、弯盘、盛1/2水的治疗碗、凡士林油等		

续表

项目	要求	分值	扣分
操作步骤	1. 选择体位：根据患者的病情，确定治疗部位，选择合适的体位	10	
	2. 罐的吸附方法 （1）闪火法（操作选择此法） （2）投火法	10	
	3. 拔罐方法 （1）留罐法：将罐吸附在体表后，留置10～15分钟，然后起罐 （2）闪罐法：将罐拔住后，立即取下，然后又拔上，如此反复，直至皮肤潮红、充血或瘀血 （3）走罐法：先在罐口或施术部位涂适量润滑油，再将罐拔住，然后医者用右手或双手握住罐子，上下来回往返移动。至所拔部位皮肤潮红、充血或瘀血时，将罐起下即可	25	
注意事项	1. 部位正确、罐具适当 2. 有毛发、骨骼凹凸、皮肤溃疡，皮肤过敏，水肿和大血管分布部位，不宜拔罐 3. 有出血性疾病及孕妇的腰骶部、腹部不宜拔罐	15	
评价	1. 物品准备齐全 2. 操作动作娴熟、流畅 3. 注意与患者解释和沟通 4. 了解操作相关理论知识	10	

实践五　推拿法

【实践目标】

掌握推拿法的适应证和禁忌证。

掌握推拿法的操作步骤。

掌握推拿法的注意事项。

【实践内容】

推拿法。

【实践用物】

按摩巾、按摩膏（或其他润肤介质）、治疗盘、按摩练习用沙袋，必要时准备毛毯、屏风等。

【实践方法】

教师示教—录像演示—学生分组练习—教师巡回指导—学生回示—达标考核。

【评分标准】

推拿法操作步骤及评分标准

姓名_____　班级_____　学号_____　成绩_____

项目	要求	分值	扣分
目的	1. 掌握推拿法的适应证和禁忌证 2. 掌握推拿法的操作步骤 3. 掌握推拿法的注意事项	10	

续表

项目		要求	分值	扣分
实验准备	施术者准备	遵照医嘱要求，对患者评估正确，全面 洗手，戴口罩	20	
	患者准备	核对姓名、诊断、介绍并解释，患者理解与配合		
	物品准备	按摩巾、按摩膏（或其他润肤介质）、治疗盘、按摩练习用沙袋，必要时准备毛毯、屏风等		
操作步骤		1. 选择体位：根据患者的病情，确定治疗部位，选择合适的体位	10	
		2. 定位：再次核对；明确推拿部位及方法，暴露治疗部位，注意保暖	10	
		3. 推拿 （1）推法：用指、掌或肘部着力于一定部位上，进行单方向的直接摩擦。用指称指推法；用掌称掌推法；用肘称肘推法。操作时指、掌、肘要紧贴体表，用力要稳，速度缓慢而均匀，以能使肌肤深层透热而不擦伤皮肤为度 （2）一指禅推法：用拇指指腹或指端着力于推拿部位，腕部放松，沉肩、垂肘、悬腕，以肘部为支点，前臂做主动摆动，带动腕部摆动和拇指关节做屈伸活动。手法频率每分钟120~160次，压力、频率、摆动幅度要均匀，动作要灵活，操作时要求达到患者有透热感 （3）揉法：用手掌大鱼际、掌根或拇指指腹着力，腕关节或掌指做轻柔缓和的摆动。操作时压力要轻柔，动作要协调而有节律，一般速度每分钟120~160次 （4）摩法：用手掌掌面或手指指腹附着于一定部位或穴位，以腕关节连同前臂作节律性的环旋运动。此法操作时肘关节自然弯曲，腕部放松，指掌自然伸直，动作要缓和而协调，频率每分钟120次左右 （5）擦法（平推法）：用手掌大鱼际、掌根或小鱼际附着在一定部位，进行直线来回摩擦。操作时手指自然伸开，整个指掌要贴在患者体表治疗部位，以肩关节为支点，上臂主动带动手掌做前后或上下往返移动。动作要均匀连续，推动幅度要大，呼吸自然，不可屏气，频率每分钟100~120次 （6）搓法：用双手掌面夹住一定部位，相对用力做快速搓揉，同时做上下往返移动。操作时双手用力要对称，搓动要快，移动要慢。手法由轻到重，由慢到快，再由快到慢 （7）抹法：用单手或双手指指腹紧贴皮肤，做上下或左右往返移动。操作时用力要轻而不浮，重而不滞 （8）振法：用手指或手掌着力于体表，前臂和手部肌肉静止性强力地用力，产生振颤动作，操作时力量要集中在指端或手掌上，振动的频率较高，着力较重。此法多用单手操作，也可双手同时进行 （9）按法：用拇指端、指腹、单掌或双掌（双掌重叠）按压体表，并稍留片刻。操作时着力部位要紧贴体表，不可移动，用力要由轻而重，不可暴力猛然按压 （10）捏法：用拇指与食、中两指或拇指与其余四指将患处皮肤、肌肉、肌腱捏起，相对用力挤压。操作时要连续向前提捏推行，均匀而有节律 （11）拿法：捏而提起谓之拿，即用拇指与食、中两指或拇指与其余四指相对用力，在一定部位或穴位上进行节律性地提捏。操作时用力要由轻而重，不可突然用力，动作要和缓而有连贯性 （12）弹法：用一手指指腹紧压住另一手指指甲，受压手指端用力弹出，连续弹击治疗部位。操作时弹击力要均匀，频率为每分钟120~160次 （13）掐法：用拇指指甲重刺穴位。掐法是强刺激手法之一，操作时要逐渐用力，达渗透为止，不要掐破皮肤。掐后轻揉皮肤，以缓解不适	25	
注意事项		1. 操作者在治疗前须修剪指甲，以免伤及病人皮肤 2. 经期妇女、孕妇的腰骶部与腹部均忌用 3. 遵医嘱在推拿过程中，随时询问患者有无不适。观察患者病情变化及有无不适 4. 年老体衰、久病体虚、或极度疲劳、剧烈运动后、过饥过饱、醉酒均不宜或慎用推拿 5. 严重心脏病、各种出血性疾病、结核病、肿瘤、脓毒血症、骨折早期（包括颈椎骨折损伤）、截瘫初期、烫伤、皮肤破损部位及溃疡性皮炎的局部禁推拿	15	
评价		1. 物品准备齐全 2. 操作动作娴熟、流畅 3. 注意操作前评估、核对及与患者解释和沟通 4. 了解操作相关理论知识	10	

实践六　刮痧法

【实践目标】

掌握刮痧法的适应证和禁忌证。

掌握刮痧法的操作步骤。

掌握刮痧法的注意事项。

【实践内容】

刮痧法。

【实践用物】

治疗盘、卫生纸、弯盘、刮具（瓷勺、牛角刮板等）、治疗碗内盛少量清水（根据情况可准备液状石蜡等润滑剂），必要时备浴巾。

【实践方法】

教师示教—录像演示—学生分组练习—教师巡回指导—学生回示—达标考核。

【评分标准】

刮痧法操作步骤及评分标准

姓名＿＿＿＿＿　班级＿＿＿＿＿　学号＿＿＿＿＿　成绩＿＿＿＿＿

项目	要求		分值	扣分
目的	1. 掌握刮痧法的适应证和禁忌证 2. 掌握刮痧法的操作步骤 3. 掌握刮痧法的注意事项		10	
实验准备	施术者准备	遵照医嘱要求，对患者评估正确，全面 洗手，戴口罩	20	
	患者准备	核对姓名、诊断、介绍并解释，患者理解与配合		
	物品准备	治疗盘、卫生纸、弯盘、刮具（瓷勺、牛角刮板等）、治疗碗内盛少量清水（根据情况可准备液状石蜡等润滑剂），必要时备浴巾		
操作步骤	1. 选择体位：根据患者的病情，确定治疗部位，选择合适的体位		10	
	2. 定位：再次核对；明确刮痧部位及方法，暴露治疗部位，注意保暖		10	
	3. 刮痧：刮治过程中，用力均匀，蘸湿刮具在确定的刮痧部位从上至下刮擦，方向单一，皮肤呈现出红、紫色痧点为宜；如果皮肤干涩，随时蘸湿再刮，直至皮肤红紫。刮痧完毕，清洁局部皮肤后，协助患者衣着，安置舒适卧位		25	
注意事项	1. 保持空气新鲜，以防复感风寒而加重病情 2. 刮痧过程中要随时观察病情及局部皮肤颜色变化，询问患者有无不适，发现异常立即停刮并采取平卧位，报告医生，配合处理 3. 刮痧后最好饮用一杯温开水（淡盐水为佳），30分钟内忌洗澡，禁食生冷油腻食物		15	
评价	1. 物品准备齐全 2. 操作动作娴熟、流畅 3. 注意操作前评估、核对及与患者解释和沟通 4. 了解操作相关理论知识		10	

实践七　熏洗法

【实践目标】

掌握熏洗法的适应证和禁忌证。

掌握熏洗法的操作步骤。

掌握熏洗法的注意事项。

【实践内容】

四肢部熏洗法。

【实践用物】

治疗盘、药液、熏蒸容器（根据熏蒸部位的不同准备，也可备坐式便椅、有孔木盖浴盆或治疗碗等）、水温计、镊子、纱布、浴巾。必要时备屏风。

【实践方法】

教师示教—录像演示—学生分组练习—教师巡回指导—学生回示—达标考核。

【评分标准】

熏洗法操作步骤及评分标准

姓名_____　班级_____　学号_____　成绩_____

项目	要求		分值	扣分
目的	1. 掌握熏洗法的适应证和禁忌证 2. 掌握熏洗法的操作步骤 3. 掌握熏洗法的注意事项		10	
实验准备	施术者准备	遵照医嘱要求，对患者评估正确，全面 洗手，戴口罩	20	
	患者准备	核对姓名、诊断、介绍并解释，患者理解与配合		
	物品准备	治疗盘、药液、熏蒸容器（根据熏蒸部位的不同准备，也可备坐式便椅、有孔木盖浴盆或治疗碗等）、水温计、镊子、纱布、浴巾、必要时备屏风		
操作步骤	1. 选择体位：核对医嘱，评估患者，做好解释，选择合适的体位		10	
	2. 熏洗方法：携准备好的用物至床旁，将药液倒入浴盆，测量药液温度适宜后，一般以70～80℃为宜，将患肢架于盆上，可用浴巾围盖患肢和盆，对熏蒸部位进行熏蒸，药液温度降至患者可耐受程度（38～40℃），可泡洗患处。熏洗过程中注意观察患者病情及局部皮肤情况，询问患者感受及时调整药液温度，如有不适应停止熏洗，报告医生及时处理		25	
	3. 熏洗结束：用纱布擦干局部皮肤，协助着衣，取舒适体位，整理床单		10	
注意事项	1. 冬季注意保暖，夏季宜避风寒，暴露部位尽量加盖衣被，以防着凉感冒。熏洗后应及时擦干皮肤，注意保暖，避免直接吹风 2. 熏洗过程中一定要根据病人的耐受程度调节适宜的药液温度，以防烫伤，儿童、老人、感觉障碍者尤应注意。孕妇不适于熏洗 3. 伤口部位熏蒸，注意无菌技术操作。包扎部位熏蒸时，应除去敷料，熏洗后更换敷料 4. 所用物品需清洁消毒，用具每人1份，用后消毒，避免交叉感染 5. 熏洗一般每日1～2次，每次15～30分钟。餐前、餐后30分钟不宜熏蒸，熏蒸前喝温开水100～200mL，避免出汗过多引起虚脱		15	

项目	要求	分值	扣分
评价	1. 物品准备齐全 2. 操作动作娴熟、流畅 3. 注意与患者解释和沟通 4. 了解操作相关理论知识	10	

实践八　湿敷法

【实践目标】

掌握湿敷法的适应证和禁忌证。

掌握湿敷法的操作步骤。

掌握湿敷法的注意事项。

【实践内容】

四肢部湿敷法。

【实践用物】

治疗车、治疗盘、遵医嘱配制的药液及容器、敷布、凡士林、镊子、弯盘、橡胶单或中单、纱布，必要时要准备屏风、浴巾、热水袋或冰袋。

【实践方法】

教师示教—录像演示—学生分组练习—教师巡回指导—学生回示—达标考核。

【评分标准】

湿敷法操作步骤及评分标准

姓名_____　班级_____　学号_____　成绩_____

项目		要求	分值	扣分
目的		1. 掌握湿敷法的适应证和禁忌证 2. 掌握湿敷法的操作步骤 3. 掌握湿敷法的注意事项	10	
实验准备	施术者准备	遵照医嘱要求，对患者评估正确，全面 洗手，戴口罩	20	
	患者准备	核对姓名、诊断、介绍并解释，患者理解与配合		
	物品准备	治疗车、治疗盘、遵医嘱配制的药液及容器、敷布、凡士林、镊子、弯盘、橡胶单或中单、纱布，必要时要准备屏风、浴巾、热水袋或冰袋		
操作步骤		1. 选择体位：核对医嘱，评估患者，做好解释，选择合适的体位	10	
		2. 湿敷方法：给患者铺好中单、橡胶单。遵医嘱配制药液，将温度适宜的药液并倒入容器内，将敷布在药液中浸湿后，敷于患处。定时用无菌镊子夹取纱布浸药后淋药液于敷布上，保持湿润及温度	25	
		3. 湿敷结束：操作完毕，擦干局部药液，取下弯盘、中单、橡胶单，协助患者衣着，整理床单位、用物，做好记录	10	

项目	要求	分值	扣分
注意事项	1. 疮疡脓肿迅速扩散者不宜湿敷 2. 操作前向患者做好解释，以取得合作。注意保暖，防止受凉 3. 注意好药液温度，防止烫伤 4. 治疗过程中观察局部皮肤反应，如出现苍白、红斑、水泡、痒痛或破溃时，立即停止治疗，报告医师，配合处理	15	
评价	1. 物品准备齐全 2. 操作动作娴熟、流畅 3. 注意与患者解释和沟通 4. 了解操作相关理论知识	10	

实践九　药熨法

【实践目标】

掌握药熨法的适应证和禁忌证。

掌握药熨法的操作步骤。

掌握药熨法的注意事项。

【实践内容】

四肢部药熨法。

【实践用物】

治疗盘、治疗巾、药物（遵医嘱准备药物），棉布袋 1 个，一次性包布 1 张，微波炉及专用容器、温度计、浴巾或毛毯、烫伤膏。必要时备屏风。

【实践方法】

教师示教—录像演示—学生分组练习—教师巡回指导 – 学生回示—达标考核

【评分标准】

药熨法操作步骤及评分标准

姓名＿＿＿＿＿　班级＿＿＿＿＿　学号＿＿＿＿＿　成绩＿＿＿＿＿

项目	要求		分值	扣分
目的	1. 掌握药熨法的适应证和禁忌证 2. 掌握药熨法的操作步骤 3. 掌握药熨法的注意事项		10	
实验准备	施术者准备	遵照医嘱要求，对患者评估正确，全面 洗手，戴口罩	20	
	患者准备	核对姓名、诊断、介绍并解释，患者理解与配合		
	物品准备	治疗盘、治疗巾、药物（遵医嘱准备药物），棉布袋 1 个、一次性包布 1 张，微波炉及专用容器、温度计、浴巾或毛毯、烫伤膏。必要时备屏风。		

续表

项目	要求	分值	扣分
操作步骤	1. 选择体位：核对医嘱，评估患者，做好解释，选择合适的体位，暴露烫熨部位或穴位，铺治疗巾，注意保暖。必要时用屏风遮挡	10	
	2. 药熨方法：根据医嘱将药物加热至 50～70℃，装入棉布袋，用浴巾包裹保温备用。先用棉签在患处涂少量凡士林，再将药袋置于药熨部位或相应穴位，采用来回或旋转烫熨的方法，不可用力过重。注意开始时温度较高，速度稍快，力量轻；后期温度降低，速度宜慢，用力稍大以便达到更好效果。药熨过程中注意询问患者的感受、观察患者的反应及局部皮肤颜色，防止烫伤	25	
	3. 药熨结束：擦干净局部皮肤，协助患者穿衣，取舒适体位。整理床单。整理所用物品，记录操作时间及效果	10	
注意事项	1. 药袋温度宜保持在 50～60℃，一般不超过 70℃，温度过低应及时加热。对年老体弱者，婴幼儿，高血压、心脏病、感觉功能障碍者应降低温度到 50℃ 以下 2. 操作中注意观察局部皮肤，如出现烫伤应立即停止操作，局部皮肤可先涂上烫伤膏，再报告医生做相应处理 3. 布袋用后应清洗、消毒备用 4. 注意保护患者隐私，冬天注意保暖	15	
评价	1. 物品准备齐全 2. 操作动作娴熟、流畅 3. 注意与患者解释和沟通 4. 了解操作相关理论知识	10	

（张娟　马立娟　李智红　郭艺　李蔚林）

参考文献

［1］黄萍，韩慧等．中医护理学［M］．北京：中国中医药出版社，2018.
［2］徐桂华，胡慧等．中医护理学基础［M］．北京：中国中医药出版社，2021.
［3］李净，孟静岩等．中医护理学［M］．北京：中国医药科技出版社，2017.
［4］温茂兴等．中医护理学［M］．北京：人民卫生出版社，2018.
［5］肖跃红等．中医适宜技术［M］．北京：中国中医药出版社，2018.
［6］储全根，胡志希等．中医学概论［M］．北京：中国中医药出版社，2021.
［7］程凯，杨佃会．中医养生适宜技术［M］．北京：人民卫生出版社，2019.
［8］吕立江，邰先桃等．中医养生保健学［M］．北京：中国中医药出版社，2021.
［9］张金莲．中成药学［M］．北京：中国中医药出版社，2018
［10］施洪飞，方泓．中医食疗学［M］．北京：中国中医药出版社，2016.
［11］陈祖琨，左政．实用中医食疗［M］．云南：云南出版社，2017.